THE DEATH OF CANCER

After Fifty Years on the Front Lines of Medicine,
a Pioneering Oncologist Reveals Why the War on Cancer Is
Winnable—and How We Can Get There

癌症的消亡

[美] 文森特·T. 德维塔（Vincent T. DeVita）
伊丽莎白·德维塔－雷伯恩（Elizabeth DeVita-Raeburn）/ 著
桂林 / 译　马华崇 / 审校

人民邮电出版社
北京

图书在版编目（CIP）数据

　癌症的消亡 / （美）文森特·T. 德维塔，（美）伊丽
莎白·德维塔-雷伯恩著；桂林 译. -- 北京：人民邮
电出版社，2018.3
　（科学新生活文丛）
　ISBN 978-7-115-47334-9

　Ⅰ. ①癌… Ⅱ. ①文… ②伊… ③桂… Ⅲ. ①癌－防
治－普及读物 Ⅳ. ①R73-49

中国版本图书馆CIP数据核字(2018)第001395号

版 权 声 明

◆ 著　　　[美]文森特·T. 德维塔（Vincent T. DeVita）
　　　　　[美]伊丽莎白·德维塔－雷波恩
　　　　　（Elizabeth DeVita-Raeburn）
　　译　　桂　林
　　审　　校　马华崇
　　责任编辑　刘　朋
　　责任印制　陈　犇

◆ 人民邮电出版社出版发行　　北京市丰台区成寿寺路 11 号
　　邮编　100164　电子邮件　315@ptpress.com.cn
　　网址　http://www.ptpress.com.cn
　　大厂聚鑫印刷有限责任公司印刷

◆ 开本：700×1000　1/16　　　　插页：8
　　印张：18.5　　　　　　　　　2018 年 3 月第 1 版
　　字数：277 千字　　　　　　　2018 年 3 月河北第 1 次印刷
　　著作权合同登记号　图字：01-2016-4793 号

定价：68.00 元
读者服务热线：(010)81055410　印装质量热线：(010)81055316
反盗版热线：(010)81055315
广告经营许可证：京东工商广登字 20170147 号

内容提要

癌症总会以这样或那样的方式影响人们的生活。但是，大多数人对于癌症知之甚少，不知道它是如何产生的，不了解为什么我们会使用化疗等方法进行治疗，更不清楚是由于哪些人的无私奉献，我们才取得了目前的癌症治疗效果。

本书作者文森特·T.德维塔博士是癌症治疗领域内的关键人物。在过去的50年里，他经历了该领域内几乎每一个主要的位置，还在人类历史上率先开发出能够治愈霍奇金淋巴瘤的联合化疗方案。作为肿瘤学的领军人物之一，德维塔博士清楚地了解癌症从基础研究到临床实践方方面面的表现。在本书中，德维塔博士从科学研究的历史和进展方面对癌症这种世界范围内最强大的疾病进行了深入剖析，阐明了自己的观点。在他深入浅出的叙述中，即使是最复杂的医学概念也变得容易理解。

德维塔博士相信，我们现在正沿着通往治愈癌症目标的道路前进，但是为了抵达目的地，还需要克服一些障碍。

谨以此书献给我的女儿伊丽莎白、儿子特德以及他们的母亲玛丽·凯

——他们是我的灵感之源；

同时献给我各地的患者，

他们每一位都是英雄。

关于本书的评论

该书内容引人入胜，文笔优美，那些令人心碎的回忆使我们仿佛亲身经历了一次旅程，从癌症的过去一直体验到未来。在20世纪60至70年代，人们在治疗某些类型的肿瘤方面取得了突破性进展，文森特·德维塔博士讲述了隐藏在幕后的故事。与此同时，他也带来了我们迫切需要的未来宣言。

——辛达塔·穆克吉，普利策奖获奖作品《众病之王》作者

《癌症的消亡》是一部惊世之作，作者不仅仅是癌症专家，自身也是一名癌症的幸存者。在本书中，作者巧妙地向我们解释了针对数以百万计的患者，如何利用不同的治疗手段将癌症这个曾经的"死亡判决"转变成为一种能够控制的慢性状态，同时还告诉我们未来需要做些什么。在阅读这本书的时候，一页页文字中所反映出来的洞察力、正直、怜悯以及朴实无华深深地吸引了我，我仅分两次就读完了这本书。

——戴维·M.奥辛斯基，普利策奖获奖作品
《他们应当行走：美国往事之小儿麻痹症》作者

人类与癌症这种世界上最令人恐惧的疾病进行了长期的斗争，这本书讲述了其背后隐藏的故事，其中不仅有挫折、深刻见解，还有最终的希望。美国国家癌症研究所前所长文森特·德维塔博士与其女儿——才华横溢的科普作家伊丽莎白·德维塔–雷伯恩合作，为我们精彩地描绘出了那些参与抗癌之战的科学家的形象，并且敏锐地为我们指出了最终的获胜之路。

——黛博拉·布卢姆，《纽约时报》畅销书《投毒者的手册》作者

这部引人注目的回忆录不仅仅呼吁公众要对战胜癌症抱有希望，它还为我们展示了振奋人心的证据，证明我们必将赢得最终的胜利。

——《出版人周刊》（星级评论）

一流的科学写作……在近年来出版的有关科学历史的书籍之中，这本书最具吸引力，也最有教育意义。

——《科克斯书评》（星级评论）

在本书中，作者德维塔在清爽的写作之中融入了大量原本难以理解的科学概念，他利用自己深厚的专业知识、激情以及智慧为我们进行了解释。在阅读这本书的时候，我们会被其中的内容深深吸引，时而愉悦，时而恼火。强烈推荐。

——《图书馆杂志》（星级评论）

A级。一部充满乐观精神、直言不讳的回忆录。

——《书目》

在过去的半个世纪里，文森特·德维塔一直战斗在抗击癌症的前沿阵地，由他所撰写的这本书是一部关于癌症这种最令人恐惧的疾病的编年史，非常出色。

——《纽约客》书评

这是一部文笔率真、情感热烈、绝对引人入胜的回忆录。记忆无疑会因为回忆的人员不同而存在差异，作者所呈现出来的关于癌症治疗的细节问题也会招致人们的疑义，因此在本书出版以后，我们的耳边一定会充斥着不休的争议。但是普通读者从本书中可以获得极好的基础教育，其中涉及了肿瘤学的各个方面，从细胞水平一直延伸到研究议程的制定以及经费分配。

——《纽约时报》

推荐序

癌症作为一个公众健康问题已经深度植入到我们的生活中。无论你从事什么职业，也无论你拥有多少财富，都不可回避癌症的风险及其所带来的压力。谈癌色变几乎是每个人的第一反应。究竟什么是癌症，为什么它那么可怕？癌症能治愈吗？这些问题亟待有人回答。癌症的治疗迄今已取得巨大进步，由最初的百分之百死亡（如同被宣判死刑一样）到目前很多人被治愈、更多人带癌长期生存，这归功于一群睿智勇敢、追求真理的科学家和医学家所做出的杰出贡献。

本书作者文森特·T. 德维塔（Vincent T. DeVita）博士就是一位这样的伟大人物。他曾是耶鲁大学医学院肿瘤内科学、流行病学和公共卫生学的教授，美国国家癌症研究所（NCI）所长，国家癌症计划（1980—1988）项目负责人，美国癌症学会（ACS）主席，纪念斯隆－凯瑟琳癌症中心内科主任。他创立了能治愈霍奇金淋巴瘤的联合化疗方案，在世界上首次证明药物可以治愈癌症。这被美国临床肿瘤学会（ASCO）誉为近半个世纪癌症化疗领域的里程碑事件。作为肿瘤学界的世界领军人物，德维塔博士既通晓实验室的基础研究，又有丰富的临床实践经验。他推动创建了专科化的癌症中心、临床试验研究、多学科协作诊治的癌症诊疗新模式，并在全球加以推广。他关心癌症患者，并从中汲取力量向癌宣战。他从科学高度和历史角度审视癌症，相信战胜它并不遥远，因而满怀勇气迎接挑战。

本书也是一部个人传记，其共同作者伊丽莎白·德维塔－雷伯恩是一名科普作家，也是德维塔博士的女儿。他们父女联合真实地记录了德维塔博士从年轻医生到肿瘤学泰斗的人生历程。书中揭示了癌症治疗之初所犯的错误和一次次重要的进步，展现了勇于探索、不断创新的肿瘤学家与保守自私的医学顽固势力间的冲突斗争，并对那些勇敢接受临床试验、帮助肿瘤学家探索癌症新疗法的患者表达了深深的敬意。作者也大胆披露了尽管抗癌之战取得了很大的胜利，美国的癌症死亡率在下降，但仍有很多癌症患者被一些胆小懦弱的庸医延误，被美国国家政策误导，被政府有关当局（如食品药品监督管理局）阻碍，甚至无法享受到国家癌症中心最新的抗癌成果，导致遗憾地离世。

这是一本有关生与死主题的书。在德维塔博士的通俗演绎下，世界上最难懂的医学概念变得很容易理解。德维塔博士本人也是一名癌症患者，他通过切身体会，告诉大家应该如何面对癌症的挑战，如何战胜癌症。

马华崇

首都医科大学附属北京朝阳医院普外科

2018 年 1 月

译者序

去年差不多也是这个时候，人民邮电出版社的刘朋编辑邀请我翻译《癌症的消亡》一书，同时嘱托我，语言要尽可能符合作者的身份和地位。为此，我先在网络上搜索了一下作者的相关信息，结果发现原来德维塔博士在医学界声名显赫。他不仅是现代化疗的开创者之一（曾因此获得过拉斯克奖），还曾经担任过美国国家癌症研究所所长和美国癌症学会主席。我有些犹豫，自己只不过是一名普通的外科医生，在工作背景和学术地位上与德维塔博士存在巨大差异，而就翻译能力而言更是业余水平，因此担心不能准确地理解和翻译出作者的高深理论。不过仅仅粗略阅读了几章内容后，我就被这本书深深地吸引了。本书并不是一部教科书，而是更接近自传，作者通过亲身经历的一个个故事，生动而真实地向我们展示了他在数十年职业生涯中的心路历程。与此同时，作者利用通俗易懂的语言，向我们介绍了在化疗发展过程中出现过的一个个突破。在这个过程中，以作者为代表的化疗先驱遇到了来自社会、政府甚至同行等方方面面的阻碍，但是在字里行间我能够体会到，他们一直没有放弃"癌症可以战胜"的理念，而正是由于这种坚持，极大地改善了癌症治疗的现状，使我们现在能够真正看到战胜癌症的曙光。

随着阅读的深入，我越来越有一种冲动，希望能够尽快翻译完成这本书籍。这不仅仅是因为作者的经历引人入胜，还有两个其他的原因。首先是我尴尬地发现，作者所强烈要求摒弃的许多过时理念和做法（包括为了减轻化疗反应而减少化疗药物剂量，延长化疗间隔）在我们的周围依然存在。其次，我还注意到，很多患者对癌症治疗手段的最新进展一无所知，他们对于自己的未来感到迷茫、无助甚至绝望。因此，我渴望将本书推荐给我的医生同仁和患者们，促使癌症治疗的现状在一定程度上出现改观，即使是非常微小的变化，我也将感到由衷的高兴和慰藉。同时，我还希望它能够坚定同仁和患者们战胜癌症的决心。

限于译者水平，译文的缺点和错误在所难免，希望广大读者批评指正。

桂林

2018 年 1 月

目　录

在 20 世纪 40 年代的时候，我还只是一个小孩子，对于将来从事什么职业完全没有概念。当时，我的教母薇奥莱特阿姨常常来看我，不过后来她就像失踪了一样，忽然从我们的生活中消失，不再来我们家，父母也没再提起过她。直到有一天，父亲开车把我带到纽约市，来到薇奥莱特阿姨居住的公寓门前，他告诉我，阿姨病了，想见见我。

推门走进客厅后，我直接坐在了地板上，手里玩着薇奥莱特阿姨以前送给我的玩具车。留声机正播放着墨水点乐队的名曲《假如我不在乎》，歌声在屋里轻轻地流淌。在我的诸多亲友之中，我最喜欢薇奥莱特阿姨。我有一种感觉，我们之间存在着心灵上的纽带，就好像今天，她知道我要来，专门准备了这首我最喜欢的歌曲。

卧室的门开了，我抬起头。在我的印象里，薇奥莱特阿姨总是充满了活力，身材火辣性感，有一头卷曲的棕发，深褐色的双眸里满含阳光般的微笑。但是这一次出现在我眼前的阿姨完全变了模样，神情憔悴，在纯白色雪尼尔睡衣的映衬下脸色显得十分萎黄。她默默地站在那里，悲伤地望着我。虽然当时只有 6 岁，我也能够意识到发生了什么可怕的事情。

我觉得我应该跟她打个招呼，但是不知道该说些什么。我低下头，拿着玩具车围绕着留声机的支架一圈又一圈地画着圆圈。我能够感觉到，薇奥莱特阿姨一直站在那里默默地看着我，而我既害怕又困惑，始终不敢抬头。不知道过了多久，父亲告诉我该回家了。拿起玩具车，我一声不响地起身离开。几周以后，父母告诉我，薇奥莱特阿姨去世了，年仅 36 岁。

多年以后，我了解到，薇奥莱特阿姨当年罹患的是宫颈癌。很显然，确诊的时候肿瘤已经扩散，医生无力回天。在那个年代，抗肿瘤药物还没有开发出来，对付肿瘤最主要的措施只有大范围的手术切除以及中毒剂量的放射治疗，这些治疗措施只对癌细胞尚未扩散的极少数早期患者有效，只有不到 1/3 的癌症患者能存活下来。

如此之高的致死率致使当年的人们（其中也包括我的父母）对癌症充满了恐惧。人们最担心的事情莫过于像薇奥莱特阿姨一样，在发现肿瘤之前看上去还是健健康康的，而在下一刻就被宣判死刑，需要直面死亡。当时甚至出现了这样的迷信，认为大声说出"癌症"这个词汇，会像在愤怒的公牛面前挥舞红色披风一样给自己招来厄运，人们只敢含糊不清地悄声说出这种可怕的疾病。

在薇奥莱特阿姨去世 20 多年以后，我从乔治·华盛顿大学医学院毕业，成为一名医生。在选择专业方向的时候，命运跟我开了一个玩笑，我原本计划成为一名心血管疾病的专科医生，不过当时越南战争正打得火热，医务人员也必须应征入伍。当时，美国国家卫生研究院（NIH）是公共卫生署的下属部门之一，包含一系列特定疾病研究中心，成为 NIH 的实习生能够免除兵役。我试着向 NIH 投寄了简历，获得了美国国家癌症研究所（NCI）的实习资格。是成为一名肿瘤科医生还是上战场，这是一个令人失望的两难抉择。最终，我成了一名并不情愿的 NCI 实习生。

在 NCI，我见到了许多像薇奥莱特阿姨一样的患者，他们无一例外神情憔悴，面色萎黄。与 20 年前相比，肿瘤的治疗方法和生存率都没有什么改善和提高，"癌症"这个令人不寒而栗的词汇依然是语言中的禁忌。我最初的患者曾经告诉我，当他和妻子出去散步的时候，邻居们会静静地散开；去参加朋友组织的酒会时，也只能使用一次性纸杯，就好像他的疾病（也包括坏运气）能够传染，即使彻底清洗餐具也不能消除这种传染性。

　　在那个年代，癌症治疗水平停滞不前。这个研究领域成为了一个无人区，仅有极少数医生以及研究人员从事相关的工作，他们都被看作是疯子或者失败者。事实上，当时绝大部分医务人员也都是这么认为的，我同样如此。当我还在乔治·华盛顿大学附属医院接受医学培训的时候，有一位名叫路易斯·K.阿尔伯特的内分泌科医生，他长着一个大大的鹰钩鼻子，曾经给癌症患者使用氮芥治疗。这是人类历史上发现的第一种抗肿瘤药物。阿尔伯特希望氮芥能够在不杀伤正常细胞的前提下杀死肿瘤细胞。但是没有人相信他会成功，很多人在背后嘲笑他，我们这些学生也把阿尔伯特以及他的治疗方法称作"路易斯的鹰钩鼻子和毒药"。

　　当时几乎没有医生像阿尔伯特那样努力去延长癌症患者的生命，人们普遍认为任何试图治愈肿瘤的努力都会失败，因此通常会把确诊癌症的患者送至养老院，甚至直接送回家，让他们的家人为其安排后事。一直到20世纪60年代，哥伦比亚大学德高望重的内科主任仍然把当时肿瘤专业的主管医生、已故的阿尔弗雷德·盖尔霍恩称为"极端分子"，并且拒绝让他的学生到肿瘤病房轮转，认为在那里实习完全是浪费时间。

　　如果不是一项研究的开展，上述状况很可能会一直延续下去。在NCI，几名不合常规的研究人员开始尝试联合使用几种药物治疗儿童白血病，现在这种疗法称为联合化疗。当我在1963年成为NCI的实习生以后，也参与到这个研究项目之中。逐渐地，越来越多的患儿被治愈。借鉴这些经验，我提出利用联合化疗的方法治疗霍奇金淋巴瘤，超过80%的进展期患者被治愈。

　　我们的工作成果获得了玛丽·拉斯克的关注，她的丈夫早年也逝于癌症。作为一名社交名媛和杰出的健康倡导者，玛丽·拉斯克开始努力说服总统、国会以及整个国家，使他们相信人类距离治愈癌症只有咫尺之遥，只要加大经费投入就能够最终征服这种顽疾。得益于拉斯克的医学领悟力、政治洞察力以及超强的说服力，她获得了成功。1971年12月23日，在蜂拥而至的记者面前，理查德·M.尼克松总统签署了《国家癌症法案》。根据该项法案，美国将留出1亿美元的预算资金，在NCI主任（由总统直接任命）的监管下用于肿瘤研究。该法案由此拉开了一项史无前例的联邦研究计划——抗癌之战的序幕。

又有 40 多年过去了，在这场战争中，美国累计投入了 1000 多亿美元，从这么巨大的投资中我们得到了什么？很多人会说，我们已经完败！癌症患者还是一样会死，即使投入再多的钱也不可能打赢这场战争。

我要说，你们错了。

在职业生涯的早期，我是 NCI 的临床医生和研究人员，随后我成为 NCI 任期最长的所长。当我离开 NCI 后，先后担任了纪念斯隆－凯瑟琳癌症中心（MSKCC）的内科主任、耶鲁大学癌症中心的主任以及美国癌症学会的主席。在我的一生中，不仅仅是工作一直围绕着癌症，最近我本人也成为了一名癌症患者。我的这些经历使我能够从各个角度审视抗癌之战，以我个人的观点来说，我看到我们正在走向胜利。

诚然，现在人们仍然会罹患癌症，也同样会因此而去世。但是，事情的真相是，经过这么多年全力以赴的努力，与抗癌之战刚刚开始的时候相比，大量原本将会因为癌症而死亡的患者活了下来。据统计，1990 年全美国的癌症（包括各种恶性肿瘤）总发病率达到最高峰，此后《国家癌症法案》带来的投资成效显现，癌症总发病率开始逐年下降，癌症的总死亡率也是如此。到了 2005 年，虽然美国人口总数持续增长且日益老龄化（老年人患癌症的风险高于年轻人），但是因为癌症而死亡的绝对人数开始减少。

目前，儿童白血病已经基本能够完全治愈，霍奇金淋巴瘤以及其他几种类型的进展期淋巴瘤也同样差不多能够完全治愈。对于那些我们还不能治愈的肿瘤，如果在早期发现，大部分我们也可以阻止它们继续发展，即使已经到达进展期，也能够延长患者的生命。在过去的 20 年里，结肠癌的死亡率下降了 40%，乳腺癌的死亡率下降了大约 25%。而某些肿瘤，包括卵巢癌、小细胞肺癌、非小细胞肺癌、进展期的恶性黑色素瘤以及前列腺癌，长期以来都被看作是难以治疗的，目前也都有重大进展。

患者自身的经历也与既往有了完全的不同，那些残忍、损毁外形的手术被创伤更小的手术方式、靶向放疗以及新的药物治疗所取代。

在我刚刚进入这个领域的时候，癌细胞对于我们来说是神秘的，就像一个黑匣子一样，完全看不到内部的情况。但是现在，作为数以（10）亿（美元）计投资的结果，我们在基因和分子水平对癌症的发生机制以及癌细胞的行为有了深刻了解，并且由此产生了一系列令人惊喜的新型治疗方案，其中包括特异性针对癌细胞的生物疗法和化疗。人们还研发了利用患者自身免疫系统对抗肿瘤的免疫疗法。在医学杂志中，有关癌症治疗的新思路和新疗法比比皆是，每周都有新的进展出现。

我相信，我们所拥有的知识能够帮助我们解决癌症这个主要的公众健康问题。目前我们所要面对的障碍绝大部分已经不是科学上的，而主要表现为以下几种形式：医生们固守过时的治疗策略，不愿意使用那些新的更有效的治疗工具；医生与医疗卫生机构之间的官僚斗争还在持续，食品药品监督管理局（FDA）在进行药物审批的过程中无法跟上抗肿瘤药物研发的创新步伐。

这些问题在医生和研究人员内部是众所周知的，但是大部分人都不愿意公开谈论，他们担心这样做会伤害同事，减少自己获得拨款的机会或者会触怒强势的FDA。事实上，当我开始写这本书的时候，我的一些同事就已经开始惴惴不安了。

不久以前，我和吉姆·霍兰德共进午餐。他是化疗的奠基人之一，曾经在NCI招募了第一批白血病患者。我们坐在一家位于曼哈顿的意大利小餐馆中，离他工作过的西奈山鲁登伯格治疗中心不远。吉姆已经90岁了，但是他一点也没变，还是系着夸张的运动型领带，不时开怀大笑。当我们刚刚踏入社会的时候，他就是这样。

我告诉他我打算写一本关于癌症的书，我期望他能够给予我殷切的鼓励，通常情况下他总会是这样。不过这一次，在他的脸上出现了严肃的表情。"文斯，你不应该有这个想法，"他对我说，"公众没必要知道这些故事。"

我喜欢吉姆，但是并不赞同他的这种观点。我认为，纳税人应该知道他们为抗癌之战所提供的资金是如何花费的，那些癌症患者以及他们的家人也有权利了解现在有哪些治疗手段是有效的，以及如何确保获得这些治疗，这是我写这本书的目的。现在，癌症研究人员、医疗单位和公众之间存在着一块幕布，将他们分隔开来，而我希望扯掉这块幕布。

不过，幕布背后的景象并不都是讨人喜欢的。科学的发展过程总是无法逃脱人性的影响。DNA 结构的发现者詹姆斯·沃森在《DNA 双螺旋结构》的序言中曾经睿智地写道：科学很少会像门外汉所想象的那样，按照径直的逻辑方式前进，在它前进的过程中（有时也会后退），人类的个性以及文化传统常常会对其产生重要影响。

事实上确实如此，古往今来都是这样，沃森在他研究 DNA 结构的专著中彰显了这一点，而在本书中，我将展示它是如何参与抗癌之战的。

沃森还曾经说过，如果让其他的参与者讲述发现 DNA 结构的故事，有可能是完全不同的，这可能是记忆的不确定性所造成的，也有可能是因为看法或观点的差异。本书不是一本癌症观点的汇总，也不是有关所有最新进展的百科全书，它只是呈现了我对癌症的一些个人看法，本书中的真相也只是我眼中的真相，其他人也有可能会用不同的方式讲述这个故事。

最后，我想传达一个很简单的信息：不要相信那些愤世嫉俗、抱有怀疑态度的人，也不要相信那些宣扬失败的媒体，我们终将赢得抗癌之战。在本书中，我将努力说服那些怀疑论者，我们已经拥有根除癌症的工具；就在不久以后，癌症将不再是一个令人极度恐惧的词汇。同时，我还会告诉你们，我们是如何做到这一点的。

第 1 章

命运的折磨 I

在《哈姆雷特》第三幕中，王子在沉思是生存还是毁灭问题的时候提到了"狂暴命运的折磨和捉弄"。这是莎士比亚用来表示厄运的一种措辞，承受这种厄运的人常常措手不及，生活也会因此发生根本的改变。

之所以选择这句话中的一部分作为本章的标题，是因为在我看来，癌症也是一种厄运。简单地说，癌症就是休眠静止的细胞重新进入胚胎发育过程中那种精力旺盛、快速生长的状态，与此同时，机体丧失了制止这些细胞疯长的能力。而罹患癌症的患者在确诊的那一刻所受到的折磨就像莎士比亚描述的一样，突然遭到猝不及防的打击，癌症对其身体、生活以及家庭所产生的影响无异于一部史诗。

目前，在美国每年有超过 100 万人遭受这种命运的折磨，这个数字高于以往，这是由于总人口增加以及老龄化所致。当所有人都过着平凡生活的时候，厄运突降，前一天还一切安好，而第二天就需要像哈姆雷特一样思考死亡的问题，癌症患者所承受的打击可想而知。

作家、评论家苏珊·桑塔格自身也是一位白血病患者。她曾经说过，疾病就是生命中黑夜的那一面，也是更麻烦的公民身份。每个人在降生的时候都拥有双重公民身份，分别隶属于健康王国和疾病王国，虽然我们都希望只使用健康王国的护照，但是或迟或早，至少在一段时间内，我们不得不成为另一王国的公民。

没有人愿意在疾病王国里开启旅程，是厄运迫使我们抵达那里。在本书中我将告诉你们，疾病（癌症）王国之旅已经发生了变化，我们已经走了多远，以及还需要走多远才能抵达终点。

为了能够让读者清醒地认识这种状况，最有效的方法就是给你们讲述一位患者的故事。1996 年春季的一天，我正在露台上烤剑鱼，听到了玻璃滑动门被打开的声音。我抬起头，看见我的妻子玛丽·凯走了过来，她把电话扣在胸前，脸上的表情使我意识到又有人遇到麻烦了。

多年以来，类似的电话并不少见。由于职业的原因，我受到了一定程度的关注，人们也都知道我一直认为应该给癌症患者提供尽可能的治疗机会，因此，常常会有人向我寻求帮助。

玛丽喃喃地告诉我，在电话那一端的是李，我们家的一位老朋友。25 年前我们两家结识，当时李的爱人芭芭拉和玛丽一起参加在华盛顿举办的美术课，此后她们成为密友，即使在我们家搬到康涅狄格州以后，她们俩也一直保持着密切的联系，我和李也逐渐成为了好友。李向我推荐了集邮，这是他诸多古怪的业余爱好中最正常的一项了；而我建议他去听歌剧，这是我的最爱，占据了我的绝大部分业余时间。

李看上去就像是中年的哈利·波特，一头针一样笔直的白发会不时滑落到眼前，一双敏锐的蓝色眼睛上，戴着一副金属圆框眼镜。他是个乐观开朗的家伙，对任何事都不愿意去看不好的一面。每当与他讨论问题的时候，他总会一边思索着解决办法，一边在屋里踱来踱去；或者坐下，两腿交叉而脚不停地摆动。李喜欢解决问题，作为世界银行的经济学家，他需要解决的问题遍布拉丁美洲和中东。

我把烧烤用的小铲递给玛丽，然后接过电话。"文斯，打扰你了。"李对我说。这个电话并非完全出乎意料，在这一周的早些时候，我们曾经通过话，那是一个清晨，李发现自己的尿中有血，这种现象使他恐惧万分。与大多数人一样，李首先想到了最坏的可能。"也许没什么事，"我告诉李，"不过你需要去看医生。"

医生的安慰使李放下心来，当时他只有 60 岁，对于癌症来说有些太年轻了，有一大堆的情况可能导致血尿，医生给李做了体检，没有发现提示癌症的前列腺肿块。"前列腺炎，"医生猜测，"是前列腺感染。"他给李开了一些抗生素类药物，不过为了以防万一，他还是对李进行了 PSA 检测。

PSA 是前列腺特异性抗原的英文缩写，由前列腺细胞产生。前列腺的癌细胞会比正常细胞产生更多的 PSA，因此 PSA 异常增高是前列腺癌的早期表现之一。不过，正如很多人知道的一样，PSA 检测并非完美，由它引发的问题甚至要超过它所能解答的，并且 PSA 检测会引起患者不必要的焦虑，因此有些医生并不会常规进行这项检查。很多男性（包括我在内）也不愿意接受它。不过考虑到血尿的问题，医生还是要求李进行了 PSA 水平检测。

李来电告诉我，他的检测结果出来了。"医生说 PSA 水平有些高。"李的声音一反常态，有些颤抖。我也有些担心，他的结果听上去确实不好。是现在就告诉他残酷的真相还是等等再说？我犹豫不决，最终我还是选择了后者。"你需要做个活检，"我重复医生对李说过的话，"只有活检才能确诊，在结果出来之前，我们什么都确定不了。"

我提醒李活检报告一出来就让他的医生发给我。我并没有告诉他，我其实相当肯定他已经患上前列腺癌了。确实，PSA 水平升高并不都意味着前列腺癌，但是 PSA 水平越高，这种可能性越大。正常的 PSA 水平应该小于 4，高于 10 就强烈提示患有前列腺癌，而李的结果是 23。

李做了活检，结果为阳性。随后他接受了磁共振成像（MRI）扫描，这是一种医学影像检查，适用于扫描软组织。结果显示，在李的前列腺周围存在肿大的淋巴结，这不是一个好征象。围绕在器官周围的淋巴结是肿瘤进展的门户，如果在这些淋巴结中发现癌细胞，就提示肿瘤有可能已经播散入血管，发生了转移。

前列腺癌的治疗非常棘手。很多前列腺癌的癌细胞生长得非常缓慢，由此导致一部分患者最终并不是死于癌症，而是死于其他老年疾病。这是 PSA 检测存在争议的原因之一，如果常规进行 PSA 检测，那些可能永远不会被癌症困扰的患者就会被筛查出来，随后还很可能接受大量的检查和治疗。曾经有一项研究，对年龄超过 50 岁、因其他原因死亡的男性进行尸检，发现大约 31% 的尸体中存在前列腺癌。也就是说，无论是什么原因导致这些人死亡，其致命性都明显超过了他们所患有的前列腺癌。但是，如果他们曾经接受过 PSA 检测，很可能会因为这些缓慢生长的肿瘤而接受不必要的治疗。

然而我们并不能因此而沾沾自喜并放松警惕，有些前列腺癌具有很强的侵袭性，在短时间内就会致命。部分证据显示，李所罹患的前列腺癌就属于这种凶险的肿瘤。病理学家在观察他的活检组织标本以后给出了一个很高的格里森评分。格里森评分系统是由病理学家唐纳德·格里森在 20 世纪 60 年代创建的，用来在显微镜下评估前列腺癌细胞的侵袭性，评分越高则侵袭性越强。评分小于 6 通常意味着肿瘤恶性度较低，对于这些患者，肿瘤学家常常不会给予任何的治疗而只是监控肿瘤，观察它是否出现扩散。这种做法被称为观察等待。

而在另一方面，评分 7 ~ 10 是预后不佳的标志。李的评分是 10 分，这也就意味着他的癌细胞恶性度很高，与典型前列腺细胞相比，它们的体积较大，胞浆更多，并且存在异常的结构。拥有这些特点的细胞常常会表现出行为上的自主性，提示它们拥有自己的信号系统，它们的生长更容易失去控制并侵入其他的组织。迄今为止，所有的证据都显示李所罹患的肿瘤具有非常恶的生物学行为。

这种具有高度侵袭特性并快速生长的癌细胞非常难以追踪和根除，但是在它们进行自我复制的过程中，需要解开 DNA 双螺旋结构。在这个较短的时间内，它们非常脆弱，最容易受到损伤，我们可以进行攻击。

不过在攻击的时候，我们必须清醒地了解需要选择什么药物，以及攻击的强度。这是由于在第一次治疗时，癌细胞从来没有接触过这些药物，此时它们是最敏感的，也是最好对付的，具有最高的治愈机会。但是狡猾的癌细胞具有很强的适应能力，很快它们就能够学会如何逃避治疗，这就是复发性肿瘤难以治疗的原因之一。此时要对付的是那些曾经接受过治疗的细胞，它们已经变得更加狡猾。

在活检以后的一周时间里，我和李利用邮件和电话保持着联系。与此同时，我反复思考他的治疗方案。尽管已经存在淋巴结转移，尽管格里森评分高达 10 分，但我仍然认为，如果给予最佳的"第一枪"，李还是有机会去治愈它，虽然这个机会很渺茫。现在，我们需要找到一名愿意去尝试现有的治疗前列腺癌的每一种药物的医生，这一点比李升高的 PSA 水平更令我担忧。

当我还只是国家癌症研究所（NCI）里一名年轻的肿瘤医生的时候，我们拥有为每一位患者尝试任何药物的自由。由于当时只有少数几种可用的药物，为了给患者提供最大的生存机会，我们必须灵活地运用它们。随着不断地摸索前进，一天又一天，一周又一周，我们逐渐摸索出针对特定种类癌症的治疗处方，能够治愈越来越多的患者。

几年以后，我们拥有了更多的抗癌药物，但是既往的那种灵活性和适应性却消失了。很多医生现在依靠专业组织或政府部门发布的《治疗指南》进行所谓的标准化治疗。这种《治疗指南》是根据专家组的建议或已经发表的研究证据制定的，同时还会解释什么时候以及如何进行治疗。

制定《治疗指南》的目的是给绝大部分患有某种特定肿瘤的患者提供最佳的治疗方案。为了制定《治疗指南》，医生会着眼于诸如化疗的典型反应以及中位生存期（是指针对某种特定治疗，50% 的患者仍存活时所对应的生存时间）等指标。《治疗指南》对癌症治疗产生了重大的影响。FDA 将《治疗指南》作为批准药物许可的依据，而保险公司也利用《治疗指南》决定是否对患者的治疗进行赔付，如果治疗方法与《治疗指南》相符，则患者通常会获得赔付，但是如果治疗方法过于偏离《治疗指南》，保险公司常常会宣称这种治疗方法是实验性的或者尚未经过验证的，因此而拒付。

医疗事故律师也在随时关注着患者的治疗过程，一旦不符合《治疗指南》，就会宣称这些患者没有接受到最佳的治疗，由此导致的结果是医生们对偏离《治疗指南》的治疗方法避之不及。

对于大部分患者来说，指南系统确实有助于保证他们接受最好的治疗，但是这种现状也会引发问题。《治疗指南》都是回顾性的，由于肿瘤治疗的发展非常迅速，因此需要《治疗指南》频繁更新。而事实上，由于时间和金钱的原因，《治疗指南》更新非常缓慢，并不能实时反映治疗方法的进展。医生们只能长时间依靠过时的《治疗指南》进行治疗而无法尝试新方案，那些依靠最新方法原本能够治愈的患者会因此而丧失存活的机会。

我所担心的正是前列腺癌的《治疗指南》，当时通用的是 1996 年版，李的情况并不完全适合。遵照当时的《治疗指南》，对于这种已经扩散至淋巴结的前列腺癌，单独的外科手术以及放疗都不能延长中位生存期，因此医生们放弃了这两种治疗方法，而倾向于选择效果更好的药物治疗：人体自然产生的睾酮会刺激前列腺癌细胞分裂，利用药物阻断睾酮的产生，也就是剥夺前列腺癌细胞的睾酮支持，能够在一段时间内减缓肿瘤的持续生长。

问题是虽然这种治疗方法能够延长中位生存期，但是并不能治愈任何一个患者，这一点在医学界是众所周知的事情。所有的癌细胞都是精明的，具有很强的适应性，前列腺癌细胞最终必然能够找到方法，在睾酮不存在的情况下进行生长、分裂以及扩散。这种治疗方法又被称为雄激素剥夺治疗（ADT），充其量能够延长一点生存时间。作为一名肿瘤专家，利用治疗方法换取患者的生存时间是我的基本策略之一，这不仅仅是为了让患者能够有条不紊地处理好个人事务，或者有足够的心理准备面对无法避免的结局，我最主要的目的是希望能够尽量延长患者的生存时间直到新的治疗方法出现，从而使患者继续获益。但是对于李来说，他所患的癌症来势凶猛，ADT 最多只能延长 2～3 年的生命。在这么短的时间里，我并不认为能够出现什么癌症治疗方法的新进展，我们需要更长的时间。

当李打电话告诉我泌尿科医师建议他接受 ADT 的时候，我并不感到惊讶。同时，医生也没有告诉他这种治疗只能提供少许好处。关于这一点我也不奇怪，向患者传递这种信息并不是一件简单的事情，很多医生干脆不去提它。不过我是一个更有进取心的医生，我会尝试所有的方法去治愈患者，即使做不到这一点，我也会尽可能使他们活下去。从我的观点来说，现在较大的问题是能否找到一种优于 ADT 的方法供我们尝试，不过我不能代替李做决定，因此我做了他的泌尿科医师没有做的事情，向他解释了他目前的处境，并且询问了他的愿望。

"10 年，再活 10 年。"他说。随后我问他，为了达成愿望，他愿意做什么。"任何事！"这是李的回答。

我有了一个想法。有关癌症新型治疗方法的临床研究通常只会报告总体是成功还是失败，例如有多大比例的患者的生存期超过 5 年，或者有多少患者延长了几个月的生存期，但是通过查找细节，我们常常能够发现线索，提示新的治疗方法有可能在某些特定的少数患者中效果更佳。

没有多少人有足够的时间或专业知识去寻找这些线索，但是我有。我们正是采用这种方法在 NCI 里进行开拓的。当时癌症的生存率很低，我们四处寻找新的理念和方案，并且在自己的患者身上进行尝试。现在，这种方法只有那些意志坚定的肿瘤科医生，从患者的利益出发，在患者不愿意勉强接受平淡无奇的标准化治疗的时候才会采用。

我得知梅奥诊所正在进行一项有关前列腺癌的研究，探索在尚未出现淋巴结转移的前列腺癌患者中，将前列腺以及周围的淋巴结一并切除，也就是所谓的根治性前列腺切除术（前列腺癌根治术）的价值。在那个时候，针对此类患者的标准手术方式是单纯切除前列腺，并不清扫淋巴结，之所以选择这种术式是因为当时没有任何证据显示，对于没有淋巴结转移的患者，切除淋巴结会延长生存期。据此人们推测，切除淋巴结在扩大手术范围的同时并不会影响生存率，完全没必要多此一举。

不过，梅奥诊所的研究小组发现，在术前未检测到淋巴结转移的患者中，大约 1/3 实际上存在淋巴结转移，也就是说，那些看上去呈阴性的淋巴结并不安全。同时，梅奥诊所的研究还显示，对于这些存在淋巴结转移的患者，切除淋巴结能够提高生存率。虽然这项研究并没有获得足够的证据来证明对存在淋巴结转移的前列腺癌患者进行前列腺癌根治术的合理性，但是至少 15% 的患者达到了无瘤生存。

我在文章的补充说明中发现了这个特殊的数字，我对它的兴趣远远超过了文章得出的结论。在当时针对像李这样的转移性前列腺癌患者采用了各种新的治疗方案，这是我所见到的结果最好的一种，我认为值得李试一试。我给梅奥诊所研究组的主刀医生打电话，询问他是否愿意接手李的治疗。随后我还与李联系，看他是否愿意长途跋涉去明尼苏达州，在远离大部分家人的地方接受大手术。李同意了，但不幸的是，梅奥诊所的医生在检查以后认为李的疾病进展程度超出了研究的设定，拒绝进行手术。

李和我都很失望，不过没有丧失信心。我改变方向，开始寻找是否还有其他的泌尿科医生能够实施这种手术。我发现了马斯顿·莱恩汉，他是一名以实验研究为主的泌尿专家，与 NCI 外科主任，也是我的好友史蒂文·罗森伯格一起工作。莱恩汉并没有把移除淋巴结作为一种治疗手段进行研究，但是他能够进行淋巴结清扫术，这是因为他为了建立一个前列腺癌分子水平异常数据库，当时正在收集转移淋巴结。他的目标是观察在前列腺癌中是否存在一致性的基因突变，如果存在，这种基因就有可能成为未来治疗的靶点。在之前的工作中，莱恩汉曾经在肾癌中识别出一种发生在 VHL 基因中的驱动突变（driver mutation）并由此赢得了声誉，他所进行的工作在当时都是非常新颖的，而且是未来的发展方向。

当我和莱恩汉谈起李的时候，他犹豫了。莱恩汉深深地沉迷在自己的研究中，他工作的目的是更多地了解前列腺癌转移，为将来的患者服务，而不是直接帮助眼下像李一样的患者。不过，我是一个非常有说服力的人。"我保证，李会愿意参与你的研究。"我告诉莱恩汉李能够提供他所需要的组织标本，"他就住在这儿，从家到国家卫生研究院（NIH）只有几步路。"

"如果让我留取组织，我就给他做手术。"莱恩汉答应了，这个方案李也同意。此后，莱恩汉利用腹腔镜的方式，通过腹腔清扫了李前列腺周围的淋巴结，其中的 5 个充满了癌细胞。

下一步治疗就是利用放疗消灭前列腺中的肿瘤（在莱恩汉的手术中并没有切除前列腺）以及残留淋巴结中可能存在的癌细胞。

尽管我的大部分职业生涯都是在 NCI 度过的，我对 NCI 也有足够的忠诚，但我还是不准备让李在 NCI 接受放疗。大部分人都认为，每个癌症中心都是综合性的，能够提供一站式服务，无论哪种类型的肿瘤都能在癌症中心得到全方位的治疗。但是事实并不是这样，不同的中心各有所长，放疗曾经是 NCI 的优势，但是这种优势早已一去不返。

我把李介绍给我的朋友兹维·福克斯，他是纽约纪念斯隆－凯瑟琳癌症中心（MSKCC）的放疗主任。在我所认识的放疗专家中，兹维是最有能力、最有进取心也是最爱冒险的一位。他曾经研究过几种照射前列腺癌的新方法。另外，因为我曾经担任过 MSKCC 的内科主任，我知道这里拥有最好的设备。

MSKCC 还拥有完整的放疗计量部，它以克利福德·林为首，也是全世界最好的。为了确保放疗的安全进行，良好的放射量测定是不可或缺的条件，放疗计量部里的科学家要精确地计算出放射剂量，并且要规划出如何照射才不会对治疗区域周围的器官造成损伤。过低的放射剂量会导致肿瘤复发，而在肿瘤周围 1 毫米区域内的放射剂量过高也有可能摧毁重要器官。

在进行放疗的 6 周时间内，李和他的妻子芭芭拉在临近曼哈顿上东区的约克维尔租了一套带家具的公寓。每天，李行走大约 1.6 千米去 MSKCC 接受治疗，然后再走回来。在空闲时间，李和芭芭拉走遍了纽约全城，参观博物馆，尝试不同的餐馆，在百老汇观看表演和歌剧。

放疗结束以后，李的 PSA 水平降至无法检测，提示肿瘤有可能完全消失了，但也有可能仅仅是被打趴下，我们所能做的只有屏住呼吸等待。我们制订了计划，每 3 个月为李进行一次 PSA 检测，每年进行一次 MRI 扫描。这样，如果肿瘤复发，我们很快就能知道。事实上，李的前列腺癌具有全部的 3 个不利因素：高水平的 PSA，格里森评分提示肿瘤有很强的侵袭性，以及存在腹部淋巴结转移。所有这些因素都意味着肿瘤有可能复发。

我告诉李他有很大的复发风险，但是我并不想他被打垮，希望为其一直保留曙光。即使是在 PSA 开始升高的时候，我也会告诉李我们将采用更好的方法进行治疗。

李回到世界银行短暂工作了一段时间，随后开始享受活跃的退休生活。他自我感觉良好，看上去也不错，原来那个开朗热情的李又回来了。

2002 年，从确诊开始计算，刚刚超过 5 年的时候，李的 PSA 水平再次迅速升高。

考虑到李所患有的癌症具有高度侵袭的特性，一旦开始不加抑制的生长就会迅速发展，因此 PSA 经过这么长的时间才再次升高使我有些惊讶。这种现象提示放疗并没有将肿瘤细胞完全杀死，有些细胞虽然受到损伤，但是存活了下来，不过这些细胞在一段时间内可能一直处于休眠状态。

李仍然感觉良好，在 MSKCC 进行的扫描也没有发现任何类型的肿块，他被认定为"生化复发"。也就是说，提示肿瘤存在的唯一证据是血液中 PSA 这种化学物质的测量值，肿瘤还非常小，我们还无法看到，更无法测量。

如果是经过了手术以后再出现生化复发，标准的治疗方案是照射瘤床，也就是找到肿瘤出现的位置。手术以后，这些位置可能存在肿瘤细胞残留，但是李已经接受过他所能承受的全部剂量放疗。另外一个选择是 ADT，也就是剥夺肿瘤细胞的睾酮。

不过那是在 2002 年，当时的绝大部分医师不会立即开始治疗，他们通常选择等待直至能够见到肿瘤或者出现其他提示肿瘤存在的证据，例如骨痛。前列腺癌患者出现这种症状通常意味着已经发生了骨转移，此时才会开始给予 ADT 治疗。ADT 不能治愈任何一名进展期前列腺癌患者，而仅仅在必要的时候作为姑息治疗的手段暂时减轻症状，绝大部分医师把激素治疗看作通向终点的不归路。

我对生化复发的看法与其他医生有所差异。我认为处于生化复发阶段的患者应该被看作前列腺癌治疗的新的前沿阵地。这些尚未出现可见肿瘤的患者通常一般情况良好，对化疗的耐受性较好，因此是检验化疗能否治愈前列腺癌的理想对象。另外，我们可以利用 PSA 的水平评估患者对化疗的反应，如果 PSA 水平明显下降，则提示化疗有效，否则就证实化疗是无效的。

在那个时候，我们并没有任何一种已经获得 FDA 批准、能够用于生化复发患者的化疗药物，仅有的几项研究都是评估术后化疗对于高复发风险前列腺癌患者的应用价值的。不过我们发现，还是有几种药物可以尝试，实验调查员感觉它们在前列腺癌治疗中发挥的效果值得注意。我在文献中发现了一项正在独立进行的实验，利用两种化疗药物治疗那些处于生化复发阶段的患者，看上去适合像李的状况。

我们克服了一些障碍，最终安排李进入了这项研究。到了 2003 年，当治疗方案完成的时候，李的 PSA 水平已经再次接近零，但是没有完全消失。这个结果让我担心。回到 20 世纪 60 年代，当我开始治疗霍奇金淋巴瘤的时候，我曾经汲取到教训，当患者一直保持对药物有所反应的时候，我们应该持续治疗，直到确实没有肿瘤残留的迹象时再停药。特别是有些肿瘤没有像 PSA 一样的标识物可以随访，更应该多给予几个周期的化疗。这是因为即使我们看不到肿瘤，也依然可能还有肿瘤细胞在体内潜伏，这些细胞能够在短时间内通过分裂形成更多的肿瘤细胞，直至产生一个全新的肿瘤。所有的肿瘤都应该依照这种方式进行治疗，仅仅在取得一定效果的时候就过早停药会使整个治疗失去意义。

但是这项实验的研究人员在设计研究方案的时候就决定，不管在治疗结束时患者处于什么状态，每个患者都只能接受固定剂量的药物。想要为某个病例继续进行治疗，需要研究人员向医院的评审委员会提交申请并给出明确的理由。医生们一旦签署了研究协议，通常就很不愿意再去和评审委员会打交道，这个过程非常耗费时间。董事会或评审委员会成员的死板是众所周知的，而且常常过于死板，他们会以保护医院、保护患者以及保持研究的完整性等理由拒绝改变治疗过程的申请。

我告诉李，他应该强烈地要求主治医生继续治疗，尽管这样做会偏离研究方案，也意味着要向医院的评审委员会提交特殊的申请。我给李提供了论据，但是他的医生拒绝了。他说，他对李的结果已经非常满意，李也应该如此。"也许你的身体会一直保持这种反应状态。"这位医生如是说。

　　我目瞪口呆。这是李再次获得长期缓解的唯一机会，为什么李的医生意识不到这一点？也许更大的可能是，他认为获得评审委员会批准的努力是无用的。事实上，在几年以后，我把李的情况当作一个假设案例提交给耶鲁的监督小组，他们告诉我是不会批准治疗方案更改的。当时我感到非常愤怒和失望，但是我处在一个非常尴尬的位置，李并不是我的患者，我只能作为咨询顾问而不能直接干预治疗。这个研究也不是我自己的研究，不应该是我需要孤立无援地面对评审委员会。虽然利用自己的人脉，能够迫使医生按照我的要求行动，但是我担心这种越界行为会导致李和他非常钦佩的医生之间出现矛盾，最终危害李的治疗。

　　我向李的医生发了几封恳求的电子邮件，但是一无所获。我非常担心由于错误的原因失去李，并不是没有有效的治疗方法，而是由于官僚主义以及随之而来的惰性。我原本计划直接给李的医生打电话，试试这种更加私人的途径，但是考虑到电子邮件的结果，我想医生已经开始认为我越界了。最终，我还是没有打这个电话，此后的结果证实，这是我所犯的一个使我后悔终生的错误。

　　李回家了，因为几乎检测不到的 PSA 水平而激动。我没有告诉他我是多么担心，我知道李失去了幸存下去的最佳机会。我现在需要继续寻找可能的治疗手段，肿瘤复发只是个时间问题，而且这次它会更有侵袭性，更加难以控制。我可以想象，在李的身体里，前列腺癌细胞隐藏在某个地方，正在冷笑，它们就要获胜了。

　　在那个时候，除了等待，我已经无计可施。我先后把李转到 3 个不同的癌症中心，还一次又一次地查阅文献，但是最终什么也没能发现，没有其他的系统治疗方法显示有效。我的影响力也不足以劝服其他的医生冒着影响声誉的风险给李提供除了 ADT 之外的任何治疗手段。

　　到了 2004 年年中的时候，李的 PSA 水平再次开始升高。我和他的医生都同意间隔几个月后复查 PSA，这样就能知道 PSA 水平经过多长时间会翻一番，据此也就可以推测出肿瘤的生长速度。6 个月后我们发现，每隔 3 个月李的 PSA 水平就会增加 1 倍。正像刚刚出现时那样，肿瘤再一次显示了它的野蛮特性。

医生决定试一试 ADT，除此以外也没什么可做的了。李的 PSA 水平一度稍有下降，但是又开始逐渐升高。在某些时候，前列腺癌细胞可以找到方法，在睾酮不足甚至缺乏的情况下保持生长，现在这种情况出现在李的身上了。

时间到了 2007 年，这是李确诊患上前列腺癌以后的第 11 个年头。从上一次参加临床研究，PSA 水平几乎降到零以后也已经过去了 4 年。基于当年研究结果的论文发表在医学杂志上。那些 PSA 降至零的患者，40%在长达 7 年的时间里肿瘤没有复发，即使他们的睾酮水平逐渐恢复正常。李差一点就成了他们中的一员。

不过我没有放弃。通过不断地查阅文献，我又发现了一种可能适合李的治疗方法。研究人员针对前列腺癌患者，在 T 淋巴细胞上发现了一个新靶点，并据此开发出单克隆抗体，NCI 正在试验性应用疫苗，但是在几周内，李就出现了严重的副作用反应，这使他无法再继续治疗。

有一项联合两种化疗药物的临床试验把李纳入研究之中。这两种药物先后被证实对治疗非依赖睾酮的进展期前列腺癌有效，其中之一是多西他赛，能够延长患者的生存期。在持续服药的差不多一年里，虽然李的 PSA 水平再也没有低于 20，但还是控制了病情。

2008 年年末，李的 PSA 水平再次开始升高，更糟的情况也出现了，他腹部后面，也就是腹膜后间隙的淋巴结开始增大。另外，扫描显示肿瘤发生了骨转移，所有这些证据说明肿瘤的侵袭性进一步增强并开始扩散。此时李还反复出现哮喘发作的症状，显然是化疗的副作用造成的。

与此同时，我非常担心 NCI 为李提供的医疗服务。李需要等待几个小时的时间才能看到医生，而且接诊的医生常常是正在接受培训的低年资医生，他们并没有意识到李的病史是多么冗长复杂。当李有疑问的时候，也找不到人解答。我给李的主治医生发了一封电子邮件，恳请他能够亲自访视李，而他的回复无异于一枚重磅炸弹，他认为他们已经不能再为李做什么了。"一旦李无法继续参与研究，就要办理出院手续，NIH 要求只有参与研究的患者才能在 NCI 接受治疗。"李的医生如是说。

这句话是实情。当我在 NCI 工作的时候，我们也不会随意选择患者，只会接受那些能够参与我们临床研究的患者。但是一旦某个患者接受过我们的治疗，他就永远是我们的患者。如果他被治愈了，我们就会每年对他进行随访，而如果治疗失败，更确切地说，是这种治疗方法没有治愈他们，我们就会一直照顾他们直至去世。而现在，那些自愿把自己的身体贡献给某项研究的患者，在病情加重甚至临近死亡的时候却被赶出医院，独自面对生命中最困难的时刻。

"这是抛弃！"我告诉李的主治医生。他回答说，这是由于预算原因而制定的规矩，他不得不遵守。为了使李和我平静下来，NCI 的医生让李参与了另外一种新药的实验研究，这种药物属于小分子激酶抑制剂的一种。肿瘤在生长过程中需要血液的供应，而此类药物能够阻断新生血管的形成。这种药物从来没有用于治疗前列腺癌，因此李所参与的项目属于 1 期临床研究的一部分，是一个小规模的预实验，其目的是观察药物在人体内的安全性并确定安全的剂量。

在实验过程中，李出现了严重的腹泻，由哮喘而导致的咳嗽症状也加重了。最终他不得不去诊所就医，在那里被告知需要大量饮水，3 周后才得以恢复。经过炼狱般的新药副作用监控，李开始等待后续治疗。在这几周时间里，李变得极度虚弱，几乎不能活动，而坏消息接踵而至，李被这项研究剔除，不能再接受后续的治疗。此时李病得非常严重，而我远在 500 千米外的康涅狄格州，鞭长莫及。

通过一名同事，我找到了曼尼什·阿格拉瓦尔博士，他是一名非常有能力的肿瘤专家，就在 NIH 对面的郊区医院工作。他给李做了检查，发现李处于严重的脱水状态，情况非常严重，已经不适合待在家里，因此给李办理了住院手续。在医院里，阿格拉瓦尔博士给李做了仔细的评估，结果发现原来医生认定的哮喘实际上是肺间质转移，肿瘤细胞已经发展到了肺组织的间隙。

李的情况让人绝望。绝大部分医生都不敢继续对他进行化疗，从来没有过这样的先例，药物不一定会起作用，而由于李的衰弱状态，化疗很可能导致他的死亡。在很多人看来，李已经病入膏肓，差不多是应该进行临终关怀的时候了。但是阿格拉瓦尔博士并不这样认为，他想再试一试，为李争取更多的时间。

很多人都会告诉你，治疗进展期肿瘤的患者是不值得的。这句话纯粹是胡扯。当一个医生这样说的时候，常常意味着对于他自己来说不值得，有些医生并不能设身处地替患者着想。我相信，若患者的身体机能良好，有可能对治疗产生有益的反应，那么为他提供 1 ~ 2 个疗程的治疗就是值得的。这个过程需要 1 个月至 1 个半月的时间。如果在这个阶段病情好转或反应良好，就说明治疗方案对患者有好的效果；如果没有的话，医生就可以适时终止治疗。这样做我们并不会失去什么，而且我们从来都不能预测将会有什么样的反应发生。

阿格拉瓦尔博士不确定该试试哪些药物。在我们讨论的过程中，我有了一个想法。李所罹患的并不是一个典型的前列腺癌，尽管前列腺癌细胞生长起来不可阻挡，但通常不会长这么快，而其症状更像是淋巴瘤，特别像是我曾经专注研究并最终能够治愈的霍奇金淋巴瘤。在很短的时间里，这种淋巴瘤患者的颈部就会出现大量受累淋巴结，发展非常迅速，就像李的肿瘤一样。那么，我们能否利用治疗淋巴瘤的方法，联合几种药物来治疗李呢？如果可以的话，我们又有什么药物可用呢？李已经尝试过几乎所有对前列腺癌细胞有效的药物。

我想到了一类药物，也就是所谓的铂类衍生物。此类药物对于多种肿瘤有效，其中的顺铂与其他药物联合使用能够治愈睾丸癌。我在担任 NCI 治疗部主任的时候，经过努力，使顺铂通过了 FDA 的审批。此时还没有任何一种铂类衍生物在前列腺癌中获得疗效验证，不过有个公司正在尝试使用第一种口服的铂类药物——赛特铂来治疗前列腺癌。

这种药物起初是由百时美施贵宝公司研发的，但是很快就因为毒性过大而被放弃，此后它被一家小型药品公司接管。我看到了这个公司的验证结果，看上去很有吸引力。不过这种药物当时尚未获批，只能在 FDA 免责条款下使用，也就是所谓的特许使用治疗。在这种情况下，医生需要向FDA提交申请，特批为无法参与临床研究的某个患者使用，同时医生还需要请求制药公司同意供药。

这是一个相当复杂的过程，会占用大量时间，绝大部分医生都会回避特许使用治疗，同时FDA也并不鼓励这么做。阿格拉瓦尔博士告诉我，他想试一试。不过几天后，他再次打电话告诉我，他认为李已经无法等到药物起效了，因为口服药物起效会比较缓慢，我们需要那些通过静脉途径给药、能够快速起效的药物。

由于李从来没有用过铂类衍生物，而且有关赛特铂的实验数据显示，对于前列腺癌来说，铂类药物可能有效，因此我们决定使用卡铂。这是一种标准的铂类衍生物，通过静脉途径给药。同时，我们还计划联合使用李曾经使用过的一种药物多西他赛。在之前的治疗中，多西他赛显示了一定程度的疗效。我们期望，联合使用这两种药物能够得到更好的效果。

这个计划充分体现了阿格拉瓦尔的勇气。卡铂并没有获得用于治疗进展期前列腺癌的许可，更不用说再联合一种尚未获得PDA批准上市的药物。如果李在治疗的过程中死亡，他很可能会面对来自同行的诘难。

奇迹般地，联合化疗起效了。证据显示李的肺转移病灶都消失了，腹腔内淋巴结也缩小并逐渐恢复正常。阿格拉瓦尔博士把李转至一家康复医院，利用一个月的时间使李恢复到能够回家的状态。他准备继续李的治疗。

在这么长的时间里，我们第一次有了期待的理由。在过去的几个月里，李的PSA水平一直在2000左右徘徊，而现在它已经降到200以下并稳定在那里。李的情况好转，他慢慢地能够自己坐起来，然后又逐渐开始下床活动。就像以往一样，他以朋友的方式对待康复医院里的每一个人，开始认识那些来自拉丁美洲或中东的看护人员。他在世界银行工作时主要处理这些地区的问题。护士们也都喜欢他充满勇气的生活态度。

当体力恢复以后，李回家了，时常躺在起居室里他租来的一张治疗床上。日子一天天过去了，李逐渐变得强壮。有一天，他还自己开车出去兜了一圈，然后容光焕发地回到家中。不是为了别的，他只是为了享受那种自由的感觉。

这个曾经濒临死亡的人又恢复了活力，又能够享受家庭生活，他并没有被治愈，但是有了足够的时间为将会到来的结局作打算。

李自己感觉又回到了患病以前。确诊以后已经过去了 11 个年头，"真是一个奇迹"，李站在家里的露台上，用手指轻轻地敲了敲木桌子。

在李开始新的治疗以后差不多一年的时候，我又接到了电话，李的 PSA 水平再次急剧升高，很快肿瘤就会战胜联合化疗，这种治疗也不再起作用了。

我们需要再次尝试其他的新方法。我和阿格拉瓦尔博士通过电子邮件保持联系，希望能够找到新思路。我不知道是否还能够为李创造另一个奇迹，但是我想我们至少能够找到一个新思路去尝试一下。

我们讨论了多种可能，最终一致认为，如果继续化疗，药物的毒副作用很可能将会超过对肿瘤的抑制效果，是时候该停止化疗了。

2008 年 7 月，一篇发表在《临床肿瘤学杂志》上的新药研究吸引了大量的关注。这种药物被称为阿比特龙，刚刚在 I 期临床研究中用于少量患者，但是结果令人激动。阿比特龙能够抑制 CYP17 的活性，这是人体制造睾酮过程中的关键酶，如果患者不能产生睾酮，将会抑制前列腺癌的生长，因此作为睾酮产生的调控药物，阿比特龙非常适合用于治疗前列腺癌。

在新发表的文章中，所有入组的患者都罹患进展期前列腺癌，并且传统激素抑制疗法无效。在接受阿比特龙治疗的患者中，有些人达到了完全缓解，他们的肿瘤都消失了。另外，这种药物的副作用非常轻微，不会对骨髓造成损伤，即使无效也不会产生太大的代价，它简直是李的完美选择。

我的同事参与了这项药物研究，我决定与他们联系，看一看能否把李纳入，但是我碰了壁。发表于《临床肿瘤学杂志》的研究项目已经结束，研究人员开始进行一个新的实验，虽然还是验证阿比特龙对前列腺癌的治疗作用，但是入组患者的疾病进展程度要低于前一项研究，已经不能再为像李这样的晚期肿瘤患者提供药物了。

我开始向其他人咨询特许使用治疗的可能性，其中包括我的朋友和同事霍华德·谢尔。他是美国最优秀的前列腺癌专家，当李在 MSKCC 进行放射治疗的时候我曾经见过他。但是，没有人（包括霍华德）敢在违反 FDA 和生产企业规定的情况下使用这种药物。

霍华德告诉我，越来越多的人都在找他，他已经不接电话了。霍华德非常痛苦，我很清楚这是因为他有很多患者正徘徊在死亡线上，他们都非常希望再多活一年。具有讽刺意味的是，尽管初期实验显示阿比特龙对晚期前列腺癌患者有效，但是人们并没有对这些患者进行进一步的研究。

更令我吃惊的是，无论是李还是芭芭拉都没有提及阿比特龙的事，不过这也使我避免了一项令人沮丧的任务：如何告诉他们，这个药有可能可以治他的病，但我提供不了。我们已经走到路的尽头，并不是因为我们别无选择，而是各种条例和研究协议挡住了路。

李想在家里去世，他得到了芭芭拉的许可。随后芭芭拉开始准备临终关怀事宜。治疗床和所有的必要设备都被移到楼下的房间里，为了让李感觉更舒服一点，阿格拉瓦尔博士和临终关怀护士教给芭芭拉如何给予止痛药物。

眼睁睁地看着别人逐渐死去让人感觉糟透了。我一直在想着李没能得到的治疗，无数的假设出现在我的脑海里，如果当年我强迫他的医生们继续治疗会怎么样？他会不会还在过着精力充沛而快乐的生活？

到了 2008 年 8 月，李逐渐陷入了浅昏迷。又拖了两周以后，在 2008 年 9 月 11 日，玛丽·凯走进我的书房，眼里溢满了泪水。李自己的抗癌之战结束了，享年 72 岁。

2010 年，李曾经参与过的那项研究的最新结果发表，在治疗过程中 PSA 水平降至零的患者中有 40% 依然活着，并且没有肿瘤复发的证据。如果当时李再继续接受 1 ~ 2 个周期的治疗，他很可能也会成为其中的一员。

2010 年 9 月 11 日，正好是李去世两周年纪念日，我收到了一封来自霍华德的电子邮件。霍华德在邮件里告诉我，有关阿比特龙的进一步研究已经完成，结果证实了全部早期实验的结果。由于药物非常有效，能够明显延长患者的生存，以至于研究人员认为剥夺对照组患者的服药权利是不符合伦理的，因此研究被提前终止了。与此同时，制药公司也宣称，尽管阿比特龙获得 FDA 的批准上市还需要数年的时间，但他们会为需要的患者提供药物。如果李能够再坚持两年，他也就能够服用阿比特龙了。正如在生化复发研究中一样，李再次与机会擦肩而过。

正如我的一句口头禅，我们并不是必须有治愈癌症的灵丹妙药，我们只不过是想让患者活下去，从而能够继续从将要出现的新疗法中获益。医学的进展是如此迅速，就像李所遇到的情况，在仅仅两年的时间里，一种实验性药物就变成了标准治疗方案。

虽然李罹患了一种恶性程度非常高的肿瘤，但经过我们共同不懈的努力，他的存活时间超过 10 年，同时拥有良好的生活质量。从这个角度说，李是幸运的，但是每当想起他，我还是不能抑制悲伤，也不能抑制自责，后悔当时没有给他的医生施加更大的压力。

我完全有能力给你们讲一个有着美好结局的故事，我之所以选择这个悲剧，是因为它对于我来说，展示了常常使我陷入沮丧的根源。时至今日，我们并不受科学技术所限，限制我们的是有效利用已有信息和治疗手段的能力。太多的患者以悲剧结尾，并不是因为自身的肿瘤，而是因为紧随国家为抗癌之战投入的资金而来的官僚主义，是因为 FDA 和药物的评审制度，以及医生不能站在患者一边冒险一试。

这是另外一种坎坷的命运，它远比克服科学障碍复杂。癌细胞为了延续自身在不断地适应和进化，因此为了获胜，我们需要比它们更快地适应和进化。现在我们取得了极大的进展，已经能够看到胜利的曙光，但是正如在李的故事中展示的那样，抗癌之战的本质从一开始就不仅仅是一场对抗自然的战争，我们同时还需要战胜自己。

第 2 章

化疗专家

当我和玛丽·凯按响门铃的时候，出来迎接的是杰伊·弗莱雷克，他一只手提着马提尼酒，另一只手拿着几个马提尼酒杯。弗莱雷克塞过来两个杯子，一个给我，另一个给了凯，随后开始倒酒，直至酒溢出了酒杯。虽然我并不希望来上一杯，但是没有办法拒绝。很明显，他已经喝过好几杯了。弗莱雷克醉醺醺地走回人群，一边走一边把自己的酒杯倒满。

那是在 1963 年的秋天，当时我 28 岁，刚刚接受完医师培训，与其他11 个人一起成为 NCI 的临床助理，为期两年。NCI 是组成 NIH 的 14 个研究所的其中之一。NIH 是由政府资助的生物医学研究中心，拥有全美国最杰出的研究人员，致力于解决当代重大的科学问题。这个强迫我们喝酒的家伙很明显就是他们之中的一员。

我来 NCI 完全是出于偶然。当年我就读医学院的目的是在毕业以后能够成为一名家庭医生，开着凯迪拉克上门给人看病，就像阿萨里医生一样。在我成长的过程中，他负责照顾我们全家的健康。不过在大学期间的一个夏天，有位教授让我到缅因州的沙漠山岛生物实验室（MDIBL）担任他的研究助手。

在 MDIBL，我接触到了几位著名的研究人员，当时他们正在利用啮齿类动物研究某些前沿的科学问题。啮齿类动物的解剖结构与人类相似，不过更加简单，研究起来也更容易一些。正是在 MDIBL，我认识了戴夫·拉尔，他是 NCI 化学药理学实验室的主任，当时正在协助 NCI 鉴定能够用于治疗癌症的药物。我给拉尔留下了深刻的印象，他建议我在毕业以后申请 NCI 的临床助理职位。

当拉尔向我提出这个建议的时候，我们正坐在一间乡村小屋门前的台阶上喝着马提尼酒。这间小屋被 MDIBL 用作实验室，而酒是我们用玻璃烧杯里的实验用酒精调制的。在我看来，拉尔的建议遥不可及。不过 4 年以后，我毕业了，当时美国和越南激战正酣，我想起了拉尔的建议，因为成为临床助理可以代替服兵役。

我申请了两个临床助理的职位，一个在 NCI，另一个在国家心脏研究所，当时我更希望成为一名心脏病专家。不过我搞砸了国家心脏研究所的面试，好在我一直和拉尔保持着联系，在他的支持下，我最终获得了 NCI 的职位。我是非常幸运的，当时一共只有 53 个临床助理位置，而申请人员超过 1400 人。尽管我认为去 NCI 要强于在越南挨枪子，但是我对肿瘤学一点兴趣都没有，对于这份工作没有什么热情。

我和凯参加的聚会是拉尔组织的年度活动。绝大部分临床助理只在病房里工作，只有罗伯特·鲁宾和我两个人不仅要参与临床工作，还要在拉尔的实验室中筛选有抗癌潜力的药物。这就是只有我们两个助理受邀的原因。鲁宾有其他安排，因此不能出席。事实上，我也希望不用参加这个聚会。某些参会人员曾经在那些久负盛名的医学杂志上发表过文章，我通过这些杂志对他们有所了解，与他们面对面都让我感到紧张不安，更不用说拿着满溢的一杯马提尼酒与他们交谈。我认为自己无法胜任这个工作。

我和凯怀着敬畏的心情走进房间，站在刚过门厅的地方，在这里我们能够更好地审视周围。我看见了负责监管 NCI 肿瘤病房的内科分部主任汤姆·弗雷，他也是我的老板之一。弗雷身材纤细，差不多有 1.96 米高，未来将会因为研究成果受到广泛关注，不过此时他正快速跑过起居室，肩上扛着一位女性。我认出来那是实验室的一名技术员，她的衬衣套在了头上，正在不停地踢着腿。戴夫的妻子伊迪·拉尔跟在弗雷的后面，赤脚迈着高步。她并没有完全喝醉，注意到了我和凯紧绷的脸。"放松点，别这么紧张。"她一边大声喊着一边跳着舞离开了。

"来这里好像不是一个好主意。"我悄悄对凯说。

门铃又响了，戈登·朱布罗德和他的妻子走了进来，房间里瞬间就安静了下来。朱布罗德是 NCI 化疗部的主任，是我们所有人的老板。他是一个非常传统的人，传统得令人吃惊，总会穿一身黑色的西装，打着深色的领带，每天都会去教堂做礼拜。我没有见到过他有情绪失控的时候，他甚至从来没有提高过说话的声音。

朱布罗德夫妇走进人群，与别人小声交谈。15 分钟以后，他们掉头原路返回，从前门离开了。在关门的一刹那，屋里再次喧闹了起来。

我的视线越过房间，看见弗莱雷克蹒跚着走了出来，朝餐厅的桌子撞去。他是我临床工作的另一位导师，身高超过 1.83 米，不过身材粗壮，胸膛特别宽阔。临床助理研究员乔治·卡内洛斯有给别人起绰号的嗜好，当他和我刚到 NCI 的时候，第一次看见弗莱雷克他就模仿德国口音称对方为"弗莱雷克纳粹大队长"。"就差一双长筒靴了。"卡内洛斯小声嘀咕道。当弗莱雷克碰到桌子的时候，桌子碎裂了，他和许多鸡尾酒酒杯一起摔在了地板上。

"也许我们该走了。"我跟凯说。

我为拉尔、弗莱雷克、弗雷以及朱布罗德这些人工作，他们都是化疗的先驱，也由此被称为化疗专家。化疗，也就是利用药物治疗癌症，在当时是一种激进的新方法。在所有医生当中，甚至在专门治疗肿瘤的医生当中，化疗专家都广受非议。

1963 年，只有两种治疗肿瘤的方法被人们广泛接受，即放疗和手术。这两种方法只能治疗存在实体肿块的肿瘤，例如内脏器官的癌细胞以及骨骼、软骨、脂肪、肌肉、血管等连接组织或支持组织的肉瘤。但这两种方法对于已经扩散的肿瘤无能为力，也不能治疗血液及免疫系统的肿瘤，包括白血病和淋巴瘤。这些肿瘤的细胞常常会全身播散。由于治疗手段有限，全美国所有肿瘤的 5 年总生存率一直徘徊在 37% 左右，只有那些在诊断的时候尚未出现转移的少数幸运儿才有可能被治愈。

大约 90% 的乳腺癌患者在就诊的时候看上去好像只是得了一种"局部疾病",肿瘤尚未出现转移,但是事实上只有 40% 的乳腺癌患者能够被手术或放疗治愈,其余的 50% 在手术的时候肿瘤细胞已经进入了她们的血液系统,这就意味着复发无法避免。

在所有新发肺癌患者中,其中的 2/3 可以进行手术,但是只有 6% 的患者被治愈。有一半的胰腺癌患者能做手术,治愈率只有 2%。结直肠肿瘤大部分都能手术,但是总的来说,也只有 1/3 能够被治愈。

外科医生曾经试图通过扩大手术范围的方法来提高生存率,这种治疗策略来自威廉·霍尔斯特德的灵感。霍尔斯特德是一名著名的外科医生,也是约翰·霍普金斯大学医学院的奠基人之一。1894 年,霍尔斯特德创立了一种治疗乳腺癌的手术术式,该术式涉及整块切除全部乳房组织、临近的腋窝淋巴结以及覆盖胸壁的所有肌肉。

霍尔斯特德把这种手术方式称为根治性乳腺切除术。他认为癌细胞的扩散方式就像士兵纵队前进一样,会侵及前进道路上的所有组织。这种手术就是将肿瘤和所有位于转移途径上的组织一并切除。在霍尔斯特德描述这种手术的原始论文中,他甚至认为可以将肱骨部分切除,如果外科医生认为肿瘤已经播散到这个范围。

霍尔斯特德的手术效果很好,它确实达到了根治的目的。手术后的患者只有薄薄的一层皮肤覆盖着胸壁,下方的肋骨清晰可见。切除这么多的组织也容易切断淋巴系统的引流通道,这些细小的、肉眼无法看见的管道能够从器官中引流多余的液体,经过淋巴结的过滤后再次输回血液系统。切断这些引流通道会导致手臂肿胀,甚至会损毁外形。

由于霍尔斯特德在外科界的名望,整块切除成了所有肿瘤手术的标准理念。事实上,外科医生们已经把这种术式称为"癌症手术"。

著名的头颈部外科专家海斯·马丁把整块切除理念应用于头颈部肿瘤,术中要切除肿瘤、淋巴结、颈部的带状肌群以及颚骨(人类说话、咀嚼和吞咽的关键性结构),必要的时候甚至会切除舌组织。这是人类历史上最损毁容貌的手术，术后患者需要佩戴特殊的面纱来遮住破相的脸。

这种整块切除的标准应用于结直肠肿瘤，就意味着永久的结肠造口术；应用于四肢肿瘤，如大腿骨癌，就意味着根治性截肢术，有时候需要将患侧的全部大腿骨从臀部下方移除，甚至切除半个骨盆；应用于胰腺癌，就需要移除胰腺、胃、十二指肠、脾以及周围的淋巴结，这种手术又被称为惠普尔手术（Whipple procedure）。

当这种标准被应用在宫颈癌之中时，就演变成了韦太姆手术（Wertheim procedure），此时医生需切除女性盆腔内的所有器官，之后不仅需要结肠造口，同时还要进行尿路改道。

为了改进根治性乳房切除术，有些医生更进一步，创造了"超根治性乳腺切除术"，此时外科医生会打开胸壁，切除内乳淋巴结。

当我在医学院学习的时候，听到过很多关于这类手术的黑色幽默，其中一个说，当外科医生不能确定肿瘤侵犯到什么部位的时候，他会把身体除了脑袋的地方都切走，只保留控制眨眼的部分。

我在 1963 年进入 NCI，当时的外科主任阿尔·凯查姆在办公室墙上钉着他的座右铭：如果不能切得更宽，那就往深部切除。

放疗的故事与之相似。在居里夫妇发现镭以及威廉·伦琴发现 X 射线以后，19 世纪晚期诞生了放疗方法。在 X 射线照射下，医生很容易发现分离的骨片，因此 X 射线很快用于诊断骨折。在电压较低的情况下，X 射线穿透人体后能够在荧光屏上产生图像，医生可以实时观察器官的状态。利用这种透视技术，医生能够检测是否存在胸腔积液。在结核病肆虐的时候，这种情况是非常常见的。

并没有经过智慧上多么巨大的飞跃，人们很快就开始思考大剂量的 X 射线是否会对肿瘤产生影响。研究结果显示，当 X 射线与组织碰撞时所产生的电离元素能够破坏肿瘤细胞的 DNA 双链结构，从而导致细胞损伤甚至死亡。

射线的穿透深度与自身能量相关，而射线的能量又与产生射线的电压成函数关系。起初用于发射低能量 X 射线的机器使用的是千伏电压，但产生的射线剂量不足以穿透皮肤，而如果提高到摧毁肿瘤所需的剂量，又会出现严重的皮肤灼伤。在 20 世纪 20 至 30 年代，医学杂志中充斥着呼吁抛弃放疗的文章，正是由于它过大的毒副作用。

如何利用放疗是一个棘手的问题。当放射线达到一定的剂量强度后，它能够杀灭所有已知类型的肿瘤细胞，但是射线在穿透肿瘤的同时也会穿透周围的正常组织。正常组织有一个耐受放射剂量的极限，超过极限后正常组织会被摧毁。不同正常组织的耐受极限也是不同的。因此，为了有效地进行放疗，既要保证肿瘤接受足够的治疗剂量，还要使射线剂量在肿瘤周围的正常组织中衰减到不足以产生严重损伤的程度。

而当射线的强度过于精准的时候，它就有了与手术刀一样的缺点。在进行手术的时候，如果切除的边缘有少许肿瘤细胞残留，而此后又没有接受其他的治疗，那么患者不会被治愈。同样，如果射线照射范围之外 1 毫米的地方存在肿瘤细胞，放疗后它们就会侥幸存活下去并导致复发。

20 世纪 50 年代后期，人们研发了钴 60 发生器，这是一种百万电子伏特量级的高能照射装置，能够在不影响皮肤的情况下对深部肿瘤造成严重损伤。在这种装置发明以后，肿瘤的局部放疗才真正开始。

利用这种装置，宫颈癌患者能够接受完整剂量的放疗，却不会损害泌尿系统。乳腺癌患者开始接受术后放疗，而胸壁表面薄薄的皮肤完好无损。

但是，尽管技术不断改进，放疗仍然未能提高治愈率。放疗专家开始走外科医生的老路，逐渐扩大照射的范围，将越来越多的正常组织包括在照射范围之内。对于那些已经接受过大手术的患者（例如乳腺癌患者），术后又增加了全剂量的放疗。这些肢体原本就已残缺的患者出现了更加严重的毒副作用，但是疗效并没有一丝一毫的改善。

之所以会出现这些更具侵袭性的治疗手段，根源是医生所遇到的挫折。20 世纪 50 年代中期，肿瘤患者的生存率趋于平稳，无论是切除更多的组织还是给予更广泛的照射范围，对于患者的生存率都没有产生影响。如何应对那些从原发肿瘤中转移的癌细胞是一个巨大的难题。

当我到 NCI 工作的时候，学界内已经非常清楚，肿瘤并不是像霍尔斯特德认为的那样沿着直线方向逐渐侵入周围的组织，它们能够直接扩散入血液和淋巴系统。我们需要另一种武器，能够在机体的血管和淋巴通道中进行巡视，找出那些漏网的癌细胞并杀死它们。

弗雷、弗莱雷克以及拉尔正在进行的药物试验并不是没有先例。早在1907 年，伟大的德国化学家保尔·埃尔里希就开始在患有梅毒的兔子身上检验某些化学药品治疗感染的有效性。他也曾经想到过利用同样的方法治疗癌症，但认为成功的可能性非常渺茫，以至于他在通向肿瘤实验室的门上挂了个牌子，上面写道，"入此门者了断希望"。也有其他的医生试图使用一种被称为福勒氏溶液的砒霜溶液治疗白血病和淋巴瘤，但是没有成功。

这种利用药物治疗癌症的想法在 1943 年获得了新的突破。当时，美国科学研究和开发办公室决定资助毒气研究。在第一次世界大战中毒气产生了显著的效果，人们推测在第二次世界大战中毒气也会被使用，因此需要更好的防御方案。耶鲁大学的化学家米尔顿·温特尼兹博士在第一次世界大战期间曾经参与化学武器的研制工作，此次他被要求研究光气和其他一些气体的化学性质以及作用。

温特尼兹转而要求耶鲁大学的药理学家阿尔弗雷德·吉尔曼和路易斯·古德曼研究氮芥，这是一种光气的液态衍生物，能够通过静脉注射途径给药。

吉尔曼和古德曼给兔子注射了氮芥，发现兔子骨髓以及淋巴结中的细胞消失了。他们意识到对于某些类型的肿瘤，例如发生在淋巴结的淋巴瘤，氮芥可能有效。吉尔曼和古德曼先给老鼠移植了肿瘤，随后给予氮芥，肿瘤消失了。将氮芥给予一名真实患者的想法是如此诱人，他俩无法抑制进行下一步实验的渴望。

吉尔曼和古德曼找到了一名理想的病人，在医疗记录里，他被标注为JD，这是他姓名的首字母。JD 是一名 46 岁的波兰移民，曾经在康涅狄格州中部的滚珠轴承厂工作，他是当时耶鲁大学外科助理教授古斯塔夫·林斯科格的患者。

1940 年 8 月，JD 感到喉咙不舒服，随后接受了扁桃腺切除术。到了 12 月，JD 又出现了下颌下方的疼痛。为了缓解疼痛，他拔了牙，但是疼痛并没有消失。最终，他的医生确诊他罹患了淋巴瘤。

医生把他介绍到纽黑文医院，即现在的耶鲁－纽黑文医院。当时，他的肿瘤有垒球大小，医疗记录显示，肿瘤已经严重地影响他的生活，JD 几乎无法张嘴。

JD 接受了 16 次外照射，这是当时的标准治疗方式。治疗后效果非常显著，他的肿瘤（包括长在颈部和锁骨区域的肿块）都缩小到几乎消失不见了。对残余肿瘤进行活检，只见到了坏死组织，提示肿瘤细胞全部死掉了。医生认为已经完全达到了治疗的目的。

然而，仅仅在 8 个月之内，肿瘤就又长出来了。JD 再次接受了放疗，这一次肿瘤不再对放疗有反应。病例显示，JD 的体重开始下降，并且由于肿瘤堵住了喉咙，他无法正常说话和吞咽。当时肿瘤已经占据了他的颈部和胸部，致使他扭头困难，得旋转整个身体才能从一侧看向另一侧。

主治医生的记录显示，当时 JD 的状况非常糟糕。"该患者依靠现有的治疗手段毫无希望。"他在记录中写道。他建议 JD 入院，因为"JD 看上去马上就要抵达生命的终点了"。

我们可以推测，吉尔曼和古德曼当时一定与林斯科格医生有所交流，因为医疗记录显示，林斯科格医生将要在 JD 身上试验一种新型化学物质的治疗效果，这种化学物质能够杀死淋巴细胞。在这里医生并没有详细说明这种化学物质就是光气的类似物——氮芥，这是因为作为战争行动的一部分，有关氮芥的研究在当时是要求保密的。

从 1943 年 8 月 27 日开始，JD 接受了第一个疗程共 10 天的"淋巴毒性合成药物"。在治疗给药的第 4 天，JD 就感觉好了一些，他开始能够正常睡觉和吃东西。在给药后的第 31 天，所有肿块都消失了。

不过这种治疗也是有代价的。在用药的第 16 天，JD 的白细胞计数开始急剧下降。第 25 天，他不得不接受一次输血。在给药的第 34 天，治疗的副作用进一步增多，他开始发烧、咳嗽，并且白细胞计数再一次急剧下降。

在治疗的第 49 天，肿块再次出现了。5 天以后，JD 又接受了为期 3 天的第二次"淋巴毒性合成药物"治疗。治疗后，肿瘤短时间内有所反应。17 天以后，JD 接受了为期 6 天的第三次"淋巴毒性合成药物"治疗，但这一次肿瘤没有丝毫反应。

在第一次"淋巴毒性合成药物"治疗开始后的第 96 天，JD 死于大规模的感染（脓毒症）以及肿瘤在颈部和胸部的压迫。

医生们从 JD 病例中认识到两件事：这种药物有效，不过它的疗效伴随着副作用。氮芥并不能把健康细胞和癌细胞区分开来，看上去好像当时所给予的药物超出了 JD 身体所能承受的剂量，但是又不足以杀死全部癌细胞。如果能够调整剂量或者按照适当的间隔给药，就有可能将肿瘤逼入绝境。

JD 病例是一个里程碑，他是第一位因为癌症而接受化学治疗的患者。他的医生们想象不到自己开创了什么样的壮举。JD，这个很多人从来都没有听说过的小人物，由于他的巨大贡献，自此以后数以百万计的癌症患者因为化疗而受益，甚至被治愈。

JD 病例带来了利用化学药物治疗癌症的可能性，这种可能性具有极大的吸引力。但是，由于战争禁令的原因，直到 4 年以后第二次世界大战结束，这种具有救命潜力的疗法才被公布于众。1946 年 9 月 24 日，有关氮芥研究的论文最终发表在《美国医学会杂志》上。

当这项研究的结果被公布以后，很多医生因为其展示出来的治疗潜力而震惊。他们认为，如果能够杀死那些从原发肿瘤脱落、被释放进入血液或淋巴系统的癌细胞，就有可能治愈癌症。全美国绝大部分血液病专家都开始义无反顾地尝试氮芥，从早期发表的科技论文中我们可以明显地感到一种乐观精神，所有人都认为当时已经处于重大突破的边缘。

科尼利厄斯·罗兹时任癌症及相关疾病纪念医院（现在的 MSKCC）院长，他曾经宣称："我们已经走在治愈癌症的大路上。"

然而，兴奋很快就被悲观和失望所取代。在绝大部分由 JD 病例衍生出来的研究中，氮芥总会起效，但是这种疗效是暂时性的，而且反应并不完全，肿瘤很快就会复发，病人最终还是会死亡。失望的情绪开始产生影响，那些原本认为肿瘤治疗即将获得重大突破的血液病专家变成了彻底的悲观主义者，他们甚至直言不讳地表达自己对药物治疗癌症失去了信心。

当绝大部分科学家和临床医生都关注此事的时候，有关化疗的讨论终止了。自此以后，"化疗"和"治愈"这两个词汇再也没有出现在同一个句子之中。化疗被认为是一种姑息治疗的手段，只适用于治疗那些濒临死亡的患者，使他们能够好受一点儿。即便如此，考虑到化疗的毒副作用，其是否值得使用仍然存在很大的争议。

但是，并不是所有人都是悲观的。有些人认为，应该着手进行广泛的、有针对性的抗肿瘤药物筛选，正如在第二次世界大战中人们为战胜疟疾所做的那样。当美国及其盟军在远东地区深受疟疾困扰的时候，美国政府提供资金，而科学家们快速有序地研发出了治疗疟疾的新药，包括人造奎宁和氯喹，同时还研制出用于防治蚊虫的杀虫剂。

问题是癌症与疟疾不同。癌症不是一种单一的疾病，致病的罪魁祸首也不是单一的病原体。事实上，当时我们不知道到底是什么原因导致了癌症的发生。

是否应该为抗肿瘤药物筛选专门制订一项政府应急计划？两个顶级的委员会（一个来自 NCI，另一个来自美国癌症学会）被专门召集起来进行讨论和审查，最终这两个委员会都不建议这样做。不过乐观主义者至少在国会还是取得了胜利。1955 年，国会提供了 500 万美元的资金，同时命令 NCI 成立一项国家筛选项目，用于鉴定有抗肿瘤潜力的药物。一名非执业的医学博士肯尼思·恩迪克特被任命为项目负责人，他主要从事叶酸代谢的研究，这在当时是药物研发的热点领域。

抗癌药物筛选项目从启动开始就广受诟病。学术界实际上希望这笔钱被指定用作研究津贴，同时他们还讨厌这种貌似随机选择化合物进行抗癌效果实验的想法。这个项目很快就成为了笑柄。

不过事实上，由于恩迪克特精明地与制药企业达成协议，允许企业把他们拥有所有权的化学制品提交给 NCI 进行筛选，而在检测的过程中这些化学制品也不会根据生产企业及名称进行区分，最终的结果显示这是一个多产项目。

在此前差不多 50 年的时间里，从事药物筛选的人员一直致力于找到一种动物，在它体内进行抗癌药物实验，从而预测药物在人体内的作用。不过业界一直没能在这种动物模型上达成共识。为了推进研究的进展，NCI 武断地选定了一种已经经过充分研究的筛选系统：白血病 1210 模型（L1210），这种模型由 NCI 的研究人员开发。L1210 是一种在小鼠身上快速生长的肿瘤，被认为能够模拟人类白血病。

在恩迪克特的安排下，NCI 利用 L1210 模型筛选由厂家提供的化学物质的抗癌活性，这个过程不需要制造企业承担费用，数据也是保密的。如果药物具有抗癌活性，制造企业享有开发的优先权，而如果企业放弃优先权，则 NCI 会接手开发的权利。到了 1960 年，每年有超过 6 万种不同的化学物质在 NCI 接受筛选。此时朱布罗德把弗雷和弗莱雷克招募到 NCI，让他们挑战白血病，尝试利用筛选出来的药物治愈这种在所有癌症中最为强大和可怕的肿瘤。

白血病是一种发源于骨髓的疾病。骨髓制造我们全部的血细胞，其中的红细胞能够携带氧气、防止出现贫血，白细胞负责抵御感染，而血小板是骨髓内的一种巨核细胞裂解产生的小碎片，能够协助血液凝固。白血病儿童骨髓内的空间都会被白血病细胞占据，仅仅残余少数健康细胞，不足以制造新的血细胞，因此这些患儿常常死于出血或者感染。为了避免出现严重的贫血，他们需要频繁输血。

眼睁睁地看着这些情况在患儿身上逐渐出现会使人崩溃。当我还是密歇根大学实习生的时候，经常被喊到白血病患儿床边。他们看上去都差不多，细细的脖子和小脸周围遍布着肿大的淋巴结，全身浮肿。这是由于使用大剂量可的松，导致有过多的水分潴留在体内所造成的。由于缺乏血小板，他们身上还常常布满瘀斑，口腔、牙龈、鼻子出血也不少见，而当患儿出现消化道出血的时候，他们会表现出呕血或血性腹泻。白血病病房简直就是一个血淋淋的地方。

由于过度使用，白血病患儿的静脉总是出现萎缩堵塞，从而导致静脉通路无法输液，此时我们这些实习生就会被叫去重建输液通路。这并不是一件简单的工作，这些患儿身上已经没什么好的静脉可用。当我们插入针头的时候，还常常出现渗血，使我们无法看清楚。对患儿来说，这常常意味着需要连续穿刺几次才能成功，而对医生来说，则意味着增加患儿的痛苦，尽管他们已经饱受折磨。无论对于谁，这都是一件残忍的事。

在一个夜晚，我被叫到一个小姑娘的病房，她只有 10 岁。尽管她全身水肿、青紫，有些不安，但仍然是个可爱的小女孩，她有一双大大的、满含忧伤的棕色眼睛。她的静脉通路一团糟，已经不能输液了，需要重建一个通路。在向小女孩介绍了自己以后，我用酒精棉球在她的手臂上轻轻地擦了擦，拿起针头。我看到小女孩退缩了一下，但是我还是熟练地把针头滑入了她的静脉。这纯属幸运，不过从小女孩的反应来看，这应该是很长时间以来第一次没有给她带来痛苦，她的脸上露出了一个大大的笑容。

"稍等一下。"当我把输液器固定在她的手腕上的时候，小姑娘对我说。她向床边的桌子探出身，摸索出来一枚 50 美分硬币递给我，然后说："这是奖励，你做得太好了。"我瞬时热泪盈眶。我期待还有机会能够看到她，虽然我不知道下一次是否还能够幸运地一针穿刺成功。但我再也没有这个机会了，几天后她就去世了。小女孩的形象深深烙入了我的脑海，时至今日我仍然能够记得她，还有她那间堆满了动物玩具的病房。我就是带着对白血病的这种印象走进了 NCI。

当时，人们在白血病领域曾经抓住过几个亮点。两名研究者——哈佛大学的儿科病理学家西德尼·法伯和耶鲁大学的药理学家阿诺德·韦尔奇一同注意到，维生素叶酸能够刺激白细胞生长，由此他们想到叶酸拮抗剂（也就是抑制叶酸的化学物质）也许能够治疗白血病。他们协作开发了两种叶酸抑制药物，因为这一类药物会干扰细胞的正常代谢过程，又被称为抗代谢药物。

1948 年，法伯的研究结果显示，白血病患儿能够对氨基蝶呤和甲氨蝶呤这两种药物产生短暂的反应。患儿的病情会减轻，在部分病例中症状完全消失了，但是这种效果不能持久，法伯所有的患者都去世了，通常发生在几周或几个月之内。

可的松也是在那个年代开发出来的。在自然情况下，我们每个人都能够制造激素，而可的松是激素的人工合成形式。可的松最初被用于治疗类风湿性关节炎，此后也被用于治疗白血病。和叶酸拮抗剂一样，它也只能产生暂时的效果。由于可的松不会降低血细胞计数，它要比叶酸拮抗剂更加容易使用，不过持续地每日应用会导致类似库欣综合征的症状。这种综合征是由于肾上腺产生了超量的肾上腺皮质酮所导致的，表现为满月脸、容易出现瘀伤以及骨质疏松。同时，由于可的松会抑制免疫系统，长期应用容易出现感染。由于这些副作用，可的松通常只会大剂量用于那些临近生命终点的孩子们。

1951 年，化学家乔治·希青斯（他曾经是个内科医生）与他的技术人员特鲁迪·埃利恩一起又开发了两种相关的抗代谢物：6- 巯基嘌呤和 6- 硫鸟嘌呤。就像其他抗白血病药物一样，为了避免毒性，这两种药物在使用时采用小剂量单药的方式，它们同样只能产生短时间的效果。

当时所有的白血病病例最终都只有一个结果，白血病就是死亡判决。它不仅仅是对患儿以及父母们的折磨，对医生也是如此，在患儿悄悄去世的时候，他们清楚地知道自己所做的一切都不起作用。

正是在这样的气氛中，弗雷和弗莱雷克宣布他们计划利用化疗治愈癌症。他们很快成了嘲讽的对象，每个人都认为这是不可能的。而比使用有毒药物治疗这些濒死孩子更激进的是，随后他们又提出了一个想法，决定联合用药，也就是同时使用 2 ~ 3 种药物。整个医学界被震惊了。同时使用一种以上药物治疗疾病，一般来说都会被认为是草率的，而使用一种以上高毒性药物治疗患儿，特别是已经饱受折磨的患儿，更是不可理解的。

朱布罗德征募了自己的一个朋友霍华德·斯基珀来提供帮助。斯基珀高大强壮，说话的声调很高，并且伴有浓重的南方口音。由于他老待在 NCI，起初我认为他就在这里工作，而实际上他每周从亚拉巴马州通勤来 NCI。

斯基珀是南方研究所的一名数学生物学家，根据合同，负责帮助 NCI

进行化学物质的抗癌活性筛选。斯基珀负责利用 NCI 的 L1210 白血病小鼠模型检测那些潜在抗癌药物的有效性和安全性。我们不能用来自实验室的药物直接进行人体注射，即使它非常有希望成功。我们首先需要在动物身上检测，获得人体实验有可能出现风险的证据。这种药物在动物模型上也不能有太大的毒性。

通过注射 L1210 白血病细胞，很容易在 CDF1 品系小鼠体内诱导出白血病。这种品系小鼠的白血病病程可以精确预测，当第 1 天注射特定数量的 L1210 细胞以后，如果不进行任何治疗，小鼠会非常精确地在 9 天以后死亡，而如果给予的药物有抗癌效果，则死亡会被推迟，因此这种模型非常适宜抗癌药物筛选。

斯基珀利用 L1210 模型进行实验，通过统计小鼠死亡时白血病细胞数量计算 L1210 细胞在小鼠体内的倍增时间。这个简单的实验包括以下步骤：向小鼠的腹部注射一定数量的 L1210 细胞，等待它们生长一段时间后处死小鼠，切开腹部并收集白血病细胞，然后计数。

从这个实验中可以获得两个信息：起初注射的白血病细胞数量以及小鼠死亡时存在的白血病细胞数量。据此斯基珀就能够知道，在白血病从开始一直到导致小鼠死亡的过程中增长了多少细胞。随后，斯基珀利用药物治疗那些移植了 L1210 细胞的小鼠，这样他就可以通过计数小鼠在死亡时存在的白血病细胞数准确计算出有多少白血病细胞被药物杀死。当弗雷和弗莱雷克在 NCI 进行临床试验的时候，斯基珀的药物试验也正在进行。为了验证那些推荐药物的效果，他首先利用单药进行治疗。在证实药物的疗效以后，他又开始尝试联合使用药物，分别计算不同剂量的单药以及联合用药所杀死的白血病细胞数量。

根据这些研究结果，斯基珀推算出了每种药物既能杀死最大量肿瘤细胞又不会摧毁小鼠骨髓的恰当剂量，以及复杂的给药时间表。斯基珀把小鼠当作实验场，他所进行的工作完全是模拟白血病病房中发生的情况，因此他把自己称为 NCI 的小鼠医生。

斯基珀发现，如果精心设计联合用药方案并利用从 L1210 小鼠模型中推算出的给药时间表，他完全有可能治愈小鼠的白血病。

当斯基珀在南方研究所利用他的小鼠进行研究时，弗雷和弗莱雷克也在 NCI 治疗自己的小患者。他们之间反复交流，经过 5 年的实验以及不断改进，弗雷和弗莱雷克最终提出了一个治疗儿童白血病的联合给药方案，他们把它称为 VAMP。这个名字来自于其中包含的 4 种化学药品：其中的 V 代表从一种名叫长春花的灌木中分离出来的长春新碱（Vincristine），礼来制药厂原本希望长春新碱可以用来治疗糖尿病，却发现它具有抗肿瘤的性质并把它提供给了 NCI；A 代表甲氨蝶呤（Amethopterin），括号内是甲氨蝶呤的化学名称的英文（之所以没有选择甲氨蝶呤英文商品名中的首字母 M 是为了选择一个元音字母，便于首字母缩略词的发音）；M 代表另一种抗代谢物 6– 巯基嘌呤（6-Mercaptopurine）；而 P 代表肾上腺皮质酮的衍生物泼尼松（又称强的松，Prednisone）。

我不知道弗雷和弗莱雷克到底是疯子还是天才，不过 NIH 的其他高年资医生在很早以前就把他们认定为前者。每个星期的星期三，在 NCI 的日光治疗室总会组织全院的病例研讨会。科学家们在讲台上汇报自己的工作，而其他同事在聆听的时候也会反馈有益的意见，而每次轮到弗雷和弗莱雷克专题的时候，会场上的批评和指责声不啻语言上的大屠杀。

当弗雷和弗莱雷克讲话的时候，听众中的某些医生会大声地插话："屠夫！简直就是屠夫！"类似的情况我见到过很多次。弗雷和弗莱雷克对此总是置之不理。不过，我还是感到尴尬和震惊，我从来没有看到过医生以这种方式对待同事，这种状况使我们这些临床助理医生对自己的工作产生了怀疑，我们所做的是正确的吗？还是我们都是从犯，协助进行了其他医生所描述的不道德的行为？我们怎么才能知道这个答案，我们又能够向谁求助？

NIH 坐落在马里兰州贝塞斯达市的郊外，占地 37 万平方米，一簇簇 3 层或 4 层的砖砌实验楼散落其间，建筑之间是广阔的草坪并以树木作点缀，看上去不像是一个研究所而更像大学校园。位于 NIH 中央位置的是临床中心，这是一栋 14 层高的红砖建筑，耸立在各个实验楼之间。

临床中心的每一层都被从中间分为两部分，一侧是实验室，另一侧是患者的病房。除了分隔墙，两部分之间还有一个安装有电梯的中央门厅，两部分通过门厅相连。对于一所医院来说，把实验室和患者安排得如此之近并不常见，其背后的理念是，NIH 希望这种安排能够更有利于把新的治疗思路尽快地应用在患者身上。

绝大部分 NIH 的临床助理都来自全国久负盛名的医学院校，例如耶鲁大学、哈佛大学以及杜克大学。这是因为想获得这里的临床助理职位通常需要一位著名教授的支持，而我毕业的乔治·华盛顿大学并不在这个范畴之内，好在我有拉尔的帮助。

我的大部分同事在来这里之前都已经受到警告，声誉卓著的导师告诫他们要避开弗雷和弗莱雷克。考虑到我们将在他们的监督下工作，避开他们将会成为一个有意思的壮举。而当我们进入第 2 年任期的时候，每个人都会有一次机会挑选工作的实验室，他们都被怂恿到别处工作。我们接受到的强烈信息是：弗雷和弗莱雷克医生正在做一些疯狂的甚至是不道德的事，与他们联系过于密切，将会损害年轻医生的职业生涯。此外，人们通常认为弗雷只是有些古怪，而弗莱雷克的不正常已经臭名昭著。

当弗莱雷克第一次与我们这批临床助理见面的时候，他好像已经知道我们听到了有关他的不利传闻，并且试图改变我们对他的印象。弗莱雷克开始喋喋不休，打算把他认为我们应该知道的事情一口气都告诉我们，给人的感觉是他以前在说话的时候常常被人打断。

在开始工作之前，我们还会与上一年的临床助理进行患者管理权的移交，每个人会接手大约 50 名患者，此后为他们进行治疗就成了我们的职责，新入院的患者也会被分配给我们管理。对于患者来说，我们集实习生、住院医师、研究人员以及初级保健医生等职责于一身；而对于我们来说，大部分患者罹患的疾病都是前所未闻的，无论是在医学院学习还是在医院实习的时候。

在移交患者的过程中，我们被一个上一年的临床助理拽到一边，他打算把一些信息传递给我们，希望我们能够按照他们的方式行动。"那些你们将要为他们工作的家伙都是真正的坏蛋。"上一年的临床助理洋洋得意地告诉我们，他曾经在实体瘤内科分部领导了一起针对教员的叛乱，特别是实体瘤病房的主管保罗·卡彭在他的话语里完全是一个拙劣的、不称职的医生。

随后，他开始吹嘘自己曾经坐在轮椅上查房。在正统的医学界，这样做是非常令人震惊的。在早晨查房的时候，新入院患者以及疑难患者的主管医生会把情况向高年资医生汇报。在 NIH，通常期望临床助理在查房的时候穿衬衣打领带，外罩的白大衣也要一尘不染。所有的医生聚集在病房门外，低年资医生向主治医生汇报情况，随后医生们走进病房，围拢在床边。在通常情况下，主治医生会询问患者几个问题，并且检查与病情相关的重要体征，诸如淋巴结或肝的情况，然后再继续向前走，查看下一个患者。坐在病床上、穿着便装、不系领带、穿着肮脏的白大衣以及在查房的时候说俏皮话都被认为是违反礼仪的行为，是被严令禁止的。史提夫，就是那个曾经发动叛乱还鼓动我们也这样做的高年资临床助理，他通常会穿着便装出现在病房，甚至摇着轮椅从一个病房到另一个病房。这种行为明显是对卡彭的嘲弄和挑战，在每个临床助理的母校都可以算是最高级别的侮辱，是不能被容忍的，但是卡彭视而不见。

曾经有一名临床助理因为在肿瘤病房中的所见所闻而痛苦不堪，他拒绝在这里继续工作。很显然，他遗忘了我们隶属于军职服务的一部分，我们工作的场所是一个独特的战场，拒绝病房工作并不是可选择的项目之一。随后，他被重新派遣到海岸警备船上，两年任期的剩余时间将在阿拉斯加沿海度过。

我在实体瘤分部开始工作，而罗伯特·鲁宾先被指派到白血病分部。不过由于鲁宾一直接受的是神经外科训练，他认为自己不能胜任照顾白血病儿童的工作，他的上级医师也认同这一点，因此，我在实体瘤分部工作之余，只要有可能就要到白血病分部填补空缺，特别是在 2 楼东区的儿童病房，那里挤满了白血病患儿。

弗雷基本上不来病房，但是我们很快就意识到需要随时警惕弗莱雷克。

我曾经把一位发烧的患者送去照胸片，在还没来得及去看一看片子是否洗好的时候，他就给我打电话询问结果了。这种情况随时都可能出现，不知道什么原因，弗莱雷克好像无处不在。

在治疗白血病的过程中，弗莱雷克常常会采用一种"格杀勿论"的治疗形式，完全与我们在医学院所学的知识相违背。举例来说，利用化疗治疗白血病的主要障碍之一，是患者常常在我们试图用药物治疗之前就死于感染。由于大量肿瘤细胞的排挤，白血病患者体内对抗感染的白细胞以及调控免疫系统的淋巴细胞不足，在面对感染时尤其脆弱。对于白血病患者来说，假单胞菌脑膜炎是常见的感染之一，而当时所有的抗生素在通过静脉给药的时候都不能穿过血脑屏障。这是一种主要由复合脂类形成的结构。药物无法渗透血脑屏障，也就无法接触到细菌，因此一旦出现假单胞菌脑膜炎，患者就会很快死亡。

弗莱雷克指示我们直接进行下腰部的腰椎穿刺，然后鞘内注射一种抗生素——多粘菌素（注：本应写作"多黏菌素"，但是医药行业习惯采用"多粘菌素"这一写法）来解决这个问题。但是药瓶标签上清楚地标注着：多粘菌素不能用于鞘内注射。当弗莱雷克第一次要求我这么做的时候，我以为他有可能忽视了这个问题。我举起药瓶，把标签指给他看，然后说："这里写着不能用于鞘内注射。"弗莱雷克瞪着我，用瘦骨嶙峋的手指指着我的脸，咆哮道："去做！"虽然我感到恐惧，但还是顺从了。不过，这种治疗每次都起效了。

正常人在感染假单胞菌以后会形成脓肿，这是一个充满脓液的团块，而脓液是由数以百万计的白细胞形成的。弗莱雷克说，由于白血病患者没有足够多的正常白细胞，他们感染假单胞菌以后不会形成脓肿。当我们发现一个患儿出现发烧现象的时候，几天之内是不能排除铜绿假单胞菌感染的，而这种细菌一旦进入血液，在 24 ~ 48 小时之内就会致命。因此，弗莱雷克要求我们，当我们怀疑患儿有可能感染假单胞菌的时候要尽早开始治疗，而同时由于我们并不能确定是什么细菌感染，他坚持我们同时使用几种抗生素，覆盖所有可能的感染来源。

我们在医学院学习以及接受早期培训的时候都被告知，遇到发烧的患者要先进行血液的细菌培养，找到导致感染的罪魁祸首，然后针对特定的感染来源使用针对性的抗生素。当时没有鉴定出病因就使用一种以上的药物进行治疗并不是标准的惯例，但是弗莱雷克坚持这样做。他告诉我们，就像铜绿假单胞菌一样，细菌培养通常需要花费几天的时间，而白血病患者没有这样的时间去浪费，由于白细胞不足甚至缺乏，如果不进行抗感染治疗，他们会在数小时内死亡。"这样治疗，以后还有机会调整。"留给我们的只有两种选择：忽视我们曾经学到的那些规则，遵循弗莱雷克的指示，或者与他对抗。

事实上没有什么选择。如果在患者出现发烧的 1 小时以内有人没有开始治疗，弗莱雷克总会发现，那时就等着上帝拯救吧。没有人愿意与弗莱雷克对抗，至少是在涉及他的患者的时候。

曾经有一次，当时有位白血病患儿病得很重，他的负责医生、临床助理之一埃文·赫什没有检测他的电解质和镁离子水平。在那个时候没人会去测量镁离子，即使现在也没有，但是弗莱雷克注意到接受化疗的白血病患者会出现镁离子异常，而镁离子水平过低会导致心脏节律问题甚至死亡，因此对它非常关注。而埃文的患儿虽然对化疗产生了良好的反应，但是在前一天夜里去世了。弗莱雷克认为有可能就是镁离子水平过低的原因。

当时正在查房，就在与护士站相对的门厅里，弗莱雷克和埃文面对面站着，我们其他 5 个参加查房的人员站在周围。埃文试图为自己辩解，他怀疑镁离子并不是导致患儿死亡的原因。埃文的辩解触怒了弗莱雷克，他的脸涨得通红，紧握双拳，将脸抵近离埃文只有两三厘米的距离，然后大声喊道："杀人犯！"

我们都惊呆了，埃文开始哭泣。那真是令人紧张的一刻，不过弗莱雷克再一次以他的方式表明了自己的观点，我们不应该仅仅是因为患者罹患了致命的疾病就可以放弃，就能够松懈，我们应该为他们提供任何有可能活下去的机会。当弗莱雷克在 1964 年离开 NCI 前往位于得克萨斯州休斯顿市的 MD 安德森癌症中心工作的时候，埃文·赫什随同他离开，他们俩一起工作了 20 年。弗莱雷克也许是粗暴的，但是他还是赢得了忠诚。

在那个时候，弗莱雷克还开始尝试使用输注血小板或白细胞的方式缓解患儿的出血和容易感染的问题。现在，血小板输注是血库的例行工作之一。目前在美国每年输注血小板产生超过 1 亿美元的商业价值，而输注白细胞虽然仍然很少被使用，但也是可能的。不过退回到当时，没人会给患者输注血小板或白细胞，因为大家都认为这样做是不可能的。血液系统中的白细胞在正常情况下时常会附着在血管壁上，处于这种状态的白细胞无法测量，被称为边缘池白细胞。而当我们利用手臂的静脉输注白细胞的时候，它们会首先攻击肺部，在那里白细胞附着在管壁上并阻塞血管腔，而肺部的这些血管是负责交换氧气的，因此会导致患者氧气不足——缺氧，出现呼吸急促，很不舒服。虽然这些白细胞最终会离开，但是输注白细胞产生的急性反应过于严重，使它们不能常规应用。无论如何，没人认为它们会起作用。

而输注血小板是一件令人厌恶的事情。血小板不能被浓缩，因此为了起效，需要大量输注，差不多 2300 毫升的液体要在过滤后输入患者的静脉，装满血小板的输液袋就像是一根 60 厘米长的香肠。而事实上，我们大部分的治疗对象都是小孩子，这就使得这种治疗变得更加棘手，如果给予较少的输液量，只能输入较少的血小板，不足以发挥作用，甚至使情况变得更糟。由于血小板并不是来自于精确血型匹配的捐赠者，输入的血小板会使患者致敏，以后再次输注血小板的时候，机体的免疫系统会与输入的血小板发生反应。为了让患者的血小板计数有明显的提升，需要每次输注几百万的血小板，也就意味着至少 2300 毫升。

而当我们给患者输入这么多液体的时候，增加的液体量有可能超过他们心脏的泵血能力，从而把他们推入心脏衰竭的境地。而那些小孩子全身的总血量只有几千毫升，增加 1000 毫升就会立即导致心脏衰竭，出现被称为肺水肿的表现，进行肺循环的液体渗入肺部，引起呼吸困难。

绝大部医生不愿意尝试输注血小板和白细胞，但是弗雷和弗莱雷克还是坚持这么做。弗莱雷克甚至和通用电气公司的工程师、一位患儿的家长一同研制出专用离心机，用于分离红细胞、白细胞和血小板。

就我们曾经接受过的培训而言，虽然我们能够成功地进行白细胞和血小板的输注，这种治疗方法仍然应该被禁止。部分临床助理对此感到非常不安，以至于他们向 NCI 的医疗主任纳撒尼尔·柏林博士进行投诉。柏林烦透了助理们的抱怨，同时输注血小板和白血病也使他很震惊，因此他打电话把弗莱雷克叫到办公室，要求他停止进行白细胞和血小板的输注。

弗莱雷克向柏林解释，虽然输注血小板非常困难，但是明显减少了白血病患者由于出血而导致死亡的情况。而柏林告诉他，如果他不停止这么做就会被解雇。弗莱雷克转身离开了柏林的办公室，并没有放弃血小板输注。后来，弗莱雷克告诉了我当时他是如何考虑这个问题的。他认为，他不会待在一个不能挽救生命的地方，因此决定坚持输注血小板。而很显然，柏林没有足够的魄力履行自己的威胁，解雇弗莱雷克。

当参加拉尔所组织的疯狂派对的时候，我仍然不知道如何对待我在 NCI 看到的一切。我非常钦佩弗莱雷克作为医生所拥有的技能，同时对他有一种亲切感。我们俩的经历有些相似，与 NIH 中的大部分医生不同，我们都不是毕业于著名院校。我出生在纽约州扬克斯市的中产家庭，从威廉与玛丽学院毕业以后进入了一所值得尊敬的医学院，但是这所学校并不属于常青藤联盟。而弗莱雷克在大萧条时期出生于芝加哥市中心的平民区，曾经饱受邻居欺负，在一位好心的物理学教授的帮助下才得以摆脱极度贫困的生活。这位教授在弗莱雷克身上看到了前途，就为他提供了上大学的机会。当时是他的母亲借钱凑够了上学的路费，还给他买了一件暖和的衣服，这是他从来没有拥有过的。毋庸置疑，弗莱雷克在很多方面都令人钦佩，但是他的傲慢以及对待医学规则漫不经心的态度还是让我感到有些不舒服。

让我们再次回到派对现场，最终我和玛丽·凯退到一个挤满人的小角落，蜷缩在椅子里，开始和沙琳聊天。沙琳是实验室的技术员，曾经帮我熟悉拉尔实验室里的各种门道。在这个角落里，远离喧嚣的客厅，我们开始觉得一切都还不错，终于找到了一个足够舒适的地方让我们安然度过派对时光。

不过很快就发生了两件令人不安的事情，一件接一件。首先是汤姆·弗雷倒立着从我们的门前走过，两条长腿在空中摇摆。我后来发现，他经常会做这种小把戏。随后，纳撒尼尔·柏林出现了，他看上去有些慌乱，视线扫过人群，没有说话而是冲我摆了摆手，示意我跟他走。我们走进一间浴室，弗莱雷克正躺在浴缸里，人事不省。柏林的身材矮小，只有 1.68 米高，需要像我一样身高大约 1.8 米的人帮助，才有可能把弗莱雷克弄出浴缸。

我们把弗莱雷克拉起来，把他的胳膊放在我们的肩膀上，然后拖着他穿过人群。让一名低年资的临床助理目睹这一幕令柏林感到羞愧，他嘴里不停地嘟囔着："以后还怎么带着临床助理查房啊？"

门外，弗莱雷克的妻子迪安坐在他们汽车的驾驶位上，我和柏林把弗莱雷克扔上后座，砰的关上车门。迪安发动汽车离开了。

第二天是星期日，早晨 7 点，当我走进病区的时候，仍然由于前晚的聚会而睡眼惺忪。我看见前面有一个穿着肥大白大衣的人正昂首阔步地走过门厅，弗莱雷克已经开始查房了。

一天又一天，在每天早晨 7 点的时候，我们都会为患者抽血，然后把血液标本送到实验室。我们所有的患者都在接受复杂的强化化疗，这也就意味着他们的血细胞计数有可能非常低，我们需要尽早知道血细胞计数降低到什么程度，这样才能在必要的时候安排输血。当实验室工作完成后，我们就会开始查房，检查每一位患者是否存在感染或出血的征象。

我们不仅要密切关注血液中发生的变化，还要定期进行骨髓的检查。正常的骨髓非常容易识别，作为所有血细胞的制造工厂，骨髓中含有大脂肪泡，其间散布着那些产生血细胞的造血细胞，其中包括产生血小板的巨核细胞。这种细胞比通常的红细胞要大 10 ~ 50 倍，还有一个巨大的细胞核，从而使巨核细胞看上去很像鹅莓。其他还有一些较小的前体细胞或母细胞，它们能够产生红细胞系统及白细胞系统的细胞。

而在白血病患者的骨髓中，我们只会看到一层白血病细胞，它们看起来与正常细胞没什么差别。观察骨髓中是否有健康细胞再生出来以及有多少健康的细胞能够使我们了解白血病是否正在被击退，白血病细胞是否将被正常细胞所取代。

每天我都要进行骨髓的针吸活检，这是一项令人讨厌的工作。我要把一个相当粗的针头扎进患儿髋骨的后方，然后抽吸骨髓样本。无论是否使用局部麻醉，把骨髓抽入注射器的过程都会导致患儿的痛苦，这种疼痛来自于骨髓本身，是在抽吸使骨髓结构分开时产生的，无法被麻醉。孩子们都恨透了这个过程，我也是。

每天工作结束以后，我会把骨髓切片送到病理学实验室，请国际知名的血液病理学家乔治·布雷彻会诊。布雷彻也是那些看不起弗雷和弗莱雷克的人员之一，每次他都会接过切片，把它们放在显微镜下面，一边用一只眼睛观察，一边开始激昂地评论和我一起工作的那几个疯子，而我就站在一边静静地等待。

在儿童癌症病房的工作是难熬的，无论我们在医学院接受过多少训练，有过多少实习经验，都不足以让我们为这里的工作做好准备。

儿童病房在临床中心的二楼东侧，与其他的楼层一样，都是由政府统一建造的，也是草绿色的墙和深绿色的地砖，只不过在墙上贴着儿童画，而在房间的地板上散落着一些玩具。所有的患儿都很可爱，我在工作的过程中总是很难抵抗诱惑，会停下来和他们玩几分钟。

我常常会从楼上下到二楼，和大厅里的孩子一起打发时间。有时候，我们能够听到某个病房内的呼吸机停止了工作，别人可能不会注意到这个声音，但是我知道它意味着什么，患儿们也知道。此时，这些孩子往往会抬起头，故意看着我。片刻以后，他们会低下头继续玩耍。那个时候最让人痛苦和失去勇气。

有几个病例和几个画面永远地印在了我的脑海里。曾经有个漂亮的小姑娘，只有 5 岁，她的父亲在她确诊的时候永远离开了家，再也没有出现。而她的母亲过了探视时间仍然不愿意离开，就睡在日光浴室的长沙发上。护士给我打电话，想让我通知她离开，但我没有这样做，还是让她留在了那里。

还有一个男孩，他的父母由于工作的原因无法离开西弗吉尼亚州，是他的爷爷陪在旁边。他的爷爷常常戴着一顶又大又邋遢的牛仔帽。在男孩去世后不久，我在日光浴室中看到了他的爷爷，老人低着头，倚靠在旁边的柱子上。

在这些令人难过的病例之中，有些孩子（大约有 1/4 的样子）将会进入缓解状态。这也就意味着他们不会死去，取而代之的是他们将会回家。

在我曾经接手的患者中有一个十几岁的年轻姑娘，当时她既不能活动也无法自主呼吸，只能靠呼吸机维持生命。在此之前，她接受了 VAMP 方案化疗，用现在的观点来看，其中的长春新碱明显超量了。不过，就像 JD 首次接受氮芥化疗时一样，当时没有人确切地知道应该如何使用长春新碱。它的主要副作用是神经损伤，能够导致腿部肌肉的麻痹以及足下垂。而这个姑娘接受了超大剂量的长春新碱，控制呼吸肌的神经也被麻痹了，因此弗莱雷克给她使用了呼吸机。与其他的临床助理一样，我在发现这个姑娘一直活着的时候感到非常震惊，即使是护士也是如此。

每天我都需要注意她的液体平衡情况并进行呼吸道护理。危重病人常常出现液体以及电解质（包括钠、钾等离子）失衡，如果这些情况被忽略了，患者很可能会因此而死亡。此后这个姑娘还出现了肺炎，并由此导致了其他一系列问题。在这种情况下，即使是最勇敢的医生也会放弃，但是弗莱雷克还是坚持给她治疗，让我使用了抗生素。小姑娘闯过了危机，但是仍然瘫痪着。

我们都认为她已经成了活死人。连续几周，她都是咖啡室里谈论的话题，那个原本应该被过量药物杀死的小姑娘竟然还活着！我们都想知道，弗莱雷克不停止使用呼吸机是不是仅仅为了掩盖他的失误。弗莱雷克为了确保我们这些参与治疗的人员不会放弃，每日都徘徊在小姑娘和我们周围。

忽然有一天，小姑娘的生命体征看上去有了一些好转。不久以后，她开始摆动脚趾。再后来，她开始自主呼吸。又过了几周，小姑娘完全从瘫痪中恢复，白血病也达到完全缓解状态，最终能够出院回家了。

护士们专门为她组织了一场出院庆祝会，所有的临床助理都参加了，当然也包括弗莱雷克。他没说一句话，但是脸上带着天使般的表情。

女孩的恢复使我动容，同时也颠覆了我的一些看法。事实上，医院里几乎每个人都认为，对于类似这个小姑娘这样的病例，放弃治疗才是人道的。如果是我的话，很早以前就会拔掉呼吸机的插头，放她离去。不过从这个故事里，我们可以发现，由长春新碱所导致的神经损伤即使到了非常严重的程度也是可逆的。另外，弗莱雷克给我上了印象深刻的一课：永远不要放弃任何一个患者。

每天，我都在重复日常的工作，把正在接受 VAMP 方案化疗的患儿的骨髓样本送到布雷彻的实验室。结果显示，白血病细胞逐渐消失了，即使患儿的血液中依然存在化疗药物，骨髓中也开始出现年轻的白细胞和巨核细胞，并且会逐渐把骨髓充满，越来越多的孩子可以回家了。

我得承认，弗雷和弗莱雷克有了重大的发现。我同时意识到，我也不再像以前那样一直抱着旁观的态度。事实上，如果想成为一名真正的医生，帮助患者活下去，特别是帮助患有白血病的患者活下去，就应该像弗莱雷克一样做一个永远的乐观主义者，锐意进取，而不应该仅仅旁观。我们不能纠结于别人认为的真相应该是什么样子或者别人告诉我们真相是什么样子，我们应该去亲身验证。

为什么乔治·布雷彻即使在白血病患儿正在恢复的证据就在眼前的时候，依然把白血病病房称为屠夫的肉铺？为什么当输注血小板已经显示效果的时候，从未走进过病房的纳撒尼尔·柏林却要禁止使用这种治疗手段？为什么尽管杰伊·弗莱雷克是我所遇见过的最具奉献精神的医生之一，人们依然会嘲笑他？还有，为什么人们也会嘲笑弗雷，尽管他不仅有广阔的视野，还拥有必要的手段，知道如何保护像弗莱雷克这样的下属？为什么我会对他们产生怀疑？我开始思考这些问题。

我来 NCI 仅仅过了几个月，弗雷和弗莱雷克特别是弗莱雷克就使我变成了一名信徒。我无法确定具体时间，可能就是在拉尔组织聚会到布雷彻的某次激昂评论之间的某个时候，我改变了想法，从此打算成为一名化疗专家，让家庭医生和心脏病专家见鬼去吧。

第 3 章

MOMP（化疗方案）

当我在 NCI 担任临床助理的时候，在遍布美国各地的医院中，绝大部分白血病患儿都会接受单药治疗，并且只要能够耐受，这种治疗就会一直持续下去。他们也无法获得血小板，最终都会在出血中逐渐死去。那时候也没有化疗方案的相关实验，即使是极力倡导儿童白血病治疗和研究的西德尼·法伯也竭力反对联合化疗。法伯是哈佛大学的病理学家，因为开发出甲氨蝶呤而广为人知。在人类所发现的各种化学治疗药物之中，甲氨蝶呤是最成功的药物之一，在弗雷和弗莱雷克所采用的联合化疗方案 VAMP 之中也有它的身影。

在哈佛大学，法伯是唯一真正支持癌症研究和医疗服务的人，他还频繁地在国会进行证词陈述，证明在癌症领域有必要进行更多的研究，并且希望为此筹集数以百万计的经费。不过，与其他的医生一样，法伯所接受的长期培训使他相信联合应用抗生素或者其他的药物都是草率的。他认为在一段时间内专注做一件事，才是一丝不苟的研究者。由于法伯的名气以及哈佛大学的影响力，法伯的观点影响着其他所有的医疗机构。

与此同时，朱布罗德在 NCI 组建了一个儿童白血病研究小组。这个小组由弗雷和弗莱雷克领导，他们完全无视法伯的理论。每个星期五的下午，小组成员（包括临床医生、生物统计学家、药理学家以及其他所有参与制定化疗方案的人员）都会聚集在一个会议室里，解决 VAMP 存在的问题，并且讨论可供考虑的新方案。在我到 NCI 的时候，VAMP 项目在前一个冬天已经开始，只有少数几位患者在接受 VAMP 方案治疗。

整个会议室大约有 6 米乘以 6 米那么大，每一面墙上都挂满了黑板，让人难以分清前后左右。这个会议室是由 NCI 的规划师卢·卡雷塞设计建造的。为了评估 NCI 筛选药物的抗癌潜力，卢发明了线阵和决策网络系统。其中的线阵是一种可视化系统，显示了药物在继续进行下一项研究前需要克服的所有障碍。卢利用图表的方式，用粉笔在黑板上描述了整个流程，整整画了一屋子。正是利用这个系统，我们才能把每年提交给 NCI 用来筛选的大量药物，缩减到只有几百个进行更进一步的研究。

每次会议差不多都是这个样子，屋里挤满了人，起初会站在与门相对的那面墙之前，然后转移位置，换到下一块黑板之前。如果对于正在进行的工作有人获得了新数据，就会把它添加到黑板上，其他人随后会就此提出自己的想法。屋里弥漫着粉笔灰，同时还烟雾缭绕，当时的人们还都不知道吸烟会导致什么后果。

整个会议室就像战争时期的司令部，大声而激烈的争论无处不在。不时有人会冲到黑板前夺过别人手中的粉笔，在黑板上奋笔疾书，刺耳之声大作。

那个时候，如何能够使 VAMP 发挥更好的效果，是讨论的主要话题。一旦方案的调整计划被通过，第二天就会在临床上使用。VAMP 的各个方面（包括给药的剂量以及间隔时间）每周都在改变，所有的努力都是为了使它更完善。而一旦调整计划被证实能够提高疗效，这种方法就会被重新命名，VAMP 后来被改为 POMP，药物并没有改变，但是调整了剂量和给药计划，因此选择了不同的大写字母。后来基于一些在小鼠模型上获得的实验结果，又调整了给药周期。与此同时，POMP 又被更名为 BIKE，BIKE 代表周期的意思。

临床助理实际上并不在参会人员之列，不过如果有兴趣也可以参加。我就常常和我的两个好朋友杰克·莫克斯利以及乔治·卡内洛斯一起旁听。莫克斯利是个外向且雄心勃勃的人，而卡内洛斯虽然是个地地道道的美国人，却是一个亲英者，说话带着非常明显的英国腔，同时他还有戏谑别人的才思。他们两人也都喜欢这个讨论会。每次我们都聚集在一个角落里，当别人走到下一块黑板的时候也随着一起移动，一直保持待在队尾。每当弗莱雷克和保罗·卡彭（实体瘤病房的主管）发言的时候，卡内洛斯总会小声挑衅，"你怎么知道？""这些都是可以保证的。""是在你自己的梦里吧。"而莫克斯利也在四处参与讨论，他们两人的声音足以让别人听清楚，但是总被别人置之不理。卡内洛斯基于他对绰号的嗜好，把这个会议称为"叽叽喳喳的白痴协会会议"。

起初，与上级医师的言语相比，我更能习惯他们的古怪举止。不过，我发现自己逐渐被弗莱雷克说服，加上在白血病病房的所见所闻，我越来越关注这个周会。一周接一周，会议的主要参与人员依据最新的数据不断地调整思路和治疗方案，他们在寻找和谈论可能的解决方案时都充满了激情。我从来没有见过有人这样讨论癌症，能够在他们身边工作让我兴奋不已。

在这些会议中最能吸引我的人员之一是霍华德·斯基珀，他一手拿着粉笔，而另一只手里始终会夹着香烟。屋里的烟雾至少有一半是他制造的。

那是在 1963 年的秋天，我还在 2 楼东侧的白血病病房以及 12 楼西侧的实体瘤病房工作。虽然在这两个病房我都是使用药物治疗癌症，但是结果截然不同。住在 2 楼东侧病房的患者有些能够活下来，但是在 12 楼西侧的病房中无人幸免，因此在两个病房里的感觉也是不一样的，在 12 楼西侧的病房中完全不抱希望。

住在 12 楼西侧病房的患者通常年龄会大一些，他们所患有的也是各种不同类型的肿瘤，包括黑色素瘤（一种非常致命的皮肤癌）、脑癌以及慢性淋巴细胞白血病（这是一种成人患有的白血病，慢性发病，但是在 4 年内就会转成急性，通常也是致命的）。我们还有少量的乳腺癌、结肠癌、胰腺癌、淋巴瘤以及霍奇金氏病（这是另外一种类型的淋巴瘤）患者。淋巴瘤患者的年龄通常与临床助理相仿，这一点总让人心里有些不自在。

所有住在 12 楼西侧的都是晚期患者，尝试过现有的全部治疗手段，并且全都失败了。他们之所以会来 NCI 是因为听到消息，这里正在进行药物试验，这些绝望的患者无论如何都要尝试一下，而他们的主管医生正乐于脱手，因此把他们介绍过来。还有些患者是由于耗尽了医疗保险，这里是他们在穷途末路时的最后选择。

在 NCI 进行的绝大部分研究都是 I 期临床试验，也就是评估一种药物在毒副作用不超出可接受范围的前提下患者能够耐受的剂量，简单来说就是不会引起受试对象死亡的最大剂量。这个过程被称为确定药物的最大耐受剂量，简称 MTD。一旦确定了某种新药的 MTD，就可以开始进行 II 期临床试验了。在 II 期临床试验中，我们将根据自己认定的最佳剂量以及给药方案治疗某些特定类型的癌症，观察这种药物是否真的能够发挥治疗作用。

在通常情况下，药物是不会显示抗癌效果的。在提交给 NCI 进行抗癌活性筛选的药物中，只有五万分之一能够进入 I 期临床试验，而在这些药物中只有大约五千分之一不仅显示有效，而且具有足够的耐受性，因此能够开始进行 II 期临床试验，其中真正能够发挥作用的大约只有五十分之一。在绝大部分 I 期临床试验中，除了毒副作用，看不到治疗效果。

虽然 II 期临床试验的反应率相对好一点，但还是非常低。在实体瘤病房，并不像白血病病房那样联合用药，而是采用单药治疗的方法。患者们通常都抱有极大的希望，不过在这里工作的临床助理的感觉却完全不一样。

在 12 楼西侧病房的工作既枯燥又沉闷。为这些孤注一掷的患者进行化疗，对于临床助理来说是一件艰苦的工作。药物不仅有毒还看不到一点希望，不可能有任何好的结果发生，患者很快就会去世，这种感觉令人沮丧。12 楼西侧病房亟须一位能够鼓舞士气的领导。

12 楼西侧病房的主管保罗·卡彭是一个好人，但却并不是这个工作的合适人选。他体格魁梧，身高差不多有 1.8 米，头发乌黑，皮肤也是黑黝黝的，戴着一副角质框架的眼镜，走路有一点拖脚，说话的时候不会看着对方的眼睛而总是望向一边。卡彭有说不完整句子的习惯，给人感觉不是非常可靠，而且缺乏自信。虽然卡彭对癌症非常了解，也是一名有能力的医生，但是在那些临床助理每天都要面对的挑战面前，例如维持水电解质平衡和处理心脏问题，他处理起来却不够熟练。这就使临床助理们非常泄气，也很难调动他们执行指令的积极性。正是由于这个原因，在 NCI 受到临床助理遣责最多的并不是更加激进的弗莱雷克，而是卡彭。在我们这里，朱布罗德是最大的老板，在他下面的是弗雷，卡彭需要向弗雷汇报。每次当弗雷通过卡彭向我们发布指令的时候，莫克斯利和卡内洛斯就会当面称他为"传令兵"。我们没有听说过在其他的任何地方下级医生能够用这种方式和上级说话。

当我不在病房的时候，就会待在一个药理学实验室里。它属于文斯·奥利维里奥，拉尔把我分配到这里。这个实验室隐藏在 6 楼实验研究那一侧的北面，周围的空气中弥漫着刺鼻的味道。走进这里，小鼠、狗、豚鼠以及猴子所散发出来的气味会填满鼻腔，使人泪流不止。实验室大约有 15 平方米，相当于一个较小的起居室，对于 3 个人来说，空间有些狭小。屋子的中央位置被一个大理石台面的工作台完全占据，台面上镶嵌着金属水槽，还摆着一个中心架，里面摆满了烧杯、烧瓶和移液器，四周靠墙也摆着装有水槽的工作台以及其他的设备。在后墙那里有几张小桌子属于文斯和夏琳，夏琳是实验室的技术员。我在侧面工作台上有一小块地方，上面放置着我的实验工作本。当我坐在中央工作台旁边的凳子上进行操作的时候，转过身就可以把数据记录在实验工作本上。

我刚到这里的时候一心想远离化疗，因此我请求拉尔能否不让我研究那些抗癌药物，仅仅参与心脏药物洋地黄的药理学实验。拉尔被逗笑了，说："当然可以。"拉尔知道，在此之前我对 NCI 应该有所了解，因此对抗癌药物的药理学研究没有丝毫兴趣。

自从氮芥被发现以后，国家抗癌药物筛选项目就把网撒向了更宽广的范围，不仅合成了大量包括亚硝基脲类药物在内的各种类型的化学物质，还专门建立了独立分支机构，负责寻找具有抗癌活性的天然产物。科学家们收集各种植物以及深海动物，甚至有人从因癌症去世的患者的墓地中分离细菌，希望从中发现更有效的抗癌药物。迄今为止，来自于天然产物、成功潜力最大的是长春新碱和长春碱（又称长春花碱），它们都已经开始在白血病病房中使用。其他的还有抗代谢药物阿糖胞苷，这种物质来自于一种分布在加勒比地区的海绵——加勒比海海绵。

当我放弃洋地黄以后，拉尔要求我开始研究卡莫司汀，化学名为 1,3-双（2-氯乙基）-1-亚硝基脲（BCNU），它是由南方研究所药物开发项目的化学家设计合成的。化学家们通过控制卡莫司汀的结构使其能够溶于脂肪，他们希望卡莫司汀在静脉给药的时候能够穿过血脑屏障，直接作用于脑部肿瘤。

这项工作原本委派给了另一位临床助理，不过他没有得到什么进展。BCNU 是可燃的，很明显，对于可能燃烧的化学物质，处理的标准流程要求非常谨慎。不知道是什么原因，那位临床助理并没有对此予以特别的关注，他把一部分 BCNU 存放在自己汽车的后备厢里了。有一天瓶子发生了爆炸，他的 BCNU 工作也就到此结束了。

"没准儿拉尔想要杀了你。"当我把这项新工作告诉卡内洛斯的时候，他跟我开玩笑。我确实不敢大意。我每次都是在排风罩的下面混合BCNU，这里是我们处理毒性最强的化学物品的地方，而且在混合的时候，我的身体会远离药物，尽量保持一臂之遥。如果同事爆炸的后备厢尚不足以使我保持警惕，我只需抬头看看排风罩的一角，在一个环架上奥利维里奥固定着一个细长的罐子，罐口向下，里边装的是光气。氮芥就是光气的衍生物，奥利维里奥把它放在那里就是要时刻提醒我们抗癌药物是从哪里来的。

有一天，尽管我采取了预防措施，还是有几滴溢出的 BCNU 溅到了手上，接触到液体的皮肤迅速变成了深褐色，我和自己的副手菲尔·弗罗斯特一起密切地关注着皮肤的变化。我对于药物的潜在毒性有些紧张，而弗罗斯特关注的原因是他将来想成为一名皮肤科医生，希望看看 BCNU 是不是具有成为自动晒黑药物的潜力。不过最后他认为，对于自动晒黑药物来说，BCNU 的风险远远超过了它的价值。

当我们评估一种药物的时候，观察体内如何代谢这种药物是任务之一。我们需要知道，给药后有多少会被吸收，药物是从哪里排泄出去的，以及是如何排泄的。最理想的情况是，通过这些我们能够了解它是如何发挥作用的。不过这也就意味着，我们不仅要收集血液样本，还要收集患者的各种排泄物。

当时我们有一些已经用 C14 标记的 BCNU，这是一种具有放射性的物质，当患者应用这种药物的时候，我们能够追踪它们在体内的运动过程。不过，需要我们从每个接受这种药物的患者身上收集血液、尿液、脑脊液和粪便样本，这项工作落在了我的头上。

收集血液和脑脊液的样本只需要有针头和小瓶子就足够了，收集尿液样本也比较容易，但是粪便样本就是另外一回事了。我们不得不让 NIH 的金属加工车间特制了一种马桶座圈，下面可以放置一个能够拆卸的油漆罐。每天我都会在病房里巡视一圈，把罐子从马桶座圈下面拿出来，然后送到实验室中进行分析。

这不是一个令人愉快的工作，特别是每当我要开始收集的时候，莫克斯利和卡内洛斯总会故意在走廊里徘徊。我不停地走进又走出患者的病房，两只手里都拿着装有粪便的罐子，看上去就像一个挤奶女工。"哦，看啦，"这个时候莫克斯利和卡内洛斯总会哈哈大笑，"文斯又出来收集他的粪桶了！"

感谢 VAMP、抗生素和输注血小板，那些在其他任何地方都会死亡的患儿情况逐渐好转，最终能够活着出院。在白血病病房，我持续目睹奇迹的发生，也使我的头脑里充满了想法。又是一个星期五，在例行的"叽叽喳喳的白痴协会会议"上，斯基珀提到的一种理论引起了我的注意。他说，单位剂量的抗癌药物并不是杀死固定数目的肿瘤细胞，而是常数分数的肿瘤细胞。如果药物能够杀死固定数目的肿瘤细胞，则抗癌治疗就会变得相对简单一些，我们只要找到一个剂量能够杀死全部的肿瘤细胞就行了。但是如果只能杀死"几乎"全部的肿瘤细胞，那么无论是在动物模型还是在人体中都是不够的。"即使你杀死了 10 亿个细胞中的 99%，仍然还会剩余 1000 万个细胞"。这个数量的肿瘤细胞足以卷土重来并最终导致患者死亡。

斯基珀说，要想达到治愈的效果，就要杀死每一个肿瘤细胞。随后他谈到了一个理论，他把这个理论称为"逆相关规则"。这是一个缩略语，其原本的含义是肿瘤细胞的数量与化疗的治愈可能性成反比，也就是在开始化疗的时候，肿瘤细胞的数量越多，用药物达到治愈的可能性就越低。听了斯基珀的评论，我意识到如果换个说法，肿瘤细胞越少，就应该更容易被化疗治愈。这种情况应该适用于霍奇金淋巴瘤。我知道，当我们从霍奇金淋巴瘤患者身上摘取淋巴结并在显微镜下观察的时候就会发现，在肿瘤细胞的周围会围绕着对抗感染的白细胞、淋巴细胞以及其他与炎症相关的细胞，肿瘤细胞实际上只占少数。这也就意味着，与其他恶性肿瘤不同，霍奇金淋巴瘤患者身上肿大的淋巴结主要是由于正常的炎性细胞聚集于此所造成的。

我由此想到，即使是进展期霍奇金淋巴瘤患者，肿瘤细胞的真实数量也有可能相对较少，如果斯基珀的理论是正确的，我也没有理由去怀疑它，霍奇金淋巴瘤患者就有可能是化疗的适宜候选人。

所有的临床助理在第二年都要提出一个研究项目。由于拉尔的每个实验助理在头一年都要在实验室工作 3 个月的时间，我也同样如此，因此，我已经有很多项目可做。但是莫克斯利和卡内洛斯还在寻找研究项目。在我目睹了实体瘤病房的严峻状况以后，我希望也利用联合化疗的方法治疗实体瘤，不过我首先需要选定具体的目标。斯基珀的理论立即使我把矛头对准了霍奇金淋巴瘤，我把自己的想法告诉了杰克·莫克斯利，我俩一拍即合。这就说明，在来 NCI 之前，我们就已经深受霍奇金淋巴瘤患者的影响。

1832 年，伦敦盖伊医院的托马斯·霍奇金首次描述了这种疾病。他观察到有 6 个患者颈部存在异常分布的肿大淋巴结，同时伴有脾肿大。当时很多情况能够导致淋巴结肿大，但霍奇金确信他所观察到的现象是一种前所未见的疾病。不过，他在仅写了一篇观察论文并留存了患者的组织样本以后，就改做其他的研究了。

　　一直到 20 世纪来临之际，人们都还在推测霍奇金淋巴瘤是由结核导致的。这种推测也不是完全没有道理。霍奇金淋巴瘤有各种迷惑人的表现，其中之一就是，即使是在这种疾病的早期阶段，患者也对感染非常敏感，特别是结核和真菌感染，加上在 19 世纪早期结核病近乎流行的背景下，很多霍奇金淋巴瘤患者同时也患有结核病。在一本可以追溯到 1919 年的著名病理学教材中写道，结核病就像阴影一样紧紧地伴随着霍奇金淋巴瘤。

　　直到 1902 年，来自约翰·霍普金斯大学的多萝西·里德和卡尔·斯滕伯格博士在显微镜下观察霍奇金淋巴瘤患者的淋巴结切片时发现，绝大部分细胞包括肿瘤细胞都只有一个细胞核，但是霍奇金淋巴瘤患者的淋巴结中可以看到异常情况，有的细胞拥有两个细胞核，就像猫头鹰的双眼一样看着你。

　　里德和斯滕伯格重新把霍奇金淋巴瘤划归入肿瘤，那种猫头鹰双眼般的细胞也被称为里德－斯滕伯格细胞。在医学领域，第一位发现某种现象的观察员拥有冠名权，就像这种疾病被命名为霍奇金淋巴瘤，里德－斯滕伯格细胞也因为被这两名观察员首先认出而以他们的姓氏命名。霍奇金淋巴瘤中不是所有肿瘤细胞都像里德－斯滕伯格细胞一样，不过一种淋巴瘤要被认定为霍奇金淋巴瘤，必须有里德－斯滕伯格细胞存在。

　　霍奇金淋巴瘤在发病之初会在颈部或胸部的淋巴结中形成实体肿瘤，随后会沿着淋巴结链扩散至邻近的淋巴结，然后以此类推逐渐扩散下去。霍奇金淋巴瘤在很大程度上就是沿着霍尔斯特德曾经设想的所有肿瘤的扩散途径逐步进展的，直到机体内所有的淋巴结都被累及，其中也包括脾。脾实际上就是一个巨大的淋巴结。在疾病进展的过程中，肿瘤细胞会侵入血液，随血流到达机体的主要器官并定居于此。最终，所有的团块都被里德－斯滕伯格细胞及其同源细胞所占据。

　　霍奇金淋巴瘤不宜手术治疗，但是可以放疗，至少是在疾病的早期阶段，这是因为它的扩散途径是可以预测的。该领域最伟大的放疗学家亨利·卡普兰喜欢说，如果想学习如何治疗霍奇金淋巴瘤，你首先要像里德－

斯滕伯格细胞一样思考。放疗结束后,患者通常需要每日口服苯丙酸氮芥或者环磷酰胺。这两种药物都是氮芥的口服剂型,能够短暂抑制肿瘤,但是不足以治愈,肿瘤还是会逐渐发展,患者的骨髓也会逐渐被破坏,最终导致患者死亡。虽然我们能够预期肿瘤的扩散途径,也有几种药物可以用于治疗,但是通常还是认为霍奇金淋巴瘤是不能治愈的。

就在我刚到 NCI 的时候,《英国癌症杂志》上发表了一篇文章,标题为"治愈霍奇金淋巴瘤"。这篇文章在领域内引起了一场小型骚乱,其根源就在于作者狂妄地使用了"治愈"一词。该文章的作者埃里克·伊森医生以及统计学家马里恩·拉塞尔分别来自英国曼彻斯特的克里斯蒂医院和霍尔特镭研究所。他们表示,因为人们对治疗该病存在太多的悲观情绪,他们才故意选择了这个引人注目的标题。

在论文中两位作者写道,对于非常早期阶段的患者,不仅仅照射受累淋巴结,同时应照射周围看上去似乎还没有受累的淋巴结,这样大约有1/3 的患者能够获得正常的生存期。加拿大放疗学家维拉·彼得斯是实施这种方法的先驱,而伊森和拉塞尔属于最先使用这项技术的放疗学家,它看上去似乎有效。不过问题是,只有很少的患者在早期就被确诊。这种疾病在初始阶段通常没有明显的症状,即使有些表现,也很难把它们归咎于肿瘤,患者可能出现肿大的淋巴结,或者咳嗽,或者周期性发热。这种症状又被称为佩尔–埃布斯坦热。还有些患者表现为容易出现感染,不过这些症状模糊、容易被忽视,常常被归咎于其他疾病。而当疾病逐渐发展,症状变得明显的时候人们才会警觉,此时患者求医才会发现自己已经患有霍奇金淋巴瘤。即使伊森和拉塞尔的结论是正确的,在全部患者中只有大约 10% 能够被早期发现,他们所谓的治愈也就只剩下这 10% 中的大约 30% 了。

对于进展期的霍奇金淋巴瘤,我们需要其他的治疗手段。考虑到斯基珀的"逆相关规则",我推断,即使是进展期的霍奇金淋巴瘤,利用联合化疗的方法也有治愈的机会。这值得我们一试,特别是在老的治疗方法毫无效果的时候。

罗伯特·莫尔斯,一名霍奇金淋巴瘤患者,给我留下了深刻的印象,至今仍然记忆犹新。当时他虽然还活着，但是已经基本没救了。

第一次见到莫尔斯的时候，我正在华盛顿特区总医院接受培训。当时莫尔斯已经被确诊患有霍奇金淋巴瘤，并接受了放疗。在一个周末，莫尔斯的室友发现他有些神志恍惚，同时还有些发烧，就叫了救护车把他送到了医院。在医院他被诊断为肺炎球菌性脑膜炎。这种疾病在年轻人中非常罕见，但是霍奇金淋巴瘤患者却是例外。很幸运，当时的主治医生是门罗·罗曼斯基，他是一位感染性疾病专家，也是他第一个使用了长效盘尼西林。因为罗曼斯基，我们做了所有正确的事。为了鉴别感染源，我们进行了脊椎穿刺和血培养，我们还使用了长效盘尼西林。肺炎球菌性脑膜炎的死亡率非常高，不过莫尔斯被我们救了过来。

从此以后，莫尔斯成了我的病人。当他恢复到能够说话的时候，我们发现我们有很多方面都是一样的。我们俩同岁，他也是一个正在接受培训的医生。莫尔斯希望成为一名精神病学家。当我到 NCI 的时候，他跟随我一起来到了这里。由于他已经接受过放疗，所以我们给予他单药化疗，过一段时间以后又换了另一种。化疗使病魔稍微有所退缩，但是并没有完全被击退，莫尔斯知道他正在走向死亡。

莫尔斯身材瘦长，留着栗色的短发，眼睛是灰色的，脸上总带着一副严肃的表情。每周他都会到 NCI 来见我一次，总是穿着一件运动外套，还打着领带。我会给他开具苯丙酸氮芥或环磷酰胺，有时候我会调整剂量，整个过程用不了几分钟。不过每次他都会询问我，他想知道我为什么要给他开这些药物、药物是如何发挥作用的、有什么副作用等细节问题。

不过在他就诊的时候，他最希望谈论的话题是，作为一个年轻人，死亡是什么感觉。起初，这个问题使我感到不舒服。医学院校并不会教你如何与一个患者谈论他们即将到来的死亡，即使是现在我已经被迫处理过非常多的死亡病例，仍然没有完全消除不适的感觉。不过莫尔斯告诉我，他需要和我讨论这个问题，这样有助于他应对死亡。在大部分时间，我只是聆听，不过有的时候他还是会迫使我回答一些我不愿回答的问题，诸如"霍奇金淋巴瘤患者会怎样死去""死亡的过程是什么样的""会不会痛苦"等，我每次都尝试避免回答，但莫尔斯总会对这些他想知道的细节问题紧追不舍。

像莫尔斯这么年轻的霍奇金淋巴瘤患者并不少见。这种疾病确诊时患者的平均年龄是 32 岁。我当时是 28 岁，那些大学刚毕业就进入医学院的临床助理也差不多都是这个年纪。每当看到霍奇金淋巴瘤患者的时候，我们无法避免地都会想到这种疾病有可能甚至就发生在和自己一样的年轻人身上，没有人会对此无动于衷。

想要尝试使用联合化疗治疗霍奇金淋巴瘤，我和莫克斯利需要先制定一个治疗方案，并且获得弗雷的同意。总的来说，我对自己在 NCI 所做的工作感觉良好。事实上，在华盛顿特区总医院接受的培训使我占了一些优势。当我的同事们参加那些精英项目，接触著名的教授，并被传授各种情况和疾病的应对方法时，他们很少甚至没有接受过实际操作方面的培训。而在特区总医院，我们没有精英教授给予指导。当面对病情危重的患者时，我们常常没有时间叫人来帮忙，甚至有的时候也没有人能够帮忙，我们总是不知所措，不得不自己学着处理紧急的问题，诸如如何阅读心电图，如何维持电解质平衡。由此产生的结果就是，我能够应对其他的临床助理不能处理的情况。在 NCI，我在巡视病房的时候总会带着三头听诊器。这种听诊器更适合诊断心脏杂音，当出现怀疑有心脏杂音的患者时，我就是那个能够排忧解难的人。

即便如此，我也不是完全有自信心。因此，当我和莫克斯利在利用联合化疗治疗霍奇金淋巴瘤的问题上观点一致时，我高兴极了。有人支持和孤立无援的感觉真是天壤之别，而且如果我准备冒险一试的话，他也会是一个好的同伴。莫克斯利长得非常英俊，说话文雅，乐观开朗，同时还非常有责任心。他对自己未来的职业规划有清楚的认识。我们同一天抵达 NCI 接受培训，当第一次见面的时候，握手后我们相互问了一些老套的问题，其中包括"结束培训后你打算干什么"。莫克斯利的回答是："我想当医学院的院长。"

这个回答让我大吃一惊。医学界的人员通常会在职业生涯的后期，在他们已经结束了行医或学术工作，又或者耗尽了其他的工作机会以后才会选择担任医学院的院长职位，没有人一开始就希望把它作为未来的职业 *。莫克斯利清晰的愿景是如此引人注目，而我来 NCI 的目的与将来的职业规划没有什么关系，仅仅是为了避免去越南前线。与莫克斯利相比，这真算不上是个好计划。

我们很快就成了好朋友。在 NCI 的最初几个月里，我还想着将来成为一名心血管病医生。我发现在乔治敦大学医学院有一位优秀的心脏病专家，他就是 W. 普罗克特·哈维，他在每个星期四的晚上都会在乔治敦大学医学院的礼堂主持一场别开生面的讨论会，现场有音频设备能够播放心音以及心脏杂音。正是哈维设计了那种我每次巡视病房时都会挂在脖子上的三头听诊器。我喜欢听哈维的演讲，并说服莫克斯利和我一起，每周从 NIH 沿着威斯康星大街驱车 16 千米去听哈维的讨论会。会议结束以后，我们俩总会到一家"猪蹄店"（那是一个狭小阴暗但是气氛非常友好的餐馆）喝上几杯啤酒，同时讨论哈维的演讲。

有一个星期，我们还是像往常一样在"猪蹄店"逗留，不过这次我们开始讨论霍奇金淋巴瘤。对于莫克斯利来说，同样有一位霍奇金淋巴瘤患者让他难以忘怀。那是一个 20 多岁的姑娘。当莫克斯利在波士顿市布里格姆医院接受培训的时候，这位患者来到医院接受了不同的药物治疗，但是都不起效。当莫克斯利遇到她的时候，她住在女性病房。这是一个开放空间，里面摆着几张床。后来，她被搬到一个单人病房，只有快要死亡的危重患者才会被安排在这个房间。当这个姑娘被疾病和痛苦折磨的时候，莫克斯利只能无助地旁观。年龄相仿同样使他丧失勇气。"你要知道，"莫克斯利一口干了杯子里的啤酒，跟我说，"这种情况也有可能发生在你和我的身上。"

当天晚上，我们开始考虑利用联合化疗治疗霍奇金淋巴瘤。基于弗雷和弗莱雷克在白血病病房的做法，我们有了大体思路，并且开始在餐巾纸上把它勾勒出来。我猜测，由于兴奋和啤酒的联合作用，我们的声音逐渐

---

　　* 杰克·莫克斯利在离开 NCI 以后来到哈佛大学继续完成培训。在一场社交晚会上，他遇见了哈佛大学医学院的院长，院长问了同样的问题，而莫克斯利继续坚持他的选择。此后，他成为院长助理。3 年以后，莫克斯利在马里兰大学成了全国最年轻的医学院院长。

升高，周围的人们开始用奇怪的目光看着我们。当离开的时候，我们已经知道治疗方案大致应该是什么样子了。

我们有一个亟待解决的问题。根据斯基珀从 L1210 小鼠模型上获得的数据，如果我们打算对一种肿瘤产生冲击，就需要联合使用 4 种药物，并且每种药物在单独使用的时候都应该对这种肿瘤有效。但是据我们所知，当时针对霍奇金淋巴瘤的有效药物并没有 4 种。首先，我们可以使用氮芥，或者选择氮芥的口服剂型——苯丙酸氮芥或环磷酰胺。其次，我们可以使用来自长春花属植物的生物碱——长春新碱或长春碱。当时每个人都认为长春碱治疗霍奇金淋巴瘤效果更佳，但是我们并不这样认为。数据显示，这两种药物的效果没有什么差别，而长春新碱的骨髓抑制作用更低。因此，我们选择了长春新碱，这是我们治疗方案中的头两种药物。经过更多的讨论，我们决定在方案中添加糖皮质激素，它能够抑制淋巴结中淋巴细胞的增长。我们还需要第 4 种药物。

我不愿意尝试 BCNU（我之前项目中的"炸药"），尽管我有证据显示，对于进展期霍奇金淋巴瘤，BCNU 确实有效，但是我的研究同时揭露了一个严重的问题，这种药物有延迟毒性，因此，如何使用这种药物将会是一个非常棘手的问题。

不过当时我认为还有另外一种药物——甲基苄肼可以选择。甲基苄肼是一种单胺氧化酶抑制剂。单胺类神经递质具有协助调控情感、维护神经元以及其他作用，它们在体内被单胺氧化酶代谢失活，而甲基苄肼能够抑制单胺氧化酶，从而增加大脑对单胺类神经递质的利用度。单胺氧化酶抑制剂是被作为抗抑郁药开发的，没有人意识到它们会具有抗癌作用，不过至少看上去甲基苄肼具有这种效果。

当时在欧洲，甲基苄肼正在癌症患者身上接受测试。我从乔治·马泰（一位来访的法国科学家）那里得到了这个消息。在霍奇金淋巴瘤上，他们所获得的早期结果引起了我的兴趣，甲基苄肼有可能就是我们所需的第 4 种药物。在接下来的 3 个月时间里，我尽快招募患者进行了甲基苄肼的临床 I 期和 II 期研究。

很快我们就证实，甲基苄肼对霍奇金淋巴瘤有治疗效果，但是对其他类型的肿瘤无效。

现在有了需要的 4 种药物，可以开始拼凑联合化疗方案了。我和莫克斯利在一起设计了一个方案，在病房里我们反复讨论这个方案，我们俩只要谁有时间谁就会去研究它。

不久我们就意识到了另外一个问题。在治疗白血病的时候，为了破坏骨髓和血液中的每一个肿瘤细胞，我们的联合化疗方案会集中而强烈，每天给药，并且会尽可能延长给药时间，然后就可以停药等待。此时只能祈祷还有足够的骨髓干细胞幸存下来，能够再生骨髓。不过，在大部分情况下，骨髓都能够再生。

但是在治疗实体瘤患者的时候，我们并不希望破坏骨髓。事实上，我们需要尽可能地避免骨髓损伤，否则的话，一旦患者的血细胞减少，他们就会变得更加脆弱。因此，我们需要一个完全不同的给药方案，一个既能杀死淋巴瘤细胞又不会破坏骨髓的方案。不过，没有什么信息供我们参考，因此我们武断地决定每隔 21 天给予一个周期的联合化疗。

在我们俩拟定了整个方案以后的一天，当我正在像往常一样收集每个病房的"粪桶"时，不可避免地在走廊上遇见了卡内洛斯和莫克斯利。我们把正在进行的工作告诉给卡内洛斯，并向他展示了我们的计划。卡内洛斯笑着说："不要干那些在今后的职业生涯中有可能使你难堪的事情。"

我和莫克斯利拿着我们的计划纲要去见汤姆·弗雷，询问能否面谈我们的想法，他同意了。在弗雷位于 12 楼的办公室中，我和莫克斯利一起解释了我们的方案，弗雷喜欢这个想法，但是他告诉我们，将甲基巴肼（当时已经改名为丙卡巴肼）加入联合化疗方案还为时过早，因为当时还没有长期使用这种药物是否会出现副作用的信息。他建议我们使用甲氨蝶呤替代，这是一种抗白血病药物，被用在 VAMP 方案之中。

我有些失望，不过弗雷告诉我，在几年之前他曾经进行过一项研究，利用甲氨蝶呤治疗淋巴瘤，结果没有给人留下深刻印象，但是如果给予足够高的剂量，淋巴瘤会出现反应。我们知道那项研究，当时只在很少几位患者身上进行了实验，而且结果确实没有给人留下多么深刻的印象。不过，我和莫克斯利都不认为我们能够反驳弗雷，他能够让我们继续下去就已经很幸运了。弗雷同时建议我们遵照一个方案给药，这个方案曾经在斯基珀的小鼠模型以及急性白血病患者身上得到验证。我们不确定适用于小鼠的给药方案是否也适合人类，不过我们最好还是听从弗雷的意见。

在弗雷的帮助下，我们根据所选择的药物为方案起了名字：MOMP。其中的第一个 M 代表氮芥（Nitrogen Mustard）类药物，在这个方案中，我们选择了它的衍生物环磷酰胺；O 代表安可平（Oncovin），长春新碱的商品名，同样是为了选择一个元音字母，就像 VAMP 一样；第二个 M 代表甲氨蝶呤（Methotrexate）；而 P 代表强的松（Prednisone），一种糖皮质激素。我们还选定了一个激进的 10 周治疗疗程，比我们通常用于治疗霍奇金淋巴瘤的单药疗程长了 4 周。我们离开弗雷的办公室，准备去庆祝，但是随后的事情变得一团糟。

我们忽略了保罗·卡彭，在我们的计划中没有他。实际上，他是我们的直接领导，我们应该先去找他，不过我们已经习惯了对他视而不见。同时，莫克斯利和我都认为，卡彭对于我们的计划不会热心，毕竟在 12 楼西侧病房没人使用联合化疗。我们担心他在开始之前就会中断我们的项目，因此我们本能地绕过了卡彭。事实证明，我们的猜测是对的，他对我们的计划确实不感兴趣，但是我们没有估计到他是那么不感兴趣。另外，我们也没有意识到我们回避他的权威使他多么生气。

当弗雷告诉卡彭我们的 MOMP 计划时，他大发雷霆。对于我们计划中的各个方面，他都会抱怨。当时他正在参与一项国家临床合作组织的研究，比较不同药物的效果。这种由几所医院共同进行的研究能够扩大实验规模，他认为我们的研究会与他的项目争夺病人。另外，他认为没有足够的证据支持利用联合化疗治疗实体瘤，我们的提议完全是疯狂的，太危险了。

卡彭不是我们唯一惹恼的人。当弗雷把我们的计划告知首席放疗专家拉尔夫·约翰逊的时候，他同样勃然大怒。他当时也正在招募霍奇金淋巴瘤患者，使用更大范围的照射进行治疗。在他的印象里，无论是卡彭还是我们研究的重要性都远远不如他自己的新项目。

我和莫克斯利发现，我们在不知不觉之中就已经陷入了第一场争夺领地的战争。战争的起源在于霍奇金淋巴瘤患者的需求量非常大，另外，除了弗雷以外的任何人都认为我们的提案有些疯狂。

卡彭和约翰逊都希望我们能够放弃这个计划，不过弗雷为我们提供了支持。他召集了一个会议，参会人员包括卡彭、约翰逊、莫克斯利和我。另外奇怪的是弗莱雷克也出现了，并且他拉过来一把椅子和我们坐在一起。很快，会议就演变成一个小型的"叽叽喳喳的白痴协会会议"，除了没有那些黑板。

约翰逊的脾气一向非常火暴，他立即就开始咆哮："这个研究简直就是渎职！"他大声吼叫着："我绝不会和它有任何关系！"

莫克斯利和我互相看着对方，都在克制着自己的冲动。我们很想和约翰逊说，本来我们就没有打算让他和我们的研究有任何关系。卡彭同样也很生气，这就使他那种不说完整句子的说话方式表达的内容更加支离破碎，最终他的声音越来越微弱。弗莱雷克坐在那里，一反常态地没有发言，脸上带着笑容。

弗雷让我和莫克斯利同样畅所欲言，然后提出了他的解决办法。我们被许可继续进行 MOMP 研究，但是有些限制，我们只能招募 14 名患者进行研究。这样，对于卡彭和约翰逊的项目就不会造成太大的影响。

我们的 MOMP 研究在本质上是一个确定药物作用的 II 期临床试验。而在这种 II 期临床试验中，14 是一个有魔力的数字，如果在 14 名患者中没有看到有希望的结果，那么即使增加病例数量，结果也不会向期望的方向发展，药物就会被放弃，但是如果发现两名以上的患者出现了有价值的反应，也就是说在某些患者身上出现肿瘤的消退，研究就有继续进行下去的价值。

事实上，当拉尔夫·约翰逊招募早期患者进行放疗的时候，我们会寻找那些进展期的患者进行 MOMP 方案化疗，我们之间并不存在竞争关系。不过，我们在选择每一个患者的时候都需要和约翰逊协商，如果他认为应该接受放疗，我们就会让患者在进行 MOMP 方案化疗之前先接受放疗。

会议还决定，我们只能在完成日常工作之余自己寻找、纳入以及照看这14名患者。其他的临床助理要为卡彭的患者提供服务，我们不能借助他们之中任何人的帮助，而且我们的患者需要采取保护性隔离措施。

这是一种预防性措施，意味着任何人进入患者的病房都需要穿着手术衣，并且戴无菌手套。霍奇金淋巴瘤有一个独一无二的特征，即使是在早期阶段，如果进行常规的皮肤测试，就会发现患者是无反应性的，意味着他们存在着免疫缺陷。这种免疫缺陷导致患者容易遭受各种感染，特别是结核和真菌，不过也有细菌感染。

很多住在12楼西侧病房的患者都患有蕈样真菌病，实际上这是一种皮肤淋巴瘤，能够导致皮肤脱皮并形成开放性的伤口。这些伤口是持续不断的传染源，会威胁到血细胞计数由于实验性化疗而极度低下的患者。我们不会希望患者的霍奇金淋巴瘤暴露在潜在的感染之下，特别是在他们的骨髓遭受重创的时候。

采取保护性隔离措施是弗莱雷克的主意。"文斯，干净的空气总要比肮脏的强。"会议中，弗莱雷克大部分时间都保持沉默，偶尔说几句话。当时他正在白血病病房使用一种新型的塑料罩子，能够把患儿的床完全罩起来，罩子上面有特殊的过滤器，只允许无菌空气流入，里面的患儿即使骨髓中完全没有正常的白细胞，也能够长期存活，不会出现感染。我很愉快地接受了他的建议。当时，我已经开始相信弗莱雷克所说的绝大部分话。

总的说来，这是一个可行的解决方案，没有人完全满意，但是每个人都能继续前进，这是因为弗雷替我们说了话。我和莫克斯利都想知道，我们制造了这么多的麻烦是否值得。在"猪蹄店"经过一番深思熟虑之后，我们决定开始实验。

1963年9月，我们在医学杂志上刊登了一则广告，招募霍奇金淋巴瘤患者。找到合适的人选并不容易，我们希望他们最好是没有经过治疗的，因为既往的治疗失败会导致肿瘤细胞变得更狡猾，能够逃避新药的杀伤作用。另外，患者还要愿意和我们一起面对未知的结果。

我们在研究之初就准备与受试者开诚布公地交流。这样做在当时并不是面对癌症患者的通常做法。直到 20 世纪 50 至 60 年代，医生们还常常不会告知癌症患者真正的诊断结果，就像 MSKCC 曾经被称为癌症及相关疾病纪念医院，其中的大部分患者就被告知自己罹患的是所谓的相关疾病。

鉴于德国在第二次世界大战期间曾经利用被囚禁的犹太人进行了令人发指的实验，战争结束以后纽伦堡法庭制定了《纽伦堡法典》，其中明确规定，在进行人体实验的时候，自愿同意成为研究对象是最根本的原则。此后在进行癌症相关实验的时候医生不应该再对患者隐瞒，不过当时并没有法律条文规定如何取得患者的同意，在取得患者同意的过程中也没有人员监督，完全由调查者自己负责。

莫克斯利和我会见了每一位申请参加实验的患者，向他们介绍霍奇金淋巴瘤这种疾病、目前可以采用的治疗方法以及实验的目的，同时还讨论了可能存在的风险。候选人员都被告知我们所采用的治疗方案还处于实验阶段，虽然我们认为它应该有效，但是后果有可能是可怕的，虽然概率很低，但是不能完全排除导致死亡的可能性。同时，我们知道新确诊的患者通常处于非常焦虑和担忧的状态，他们能记住我们所说的 10% 就不错了，因此我们会和每位患者交流 2 ~ 3 次。

有几位患者差一点就离开了，不过最终我们还是招募到了所需的人数，年龄范围从 20 岁到 50 岁，其中包括一位 23 岁的年轻女性，她的胸部有一个巨大的恶性肿块。她曾经考虑退出，但是母亲劝她留了下来。一位来自于西弗吉尼亚州的 35 岁男性患者的病程分期相对较早，而一名 44 岁的母亲已经处于进展期，她的孩子们都还很小，她一直在犹豫是不是参加实验。还有一位来自秘鲁的医生。

我把罗伯特·莫尔斯的情况与我们制定的入选条件一一对比，但并不完全符合。关于是否把他纳入，我犹豫不决。我担心像他这样曾经接受过治疗的患者骨髓的造血机能很可能已经被耗尽，我们的治疗方案会造成额外的风险。不过莫尔斯说，他已经没什么可以失去了，结局无外乎是可能死亡还是必定死亡的问题。我们最终决定还是用同样的方法为他治疗，不过是被列入横向比较分析的对象，意味着他的反应并不会计入我们的结果。

癌症的消亡

　　所有入选的患者都被收入 NCI 病房，每人接受 3 个周期的化疗，第 1 天给予环磷酰胺、长春新碱和甲氨蝶呤，第 4 天再给予一次甲氨蝶呤，第 2 周重复。由于强的松对骨髓没有什么毒性作用，患者每天都会服用强的松。一个周期的化疗结束后，我们会等待 10 天，使患者的骨髓功能恢复，然后开始进行下一个周期的化疗。总疗程需要两个半月。

　　化疗的副作用几乎立刻出现。患者呕吐的声音在走廊里就能听见。一连好几夜，莫克斯利和我徘徊在患者的门外，总担心会发生什么。在随后的几周里，患者们变得无精打采，体重开始减轻，血小板计数越来越低，已经到了危险的水平。

　　我们意识到，为了使甲氨蝶呤发挥效用，我们选择了较大的剂量，在这种剂量之下，它的毒副作用太大了，特别是第 11 天的最后一次给药加重了其他药物所导致的骨髓抑制。同时，这种药物还会导致严重的口腔溃疡，并由此产生细菌入血的通道，将患者置于感染的风险之中。我们还观察到了由于长春新碱的使用而导致的足下垂，不过幸运的是都没有达到我在弗莱雷克的病房里曾经照料过的那个年轻姑娘的程度。

　　效果也很快就出现了。在 14 位患者中有 12 位达到了完全缓解，这也就意味着他们的肿瘤完全消失了。这种情况通常出现在第 1 个周期化疗的过程中，在约翰逊有机会进行放疗之前。当莫克斯利走进患者的病房，然后说"哦，看上去肿瘤失败了"的时候，那种感觉棒极了。

　　没有患者死亡，但是有肿瘤复发者。利用单药治疗霍奇金淋巴瘤，肿瘤会消失一个月，也许是两个月，然后就会再次出现，而在我们的实验中，12 位完全缓解的患者中有 9 位一直处于缓解状态，在剩余的 3 位患者中，2 位在 2 个月内复发，1 位在 12 个月的时候复发。

　　罗伯特·莫尔斯也反应良好，但是当疗程结束的时候，还有肿瘤残留的迹象。病魔很快就凶猛反扑，在此后的很短时间内莫尔斯就去世了。莫克斯利和我意识到，我们犯了个错误，在化疗仍然有效的时候就过早地终止了治疗。我们过于盲从自己设定的方案，很轻易就放弃了，而当我们认识到这一点的时候已经太晚了。这是我永生都不会忘记的一课。这么多年以来，我看到其他的医生在一遍又一遍地重复这个错误，其中也包括我的朋友李的案例。

我们的研究结果证实，利用联合化疗的方式治疗实体瘤是相对安全的，我们很容易就通过了 II 期临床试验，能够继续后续的研究了。但这项被人操纵而非独立的研究，在设计方案的时候我们过快地把它拼凑了出来，并且为了取悦他人而做了某些妥协。拉尔夫·约翰逊坚持对 1/3 的患者进行放疗，由此导致我们很难评估到底有多少疗效是放疗产生的，而又有多少是化疗产生的。我们还需要一种比甲氨蝶呤更有效且毒性更小的药物以及更好的给药方案。由于只有 14 例患者，再加上放疗的参与，这项研究的规模太小了，难以得出更多的结论。

由于上述原因，莫克斯利和我对这项研究并不满意，不过它毕竟是一个开始。1965 年春季将在费城召开由美国癌症研究协会（AACR）组织的癌症大会，我们希望能够在会上展示我们的研究结果。莫克斯利和我通过掷币决定谁参加 AACR 会议，谁在最后将要发表的论文上作为第一作者署名。莫克斯利获胜并选择了第一作者的署名权，他大笑着对我说："我把你推进了 AACR 的火坑。"他并没有开玩笑。

来自新英格兰医疗中心的血液学家威廉·邓曼雪克一直对化疗持批评态度，是最反对化疗的人员之一。他组建了一个所谓的血液病俱乐部，聚集了一小群血液学家。每年春天美国临床研究学会都会在大西洋城召开会议，我曾经在 1964 年出席了这个会议。当会议召开的时候，血液病俱乐部也会在大会举办地同时组织会议，表面上是讨论血液病的最新进展，而实际上这是一个陷阱，弗雷和弗莱雷克连续两年都受邀出席并汇报自己的研究成果，却遭到反对化疗的人们的狠狠抨击。我常常会好奇，为什么弗雷和弗莱雷克还总愿意出席这样的会议。

当时，尽管我在大西洋城已经看到了弗雷和弗莱雷克被批驳得体无完肤，更不用说每周在大查房的时候，他们被人责骂也已经成为了常态，但我依然计划在 AACR 会议上汇报 MOMP 化疗方案的研究结果。届时将会有大约 200 人出席在友谊之城（费城的昵称）举办的 AACR 会议，会议

癌症的消亡

主持戴维·卡诺夫斯基是纽约市纪念医院化疗项目的负责人，在那个年代他是白血病和淋巴瘤领域中的著名专家。

在我汇报的过程中，我向听众们强调，根据我们反复进行的检测，大部分患者的肿瘤都消失了。霍奇金淋巴瘤作为实体瘤中的一种，类似情况在既往从来没有出现过。发言进行到这里的时候，我一边抬头观察人群的反应一边说。"因此，我们的患者，"我有意识地放缓了语速，尽可能享受说出最终结论所带来的愉悦感，"达到了完全缓解。"

随后我站在那里，等待听众的回应。我很肯定，他们会提出很多诸如方法论之类的问题。但是在别人开口之前，卡诺夫斯基就拿起了麦克风，由于我使用了"完全缓解"一词，来描述患者肿瘤的消失而开始呵斥我。

"只有在白血病中，我们才能够真正对血液和骨髓中的细胞进行测量，因此'完全缓解'这个词汇仅限于白血病，"卡诺夫斯基说，"它不能用于实体瘤化疗。"

对于我来说，这种批评非常无聊，它完全搞错了研究的重点。没有人在实体瘤化疗中使用"完全缓解"一词，是因为从来没有人见到过实体肿瘤完全消失。但是卡诺夫斯基是高高在上的神，而我只是一个凡人，我无法反驳他。

卡诺夫斯基将麦克风移交给别人，让他们继续提问。竟然没有人大声质疑我们的屠夫行为，事实上，观众对我的汇报没有太多回应。卡诺夫斯基已经奠定了基调，因此只有几个关于副作用严重程度的问题，完全就是敷衍了事，仅此而已。没有人询问我们如何选择药物以及为什么会选择这几种药物，也没有人关心在这种新的治疗途径背后究竟有什么复杂的论据。我拿着麦克风的手在发抖，心里还是有些感激是由卡诺夫斯基主持会议。

现在我成为了一名化疗专家，正式加入了弗雷和弗莱雷克的行列。我也尝到了与世俗观点对抗是什么滋味。我回到家，带着比以往更加坚定的信念，一定要获得使用"完全缓解"这个词汇的权利。想做到这一点只有一种办法，那就是我的患者不仅仅要对化疗出现反应，更要能够继续活下去。为此，我们需要一个参与人数更多、设计更加合理的研究方案。

第 4 章

MOPP（化疗方案）

癌症是最具挑战性的疾病之一，我们对于它为什么会发生以及如何发生几乎一无所知，即使是科学家，对于癌症也有一种无能为力的感觉。医学在某种程度上又是相当保守的，因此我完全能够理解为什么其他医生都不愿意效仿我们的做法。但癌症的问题在于，其他的治疗方法都没有效果。如果我们不继续推进，那些渴望活下去的患者就只剩下死亡的结局。

在我参加 AACR 的那一年，会议上展示的绝大部分研究项目都是枯燥乏味的基础实验。当时，能够在细胞水平进行研究的工具非常有限，对我们来说，癌症就是一个众所周知的黑匣子，只能在外面进行简单的调查，但是无法撬开盖子往里看。而所剩无几的临床研究也都乏善可陈，其中利用传统药物的新型衍生物进行治疗占了绝大多数，还有一些是传统药物的药理学研究。我注意到整个会场都弥漫着一种徒劳无益的氛围。

当卡诺夫斯基在 AACR 会议上训斥我的时候，他并不知道我没有打算屈服。不仅如此，当时我还在考虑甲基苄肼的问题。在制定 MOMP 方案的时候，由于弗雷认为我们并没有对甲基苄肼的毒性有充分的认识，因此怂恿我们转而选择了甲氨蝶呤。现在我已经知道，在治疗淋巴瘤的时候，甲基苄肼比甲氨蝶呤更有效，同时它对骨髓的抑制作用也更小。

事实上，当出席 AACR 会议并汇报 MOMP 的时候，我已经开始为下一项研究——改良版 MOMP 招募患者。在这个项目中，我计划使用甲基苄肼代替甲氨蝶呤，方案的首字母缩略词也因此由 MOMP 变为 MOPP。

方案中的给药剂量以及给药时间表同样需要调整。MOMP 的给药时间表是根据 VAMP 制定的，这是基于霍奇金淋巴瘤细胞与白血病细胞增长率相同的假设，虽然我并不确定它是正确的，但是当时没有其他可供参考的依据。

不过在不久以后出现了一种新的研究工具：氚化胸腺嘧啶。氚是氢元素的同位素，具有放射性，而胸腺嘧啶是 DNA 合成的 4 种化学成分之一。如果为细胞添加用氚标记的胸腺嘧啶，那么将要进行复制的细胞在 DNA 合成的时候就会把这些氚化胸腺嘧啶整合进入自己的 DNA。氚化胸腺嘧啶可以被看作是一种示踪装置，就像是细胞的 GPS。

利用氚化胸腺嘧啶还能够观察处理后的细胞活性。如果我们在载玻片上涂布细胞，然后覆盖感光胶片，放射性粒子将使胶片曝光。在显微镜下，那些摄取了氚化胸腺嘧啶的细胞就会显现为黑色的银盐颗粒。利用这种方法，我们可以密切随访细胞的行为。

肿瘤细胞在进行分裂的时候对化疗药物最敏感，因此它们的分裂比率是一项重要的指标。我希望知道白血病细胞多长时间分裂一次，并且与霍奇金淋巴瘤细胞进行比较。为了这个目的，我把罗恩·洋基拉入研究小组来帮忙。当我还在密歇根大学的时候，他是我的高年资住院医师，而现在他就在我旁边的实验室工作。

我和洋基以脉冲的形式把氚化胸腺嘧啶直接注入实验小鼠充满肿瘤细胞的腹腔（这些实验小鼠都已经提前移植了肿瘤细胞）。在经过一个完全的细胞周期之后（大约 12 小时），我们会抽取细胞，然后在显微镜下观察，计数有多少细胞在一个细胞周期之内进行了分裂。

霍华德·斯基珀常常会来监督工作，他认为他在 L1210 小鼠模型上所获得的数据足以满足设计给药时间表的需要，我们现在的工作完全是在浪费时间。不过，我还是想确定一下。

每天持续地坐在显微镜之前几个小时，通过目镜计数那些经过了分裂阶段、内部显示为点点银盐颗粒的细胞是一项枯燥乏味的工作，不过还是值得的。通过观察，我们发现了一个令人惊讶的事实：L1210 小鼠模型中的每一个白血病细胞在 12 小时内都会经历一次分裂。肿瘤细胞群体中经历分裂的细胞比例又被称为生长分数，因此白血病细胞的生长分数是 100%。

这个发现实在太令人震惊了。如果说肿瘤细胞在分裂阶段对化疗药物最敏感的话，那么 L1210 细胞就是超级敏感，因为在每一个细胞周期中，它们全部都会经历分裂过程。不过其他的肿瘤（包括霍奇金淋巴瘤）也是这样吗？

我希望调查人类霍奇金淋巴瘤细胞的生长分数，但是无法实现。我们没有足够的细胞进行这项研究，同时我们也不可能反复从患者的肿瘤上获取组织样本。不过，宾夕法尼亚大学的科学家莫提默·门德尔松曾经研究过啮齿类动物实体瘤的生长分数，霍奇金淋巴瘤也属于实体瘤的范畴。门德尔松的研究结果显示，实体瘤细胞的生长分数在任何特定的时间内都不会超过 20%。

这也就意味着实体瘤细胞是轮流分裂的，在一个细胞周期中，大部分实体瘤细胞并不会经历分裂过程。如果这种理论正确的话，为了在分裂状态下捕获每一个肿瘤细胞，我们需要延长治疗时间，可能需要几个月，这比 VAMP 疗程长很多。这样又带来了另一个潜在的问题：我们需要避免正常的骨髓受到损伤。为此，我们需要了解骨髓细胞是如何更新的。致力于骨髓发育研究的血液学家西摩·佩里曾经利用氚化胸腺嘧啶观察正常人类骨髓细胞的生长速率，我和洋基在小鼠身上进行了同样的研究，发现小鼠骨髓细胞的生命周期仅仅是人类骨髓细胞的一半。

随后，我们分别用大剂量的化疗药物处理人类正常的骨髓细胞以及小鼠的骨髓细胞，然后比较它们的恢复时间。结果显示，小鼠的骨髓细胞无论做什么事，都只需要人类骨髓细胞的一半时间。

迄今为止，我们所有的给药计划都是基于 L1210 小鼠模型。在弗雷和弗莱雷克有关白血病的临床研究中，这样做并没有太大的影响，因为在治疗白血病的时候需要彻底摧毁骨髓细胞。不过在治疗霍奇金淋巴瘤的过程中，我们希望能够保护骨髓，希望不对它造成损伤。此时，了解小鼠和人类骨髓的行为差异就非常重要了。在 MOMP 方案中，我们给予甲氨蝶呤的方法就是把小鼠能够耐受的时间表直接用于人体。现在我们知道这是不合适的。为了在分裂状态下捕获每一个肿瘤细胞，我们在构建时间表的时候既要考虑骨髓的恢复时间，又要兼顾长期治疗的问题。

我们利用氚化胸腺嘧啶在小鼠骨髓、人类骨髓、白血病细胞以及实体瘤细胞中所进行的研究开创了此类研究的先河，并且在设计 MOPP 给药方案的时候被证实是非常有用的。根据这些实验提供的数据，我们推导出了骨髓从损伤到恢复的过程中各类事件发生的先后顺序。

对于人类来说，在使用大剂量的有毒化学药品阻断骨髓的造血功能时，起初骨髓内还留存着既往储备的白细胞和血小板。这些储备足以维持 1 周到 10 天的时间，如果在这个期间进行血常规检查，虽然骨髓中的干细胞已经停止造血，但是外周血的细胞计数看上去依然会是正常的。不过由于已经造成了损伤，骨髓的储备会逐渐排空。

如果在第一次给药以后的 10 天之内再次给药，并不会对骨髓造成像头一次那么严重的损伤。之所以会出现这种情况有两个原因。首先，干细胞原本会经历多次细胞分裂，它们对化疗的毒性最敏感，但是由于第一次给药，此时它们正处于静止状态。其次，骨髓储藏的细胞与干细胞相比更加成熟，它们属于不活跃的细胞，不会进行分裂，因此对化疗的敏感性比较低。

从化疗开始后的第 9 天至第 18 天，患者处于缺乏白细胞和血小板的状态，被感染或出现出血的风险非常高。此时骨髓中的干细胞正在逐渐觉醒，不过还没有开始造血。在 18 天以后，骨髓真正苏醒过来，干细胞开始大量生产白细胞和血小板，不过这些白细胞和血小板会首先恢复骨髓的储备，几乎没有细胞会离开骨髓被释放进入外周血。如果在化疗的第 14 天至第 18 天之间再次给予一次大剂量的化疗，则会对正在进行分裂的细胞造成致命损伤，导致严重的骨髓毒性。

到了第 21 天，骨髓储备再次充满。此时，我们可以在外周血中发现新生的白细胞和血小板，这是骨髓功能恢复的标志。从第 21 天至第 28 天，如果进行血常规检查，我们就会发现细胞计数正在逐渐恢复正常。

基于这些知识，我们决定在 MOPP 研究中选择两周为一个给药周期。患者将会在第 1 天和第 8 天分别接受静脉途径给予的两次全剂量氮芥和长春新碱。对于甲基苄肼和强的松来说，由于它们没有明确的骨髓毒性，我们要求患者每日口服一次，连续服用 14 天。此后，患者将会休息两周，在第 28 天开始下一个疗程的化疗。我们认为这个方案的剂量仍然足够强烈，但是不会对骨髓造成过于严重的损伤。不过为了保证治疗的安全性以及对肿瘤细胞杀灭效果的最大化，我们要求患者严格遵照预定计划接受治疗。

我们知道实体瘤的生长分数非常低，因此，为了彻底消灭霍奇金淋巴瘤，MOPP 需要长时间给药。那么有一个问题需要解决，我们到底应该给予几个周期的化疗？在 MOMP 研究中，我们选择了 10 周作为总疗程，这已经比标准的单药治疗延长了一个月的时间。不过我们的结果显示，10 周的总疗程仍然不够，当我们停止治疗的时候，有太多的患者（其中也包括罗伯特·莫尔斯）体内仍然有肿瘤细胞存在，同时他们依然对治疗有所反应。

如果霍奇金淋巴瘤的生长分数与其他的实体瘤类似，也在 20% 左右，那么我们至少需要 5 个紧凑的化疗周期才能在分裂状态下杀灭每一个肿瘤细胞。基于这种猜测，我们最终选择 6 个周期的化疗作为总疗程。

为了向莫尔斯表示敬意，我和莫克斯利还制定了一项新的规则：如果患者对治疗一直有所反应，我们就不会停止，即使他们已经完成了 6 个周期。我们会一直治疗直到他们进入完全缓解状态，然后继续给予两个周期的化疗。如果患者在两三个周期以后就已经达到了完全缓解，他们也需要接受至少 6 个疗程的化疗。我们知道，我们会因为这一点而遭到严厉的批评。在 MOMP 研究之前，没有人联合使用几种有毒药物治疗癌症患者超过 10 周时间，更不用说这一次我们准备最少治疗 6 个月了。不过，我们认为这样做是合理的。

通过 MOMP 研究，我们还了解到患者对治疗的反应是不一致的，反应的差异与患者的健康状态相关。在通常情况下，病情较重的患者虽然更加需要化疗，但是耐受性却更低。另外，曾经进行过的化疗或放疗会干扰骨髓的恢复过程。既往的这些治疗会损坏干细胞小室，当患者再次接受化疗的时候，这些干细胞小室消失得更快，而恢复的时间却更长。基于这个原因，我们需要先行治疗那些既往没有接受过治疗的患者，这样才能够验证我们为了避免骨髓损伤所进行的努力能否真正发挥作用。

如果我们的各种设想都是正确的，严格遵照时间表给药将会使肿瘤没有时间重新长出来，我们就能够彻底击败它。与此同时，斯基珀的数据显示，让肿瘤细胞同时暴露在全部 4 种药物之下是非常重要的，这样肿瘤细胞就不会出现耐药现象。我们预测有些患者的血细胞计数在第 28 天有可能不会恢复正常，如果这种情况出现，我们将会按照计划继续治疗，同时会按比例减少每种药物的剂量。这样的效果会优于推迟给药或改变给药计划。

最后，我们决定抛弃单药治疗的支柱——维持治疗。在某些单药治疗的研究中，就像卡彭正在进行的项目，当患者对治疗有所反应的时候会给予维持治疗。也就是说，在患者达到较好的部分缓解以后，会继续给予化疗直至肿瘤重新长出来。这种做法在当时很快就成为肿瘤治疗中不可或缺的一部分。不过这种治疗存在的问题是，与那些中途停止治疗、当肿瘤复发后再重新给予化疗的患者相比，接受维持治疗的患者生存率并没有改善，死亡仍然无法避免。

在进行 MOPP 研究的时候，我们计划当患者达到完全缓解的时候停止治疗，仅仅随访观察。只有这样做，我们才能够知道这种治疗方案能否真正治愈患者，而治愈患者正是我们期望的终点。

卡彭对此深恶痛绝。

"你们这么做是不道德的，"卡彭说，"维持治疗能够延长患者的反应时间。"我们站在 12 楼病房的走廊里，都在试图压低自己的声音，以免患者们听见争吵。

"但是并没有证据显示维持治疗能够延长患者的生存期。"我进行了反驳，"我们需要知道这种方法能否治愈患者。如果他们已经被治愈，就不再需要继续化疗了，而如果他们没有被治愈，迟些时候再继续治疗，结果也不会有什么差别。"

"如果是我的话，"卡彭对我说，"我会非常小心，不去四处卖弄'治愈'这个词。"他拂袖而去。

在弗雷的支持下，我们的计划得以继续进行，但是由于卡彭的干扰，事情又变得一团糟。

1964 年年初，我们开始在医学杂志和会议等相关媒体上做广告，为MOPP 研究招募患者。在广告中我们表明，希望招募那些罹患进展期霍奇金淋巴瘤、同时又没有接受过治疗的患者。不过，这会非常困难。在绝大部分医学中心，上门来就诊的霍奇金淋巴瘤患者，往往都是病情非常严重、处于晚期且接受过化疗的患者，通常用过苯丙酸氮芥，已经不能作为研究对象了。他们要么已经耗尽了保险，要么死亡已经无法逆转，仅希望能够抓住最后一根稻草。

他们都不适合作为 MOPP 研究的候选人。我们需要的是那些初诊的进展期患者，用来观察我们的治疗方案是否真的有效。如果结果显示 MOPP能够治愈霍奇金淋巴瘤，下一步我们将会使用 MOPP 治疗曾经接受过治疗的患者。我们还知道不会有多少来自华盛顿特区附近区域的应征者，当地的医生对 NIH 抱有敌对态度。我们拥有政府资金，为患者提供免费的治疗，他们认为这是不公平竞争。

如果患者远道而来，就存在一个安置的问题。MOPP 研究的规模要大于 MOMP，我们无法让患者都住在医院里。弗雷和弗莱雷克也曾经遇到过这个问题，当时他们说服了 NCI 化疗部主任戈登·朱布罗德，安排 NCI在贝塞斯达市区包下了一家汽车旅馆——城镇和乡村旅馆，无偿提供给患者及其家属居住。这间旅馆位于洛克维尔大道，步行就可以到 NIH。我们得到许可，能够把参加 MOPP 研究的患者及其家属安置在这间旅馆里，这样我们就可以招募来自全美国的患者了。

起初，患者的征募进展非常缓慢。首位入选的患者是一名 48 岁的女士，胸部有巨大的肿块。随后的两位都是 20 多岁的青年男性。我们使用 MOPP 方案进行治疗，3 位患者全部达到了完全缓解。由于此次我们选择的是前所未闻的 6 个月疗程，在这 3 位患者完成治疗以前，我们没有招募更多受试者。虽然如此，但是结果看上去非常不错。

与此同时，朱布罗德开始根据肿瘤的不同类型组建工作组，每个工作组的成员来自于不同的医院和大学。他希望协同工作能够加速研究进程。汤姆·弗雷被任命为淋巴瘤工作组的负责人。1964 年春，就在我们开始 MOMP 研究之后不久，淋巴瘤工作组在 NCI 召开了第一次会议，弗雷要求我在会议上就当前进行的工作做一次非正式的演讲，同时概述 MOPP 化疗方案。

会议在一间大会议室内举行，有大约 20 位医学界泰斗参会，绝大部分都是血液学教授。所有人围坐在一张长椭圆形的桌子旁边，胳膊挨着胳膊。弗雷主持会议，他希望在座的每个人都能够按照顺序介绍一下自己在原单位正在进行的工作。从坐在我左侧的专家开始，顺时针进行，我将是最后一个。当一半人员介绍完毕的时候，我就发现他们正在进行的工作都是枯燥无味的，只不过是比较一种药物与另一种药物的疗效，没有人有所创新，没有人提出新的计划或假说并进行测试，患者的生存率也没有改善。

当轮到我的时候，弗雷说："文斯，到黑板这儿来，一边写一边汇报你的工作吧。"我颤抖着站起身，拿起粉笔开始在黑板上书写。这里的气氛与"叽叽喳喳的白痴协会会议"完全不同，整个会场一片死寂，每个人都能听见粉笔与黑板摩擦所发出的吱吱声。写完以后，我转过身面对同行。很明显，他们都惊呆了，尤其是当我告诉他们进行 MOPP 研究的目的是为了治愈霍奇金淋巴瘤的时候。来自杜克大学的著名教授韦恩·兰德勒斯是当年治疗霍奇金淋巴瘤最常用药物苯丙酸氮芥的研发者，他面部肌肉抽动着举起了手。"德维塔医生，"他对我说，"当你对患者这样做以后，他们还和你说话吗？"

我明白兰德勒斯是什么意思。他并不相信我们能够治愈霍奇金淋巴瘤，他认为我们的治疗方案除了使患者遭受苦难以外，不会有什么作用。弗雷改变了话题，使我不必再与兰德勒斯纠缠下去。通过我，弗雷向工作组清楚地传递了信息：你们没有任何新东西。其他人的回击同样明确：你们这几个人是疯子。

我们的研究进展得非常顺利，但是支持研究继续下去的基础出现了动摇。位于得克萨斯州休斯顿市的 MD 安德森癌症中心是当时全美的 3 所独立癌症中心之一，院长 R. 李·克拉克是一位肿瘤外科医生，也是该癌症中心的创建者。起初 MD 安德森癌症中心并不能进行化疗，不过克拉克意识到化疗领域正在快速发展，为了确保 MD 安德森癌症中心能够处于肿瘤治疗的前沿位置，他一直在向弗雷施压，希望弗雷能够在 MD 安德森癌症中心开展化疗。

传闻克拉克已经数次招揽弗雷，不过弗雷拒绝了他。有人透露，克拉克每个月都会给弗雷打电话，告诉他由于拒绝去 MD 安德森癌症中心而损失了多少薪水。弗雷有 4 个孩子需要抚养，同时他还负责照顾妹妹的孩子，克拉克能够支付的薪水至少是弗雷作为公职人员所能获得的薪水的 5 倍，因此，虽然弗雷拒绝了克拉克，但他一定非常痛苦，我认为他不会坚持很长时间。

对我来说，这可不是一个好消息。我的经历告诉我，如果想做一些与医学主流不符的工作，就需要有位居高位的人员（他的地位要足够高）来帮助我们排除干扰，就像朱布罗德为弗雷和弗莱雷克所做的那样。在上一年的大部分时间里，我都待在病房里，能够观察到弗莱雷克的一举一动。可以看出，他非常喜欢冒险。我很清楚朱布罗德一直在利用自己的权力和威望保护着自己的员工，我把他称作"一把大伞"。

反过来，弗雷也是我的保护伞。如果没有他，我不确定自己还能否继续 MOPP 实验。我也不知道，如果没有他，弗莱雷克将会怎样。弗莱雷克一如既往地暴躁，没有弗雷坐镇，他不可能在 NCI 待下去。我敢打赌，如果弗雷离开，他一定会把弗莱雷克带走。

MOPP 实验虽然规模很小，但是进展非常顺利。在不知不觉之中，我们为期两年的临床助理工作就要结束了，又到了一个抉择时刻。乔治·卡内洛斯将会回到马萨诸塞州综合医院，随后将会去伦敦汉姆史密斯医院，在伟大的英国血液学家约翰·达基亚爵士的指导下接受进一步的培训。杰克·莫克斯利打算回到波士顿的彼得·本特·布莱海姆医院。他们就像旅鼠一样，准备回家了。

而我却不打算回华盛顿特区总医院。我对自己的学历有些不自信，因此我向两所一流的医科大学杜克大学和耶鲁大学所组织的医学培训项目分别递交了两年期住院医生的申请。杜克大学曾经拥有尤金·斯特德教授，而保罗·比森教授曾经在耶鲁大学工作过。这两位都是传奇人物，被认为很有可能成为伟大的威廉·奥斯勒爵士的接班人。（威廉·奥斯勒被称为内科医学之父，也是约翰·霍普金斯医学院的 4 位创始人之一。）

两个培训项目都批准了我的申请。尽管我在 NCI 的学习课程与传统的培训计划有所偏离，但两所大学都告知我不必再接受传统培训。最终，我选择了耶鲁大学。在第一年的头 6 个月时间里，我将在耶鲁大学纽黑文医院担任住院医师，随后我会在耶鲁大学退伍军人医院担任 6 个月的住院总医师。在第二年，我将作为一名血液病研究员师从血液病主任斯图尔特·芬奇。

拉尔希望我留在 NCI，我打算去耶鲁大学的计划使他非常不满。作为吸引我回来的条件，拉尔告诉我，在我离开的这两年时间里，他可以保留我的编制和待遇。这真是一个好消息。作为一名耶鲁大学的高年资住院医师，我每年能够挣到大约 4000 美元，而在 NCI，作为拥有少校军衔的公共卫生署工作人员，我的年工资可以达到 11000 美元。我很快就接受了拉尔的提议。

1965 年 4 月，在我 NCI 临床助理工作结束之前的 4 个月，弗雷最终还是离开了 NCI，前往 MD 安德森癌症中心。正如我担心的那样，他把弗莱雷克也一起带走了。截至 1965 年 7 月，在我前往耶鲁大学之前，我又为 MOPP 研究招募了 5 名患者并开始治疗。保罗·卡彭许诺他会在我离开的期间帮我继续照顾这些属于 MOPP 研究的患者，但我并不确定他是否值得信赖。因此，我请求阿特·瑟派克继续招募 MOPP 患者，他在巴尔的摩负责淋巴瘤项目。我答应他在所有根据 MOPP 实验所发表的文章中，将他列为共同作者。

我很满足这个结果，我将要去参加精英培训项目，而 NCI 为了让我在培训结束后能够回来继续工作，会一直为我支付工资。不过我还是很担心 MOPP 实验，在未来的两年里我无法参与这项实验，这段时间有点太长。

在耶鲁大学，我很快就意识到，由于拥有丰富的经验，我完全能够独立进行临床工作，已经遥遥领先于我的那些同辈。在某些方面，我的经验甚至超过我的主治医师，虽然在技术等级上他们是我的上级。

不过，在医学界技术等级是非常重要的。人们一眼就能够从衣着上识别出医疗人员的尊卑次序。住院医师需要穿着白裤子和白色的短上衣，而高年资医生会在日常衣服外罩一件白大衣。如果在上下级医生之间出现了不同的观点，穿着白大衣的上级医生自然而然地会取得胜利。

虽然在技术等级上我只是一个住院医师，但是由于在 NCI 我已经见过了太多的白血病和淋巴瘤患者，因此，与那些高年资医师相比，我常常能够提出更佳的治疗方案。

在 NCI，我经常遇见铜绿假单胞菌感染的患者，我能够轻易地把那些存在假单胞菌直肠感染的患者识别出来。弗莱雷克曾经教过我，因此我知道，对于一个白细胞计数正常的人来说，由铜绿假单胞菌引起的感染常常会在直肠周围形成充满脓液的大脓包，我们在查体的时候就会触及，而白血病患者由于缺乏功能正常的白细胞，无法将白细胞聚集在一起形成脓肿。所以，一旦患者在查体的时候出现直肠区域的压痛，我就会考虑铜绿假单胞菌直肠感染的可能，如果患者同时存在高热，就足以使我意识到患者需要立即使用强力抗生素，并且需要采取静脉点滴的给药途径，因为这是生死攸关的大事。

假单胞菌脑膜炎的情况与此类似，我同样是从弗莱雷克那里学会如何去治疗的：直接使用多粘菌素 B 进行鞘内注射，虽然在这种抗生素的包装上明确地写着禁止这样做。在耶鲁大学，我无法说服传染病学主任应如何识别假单胞菌感染的患者以及应如何治疗。耶鲁大学还是保罗·比森教授的根据地，他曾经撰文介绍联合应用抗生素的风险，因此，在耶鲁大学联合使用抗生素是不可能的事情，我只能眼睁睁地看着白血病患者死去。

白血病患者还常常会出现大叶性肺炎。这是一种影响大面积肺叶的肺部感染，通常被认为是由克雷伯氏杆菌或肺炎球菌等细菌导致的。但是在NCI我们发现，虽然看起来与普通的肺炎类似，但是引起白血病患者出现大叶性肺炎的病原体是一种被称为烟曲霉的真菌。对于大叶性肺炎的流行做法是使用抗生素，但是问题是真菌特别是烟曲霉对于普通的抗生素并不会出现反应，只能依靠一种难以使用的抗真菌药物进行治疗。弗莱雷克也曾经教过我如何使用这种药物。当我在耶鲁大学发现有患者出现相同情况的时候，我向传染病学主任做了汇报，但他并不相信我，即使是在实验室检查已经证实了我的观点时，他依然坚持认为真菌是污染所导致的，也就是说真菌是偶然被带到样本上的。当时为白血病患者进行抗真菌治疗并不是惯例，而很多患者由于得不到正确的药物而最终死于真菌感染 *

接受化疗的患者会因为缺乏血小板而出血，严重情况下会死亡。我试图在耶鲁大学输注血小板，但是我的老板、血液病主任也是我第二年学习的导师斯图尔特·芬奇认为没有证据显示输注血小板会有所帮助。他告诉我，是NCI的医疗主任纳撒尼尔·柏林（一位著名的血液学家）这么告诉他的。实际上，也正是柏林曾经在NCI以解雇威胁过弗莱雷克，要求他停止输注血小板。因此，在耶鲁大学，当患者出现出血症状的时候，我只能任由他们因流血过多而死亡。

我对耶鲁大学的失望在某一天达到了顶点，当时我把一位进展期霍奇金淋巴瘤患者的情况汇报给斯图尔特·芬奇。当我汇报结束的时候，他神秘兮兮地靠近我，然后说："不要把这位患者介绍给卡拉布雷西，他会对患者进行联合化疗。"

---

* 实际上，这位传染病学主任是一位非常优秀的医生，我从他的身上学到了很多东西。我们之间关于使用抗真菌药物的争论使他对曲霉病产生了浓厚的兴趣，并且深入研究了这种疾病，此后成为全美国治疗曲霉病的权威专家。

保罗·卡拉布雷西是耶鲁大学临床药理学部的负责人，建立这个部门是为了检验药理学实验室所研制药物的抗癌效果。氮芥的首次验证就是在该部门进行的，实际上它还是全美国设立的第一个肿瘤内科。卡拉布雷西是一名开拓者，他也出席了弗雷组织的会议并听取了我关于 MOMP 和 MOPP 的汇报。他私下里曾经告诉我，他对我的研究非常感兴趣。这样的人没有几个。

虽然卡拉布雷西支持联合化疗，但是他在耶鲁大学的同事却被吓坏了，都认为这种方法会对患者造成危害，他们甚至不愿意到卡拉布雷西所负责的部门轮转。芬奇并不知道我就是那个在 NCI 开发霍奇金淋巴瘤联合化疗方案的人，他告诉我给予患者姑息治疗，利用古老的药物——苯丙酸氮芥减轻症状，但不要试图去治愈它。

耶鲁大学唯一让人眼前一亮的地方就是拥有比森。不可否认，是比森提出了一次只能使用一种抗生素进行治疗的原则，但是其他人在理解其中含义的时候常常会犯断章取义的错误。我曾经和他一起工作。比森是一位众所周知的传染病专家，思路清晰，头脑灵活。观察他是如何工作的都是一件令人兴奋的事。在耶鲁大学，我们每周会有一次所谓的教授查房。在查房的过程中，我们会找出几个疑难病例向比森汇报，听取他的意见。每次我们都希望找到一个能够难倒他的病例。

有一周，我终于给他找到了一位棘手的患者，这非常令人激动。这是一位中年黑人妇女，患有不明原因的发热。不明原因发热常常被我们简称为 FUO，是指存在感染，但是无法确定感染的具体类型和部位。我们为这位患者进行了血培养，希望找到感染性心内膜炎（这是一种由于感染导致的心脏内膜的炎症）的迹象，结果却是阴性的。我们又进行了尿液培养，想看看是不是肾部感染，但还是没有发现。我们为这位女士进行了所有能够想到的检查，最终没有找到感染来源。在进行体格检查的时候，我也没有找到什么值得注意的体征，这位患者对我们来说完全是一个没有答案的谜团。

到了查房的那一天，我穿着刚刚浆过的白上衣和裤子，笔直地站在床旁，骄傲地向比森汇报患者的病史，没有漏过我所能想起的每一个细节。一群同样穿着笔挺白衣的住院医生和实习生在床边围成一个扇形，比森站在他们中间，彬彬有礼地听着我的介绍。他礼貌的举止总是令人印象深刻。

当我汇报完毕以后，比森走到患者的身边问她："你头痛吗？""是的。"患者的回答令我立刻感到无地自容，我忘了问这个问题。患者烫了一个当时非常流行的爆炸头，比森把手伸入患者的头发之中，抚摸她的太阳穴。在那里，原本平滑的颞动脉因为炎症而变得像减速带一样坚硬，同时患者因为疼痛而出现畏缩动作。

比森转过身对着我："她患有颞动脉炎，你还有其他需要汇报的病例吗？"随后比森走出了病房。

颞动脉炎是一种血管的炎性疾病，虽然不属于传染病，但是能够导致发热，也会出现头痛症状。我们在进行鉴别诊断的时候应该考虑到它。在通常情况下，我们进行诊断的时候首先会列出一个表单，上面包含所有可能的疾病，其中可能性最大的列在顶端，然后根据可能性的大小确定最后的诊断。颞动脉炎从始至终就没有出现在我的表单上，由于颞动脉的一个分支负责眼球后部的血液供应，一旦阻断将会导致失明，因此漏诊有可能会导致严重的后果。

而我就偏偏漏诊了。

我只考虑了在她这个年龄有可能导致发热的典型原因，我也没有问她是否存在头痛的症状。在查体的时候，由于她的发型，我也没有检查头皮。我感觉自己已经降格到医学生的水平了。当天在自助餐厅吃午饭的时候，我悄悄地坐在比森旁边，就漏诊的问题向他道了歉。我问他："你为什么这么快就做出了诊断？"

比森看着我说："文斯，每个人都知道我是传染病方面的专家，轮到我诊治病人的时候，所有能够导致发热的常见原因都应该已经被排除了，因此我常常从诊断表单的底部开始去查找那些最容易被忽视的病因。当我看到这个患者发型的时候，我就感觉没有人会仔细检查她的头皮，结果证实我是正确的。初级医生虽然每天都在关注患者，但是总会有所遗漏，而我变换一个观察角度，就常常能够发现问题。"

　　当时我已经学会了如何识别出那些我能够向其学习的人，比森就是其中之一。但是到了 1 月，我又一次遭受了打击。比森宣布他将去英国担任牛津大学内科那菲尔德教授（牛津大学的一种教授职位），威廉·奥斯勒爵士曾经担任过这个职位。这个消息使我不知所措，因为比森，我选择了耶鲁，而迄今为止，他也是我留在耶鲁的唯一原因。

　　我在比森去英国之前告诉他，希望与他共进午餐。在耶鲁大学医院的自助餐厅里，我们俩坐在一张圆桌旁边，人们从身旁纷杂地走过。无论如何比森都要离开了，我究竟还要失去什么？这样的想法浮现在我的脑海里，我把自己的感觉告诉了比森，还和他谈起了我在 NIH 的所见所闻、弗莱雷克等人对我的影响以及我在耶鲁大学努力说服其他人更加勇敢地治疗患者时所遇到的磨难。比森安静地聆听着。

　　当我的抱怨告一段落的时候，比森点了点头，然后对我说："文斯，让我给你讲一个故事。"在数年以前，比森曾经受邀到印度查房，那个病区主要致力于治疗伤寒病。这是一种细菌感染，通过被污染的食物和饮水传播。伤寒在美国非常罕见，但是在热带和亚热带地区却是一种常见病。

　　"查房的那个早晨，一名印度住院医师向我汇报了 25 例伤寒患者。"比森对我说，"这位住院医师把头两例患者称为'典型'的伤寒，而把随后的 20 多例患者都描述为'不典型'的伤寒。我就问他为什么会把占据大多数的患者划归非典型？他告诉我：'比森教授，在你的书里，典型伤寒就是这样描述的。'"

　　当时，比森作为传染病专家参与编写了一本非常著名的医学手册。比森对我说："当时我告诉那位住院医师，在查房之前，自己只见过 3 例伤寒病患者。"实际上，比森一辈子所见的伤寒病患者还不如印度住院医师一天见到的多。对于伤寒，他的经验远远比不上印度住院医师，但是因为他的地位，印度住院医师宁可相信他所撰写的某些内容，而不相信自己的亲眼所见。

　　当我与这位著名的教授坐在一起的时候，我的技术等级对他来说一点也不重要，比森能够对一位低年资住院医生的观察结果表示支持，尽管这样做意味着否定自己。"在学习的时候，要用自己的眼睛去观察，亲眼所见的东西很可能是正确的。"比森告诉我。他还教给我关于相信自己直觉的一些重要问题。这顿午饭使我在几个月内所遭受的磨难都变得值得。

不久以后，比森的继任者菲尔·邦迪走马上任。他对于化疗的态度与芬奇一致，不希望在自己的病区内进行化疗。卡拉布雷西被扫地出门，而他的继任者是一位非常英俊的人，他完全沉迷于实验研究，几乎整天都在小鼠身上进行药物实验。

到了 1966 年 7 月，也就是来到耶鲁大学整整一年的时候，我接到了戴夫·拉尔打来的电话。他告诉我，如果我放弃第二年的血液学奖学金，他可以让我回 NIH 工作。在比森离开以后，耶鲁大学已经没有了令我留恋的地方。另外，上一年的经历使我意识到，正如斯特德和比森最初评价的那样，我确实已经不需要额外的培训了，因此我答应了拉尔的建议。

在弗雷和弗莱雷克离开以后，NCI 进行了改组。整个化疗部门还是处于戈登·朱布罗德的领导之下，而来自南加利福尼亚大学的血液学家西·佩里取代了弗雷的职位，成为内科分部的负责人。杰伊·弗莱雷克留下的位置还没人占据，并不是说随便一个人就能够代替他。

在我离开以后，保罗·卡彭为 MOPP 研究指定了一位负责人，但是他们两人并没有利用 MOPP 方案治疗任何一名患者。在巴尔的摩中心，阿特·瑟派克治疗了 6 名患者，初期结果看上去非常好。不过我还需要更多的患者，我又花了 6 个月的时间使研究走上正轨。到了 1967 年年初的时候，我们已经使用 MOPP 方案治疗了 30 名患者，所有的患者在治疗前都属于进展期，症状非常明显，经过治疗以后，90% 的患者肿瘤消失了。

1967 年 5 月，在 AACR 会议上，我介绍了研究的初步结果。正如我许诺的那样，在会议摘要上我列举的作者姓名是 V.T. 德维塔和 A. 瑟派克。

我们的结果与既往任何有关霍奇金淋巴瘤的研究完全不同。不过卡尔诺夫斯基曾经对我说过的话还在耳边回荡，因此我打算推迟发表论文，直到我们能够绘制出 4 年无病生存曲线。这是疾病已经被治愈的标志，从来还没有人在霍奇金淋巴瘤研究中做到这一点。

到了 1969 年，我们一共治疗了 43 例患者，我们准备把这些患者的治疗结果发表。1969 年春，我向 AACR 会议递交了另一份摘要，作为 MOPP 研究的进度报告。

此时，保罗·卡彭已经成为化疗部门内科分部的主任，而我替代他成为实体瘤病房的负责人。内科分部所发表的每一篇论文都需要卡彭签署同意书。尽管他曾经无数次地严厉批评过我们的 MOMP 和 MOPP 研究，他还是把自己的名字列在摘要的作者名单里，此时的名单变成了 V.T. 德维塔、A. 瑟派克和 P.P. 卡彭。

卡彭有在其他人的论文中添加自己名字的嗜好。当乔治·卡内洛斯作为高级研究员回到 NCI 的时候，他一如既往还是那么尖刻。他注意到，卡彭每每把姓名添加到作者列表之内，在文章中卡彭的姓名前常常会有一个词 "and"（和），据此，卡内洛斯把卡彭称为 "安迪"（根据 "and" 的发音而来）。有些人听见我们使用这个绰号称呼卡彭，当然了，我们只是在背后提到他的时候才会这样做。不过有人误以为这就是卡彭的名字，因此也会用 "安迪" 称呼卡彭本人。每当这种情况发生的时候，卡彭总会气急败坏地回答："我不叫安迪！" *

必须把卡彭的名字加入作者列表让我非常烦恼。摘要的作者名单需要与最终发表论文的作者名单一致。当我向卡彭提出在作者名单中加入汤姆·弗雷以及杰克·莫克斯利的时候，卡彭拒绝了。他认为弗雷他们不应该享受这种待遇，并不考虑起初是莫克斯利和我一起想出了这个利用联合化疗治疗霍奇金淋巴瘤的点子，而弗雷为我们扫清了道路。事实上，卡彭从来没有真正参与过这个研究。但是就这些问题与卡彭争吵，我一个人无

---

* 在我的这个故事中，有关卡彭的内容都是真实的。但是，我认为那是由于当时相互敌对的情境所致。卡彭本身是一个富有同情心且才华出众的医生和科学家。当我此后被任命为化疗部门主任、职位超过他的时候，卡彭离开了 NCI，成为威斯康星州综合癌症中心的主任。他在那里组建了一个迥然不同的癌症治疗中心。他是如此受到尊重，当他在 70 岁意外去世以后，该中心为了纪念他而改用他的名字命名。

法获胜。

我亲自对参与 MOPP 实验的每位患者进行了随访，其中也包括在巴尔的摩中心登记注册的患者。阿特·瑟派克只负责他们的日常治疗。我把每位患者的所有细节记录在一张大的图表上，平时我会把这张图表卷成一卷并随身携带。每当我带着它走过病房走廊的时候，临床助理们都很开心，并把它称为我的"死海古卷"。

考虑到卡诺夫斯基曾经对待我们研究的态度，我很清楚，当我们发表 MOPP 实验结果的时候肯定会受到他的诘难，质问我们是如何确保所有的肿瘤都消失了。为此，我们开发了一种全新且严苛的评估标准，判断在治疗结束的时候是否还存在肿瘤：在诊断之初，患者存在各种异常的检查结果，只有当全部的异常结果都恢复正常的时候，我们才会称达到了完全缓解，如果还存在异常的检查结果，我们就会再次活检。

通过淋巴管造影技术，淋巴结的状况能够清晰地显示出来。我们在患者的脚趾之间注射一种有颜色的造影剂，造影剂将会进入淋巴管，从而使淋巴管被染成蓝色。我们可以观察到蓝染的淋巴管从脚部开始往上变蓝，最终在腿部蓝色消失。此时造影剂进入了位于腿部或腹腔深部的淋巴管，我们再进行常规的腹部 X 射线照相，就能够观察到腹腔内淋巴结的情况。这种造影剂能够在淋巴结中留存 1 年的时间。在这个期间内，利用这种方法，我们可以观察那些我们原本无法看到或触摸到的淋巴结，同时患者还没有什么不适。唯一的问题就是患者的脚会变成蓝紫色，他们常常会因此互相取笑。

我们为全部患者每年进行一次淋巴管造影，连续 4 次。这样，我们在 5 年的期间里都能够观察腹腔淋巴结的变化。我们很快发现，当我们的患者进入完全缓解状态以后，即使连续 4 年不再继续接受治疗，也几乎不会复发，确实已经被治愈了。

根据严重程度，霍奇金淋巴瘤可以被分为 4 期，分别用罗马数字 I ~ IV 表示，数值越大，表示病程越晚。每期霍奇金淋巴瘤又被分为 A 和 B 两种亚型，其中 A 代表患者没有症状，而 B 意味着患者伴有淋巴瘤的症状。

B 型患者会比同期 A 型患者的情况更加糟糕。在 MOPP 实验中，88% 的患者都属于Ⅳ B 期，是病程最晚的那一种类型。

曾经有一位Ⅳ B 期患者，我从来没有见过霍奇金淋巴瘤患者能够病得如此严重。他持续高热，体重下降了 15 千克，全身各处（包括肝）都长满了肿瘤。他的状态太差了，我担心他很可能无法完成治疗，在化疗的过程中他就会去世。不过，仅仅经过了两个 MOPP 疗程的化疗，他就达到了完全缓解，所有的肿块都消失了。我们都有些难以置信，而患者自己也认为这完全就是一个奇迹。不过，类似的事情随后开始反复不断出现。

与 MOMP 实验不同，参与 MOPP 实验的患者都采取门诊治疗的方法，这也就意味着他们不必住院，只要按照约定的时间来化疗治疗室就可以了。如果患者就住在附近，则可以待在家里；如果来自外地，也可以待在小旅馆。在化疗治疗室，护士们会为患者进行静脉穿刺并开始输液。每位患者都会抱怨，刚开始静点氮芥时，口腔里就会出现金属异味。为此，护士专门在门旁放置了一大罐薄荷糖，在开始输液之前抓起一块薄荷糖扔进嘴里，成了每位患者的惯例。

在静脉点滴结束以后大约 45 分钟，恶心的感觉就会出现。在随后的 8 小时里，患者会呕吐不止。为了方便患者回旅馆，我们安排了班车接送，但是很少有人乘坐。坐车的时候，他们常常会吐到班车上，根本来不及下车吐到路边，因此大部分人都选择走回旅馆。从临床中心出发，他们常常沿着对角线的方向穿过国家医学图书馆周围的草坪，跨越围绕在 NIH 周围的高速路，最终抵达旅馆。我的一位患者曾经告诉我，他常常保留飞机上的呕吐袋，在回旅馆的路上使用。他不无幽默地说："当我呕吐的时候，那些开车经过的人员或者行人，没准以为我喝醉了，甚至有可能认为我是一个酒鬼。"

由于长期有人走过，在草坪上形成了一条没草的"裂缝"，边缘参差不齐，患者们给它起了一个绰号——化疗之路。几年以后，维护草地的人员彻底放弃了补种草坪的努力，干脆在此铺设了一条人行道，当时恰巧留在城里的患者在尚未凝结的水泥路面上刻下了自己姓名的首字母。

接受了几个疗程的 MOPP 方案化疗以后，患者们就像巴甫洛夫接受过刺激训练的狗一样，产生了条件反射，完全不必等到给药，只要看见我走进治疗室，甚至听见静脉输液架在走廊里被推行所发出的咯吱咯吱的声音时，就会开始呕吐。

在小旅馆里，患者们会感觉更舒适一些。在这里几乎所有的顾客都是癌症患者，他们来自各行各业，既有杂货商，也有大公司的首席执行官。无论是什么人，几乎无一例外都坐着轮椅，戴着输液器。

Ⅳ B 期患者相对来说更能够耐受不适，因为他们非常清楚自己的疾病有多么严重。另外，这些患者在治疗之前的症状都非常明显，经过 MOPP 方案化疗以后，随着肿瘤的消失，很快就会感觉到症状的减轻，药物的副作用完全能够被所获得的好处所弥补。一位患者曾经直言不讳："除此以外，我还有其他选择吗？就剩下死亡了吧。"虽然如此说，他并没有完全丧失信心。这些患者知道，他们都是挑战这种疾病的先驱，即便在饱受折磨的情况下仍然在英勇抗争。

处于 Ⅲ A 期的患者治疗起来会困难很多。当他们参与 MOPP 研究的时候，虽然淋巴结中存在肿瘤组织，但是没有症状。这些患者常常原本感觉不错，但是经过一个周期的化疗以后，反而会更加痛苦了。由于这个原因，很难说服他们要想活下去就必须接受治疗。

我曾经有一位患者，他是住房和城市发展部部长之子。他来就诊的时候只有 18 岁，患有 Ⅲ A 期的霍奇金淋巴瘤，身体状况良好。他在进行常规 X 射线检查的时候发现了肿瘤。对于这种疾病来说，在相对较早的时期就被确诊是非常幸运的，也更容易被治愈。但是在一个周期的 MOPP 方案化疗以后，他拒绝继续治疗，自动出院了。他认为我们把他的病治得更加严重了。

他的推论也不是完全无理取闹，当时我们虽然对自己的治疗方案非常乐观，但是也不能确保治愈每一位患者。不过，对于他来说，替代治疗效果不佳，几年后他还是因为霍奇金淋巴瘤去世了。

在因为使用"完全缓解"一词而被卡诺夫斯基公开羞辱 4 年以后，我再次回到 AACR 汇报我们最新的研究结果。在 4 年以后，MOPP 方案的完全缓解率为 80%，这是有史以来得到过的最高值。与此同时，我们绘制了不伴有肿瘤复发的生存曲线。结果显示，从第二年开始，曲线变得平缓，意味着复发率随着时间在逐渐下降，这也是根治疗法的标志之一。

当我汇报完毕的时候，会议主持查理·胡戈里在提问开始之前先发表了评论，这一次的评论完全是正面的。查理是一位知名的血液病专家，同时还是东南癌症研究团体的主席。这个组织由十几个单位构成，是一个大型的临床试验协作组。查理对治疗霍奇金淋巴瘤有丰富的经验，他知道我所介绍的治疗效果与既往任何人所观察到的结果迥然不同，他陈述了自己的观点并表达了对我的支持。听众的反应也同样令人满足，没有人再诘责使用"完全缓解"一词的问题。

1970 年，也就是一年以后，我们在《内科医学年鉴》上发表了 MOPP 研究的结果，其中共包含 43 例患者。此后，这篇论文成为了该杂志有史以来被引用次数最多的文章。

考虑到 MOPP 化疗方案彻底背离了传统治疗，该文从医学界获得如此肯定的回应出乎我的意料。化疗专家们第一次真正意义上拥有了治愈患者的治疗手段。

1974 年，化疗专业（也就是现在所谓的肿瘤内科）正式成为内科学里的次级专业，拥有了自己的考试委员会。这个曾经被认为充满了危险骗子的领域开始受到尊重，化疗也被公众认可，成为一种新的治疗途径。我很欣慰，在这个过程中，MOPP 实验起到了促进作用。

但是，并不是所有人都很激动。有些人在观望，还有人公开对 MOPP 表示怀疑并拒绝使用它来治疗患者。事实上，有些医生依然对 MOPP 抱有敌对的态度。最糟糕的反应来自于那些放疗专家。当时，他们能够自由地治疗各期淋巴瘤患者，也包括霍奇金淋巴瘤，只有当他们治疗失败以后才会把患者转给内科或化疗专科医生。

随着 MOPP 逐渐被认可，几乎全部进展期的霍奇金淋巴瘤患者都开始接受 MOPP 治疗，其中的大部分都被治愈，也就不再需要放疗来缓解症状。

与此同时，考虑到斯基珀的"逆相关规则"，我们有理由相信，既然MOPP能够有效地治疗那些肿瘤细胞更多的晚期患者，对于那些早期患者的效果就应该更好。很快，我们就明智地决定在早期霍奇金淋巴瘤患者之中比较 MOPP 方案化疗和放疗的疗效差异。结果显示，化疗后达到完全缓解的患者数量是接受单纯放疗的两倍。

这是一个令人吃惊的结果，以至于绝大部分放疗专家拒绝相信这是真的。他们选择在放疗的同时加用 MOPP 化疗作为一种妥协和让步。放疗专家开始不再被作为转诊对象，新确诊的病例逐渐转向化疗专家。为此，许多放疗专家宣布，在针对早期霍奇金淋巴瘤患者的大规模实验中，每名患者都必须在放疗的基础上接受其他的治疗，否则他们将拒绝参与这些研究。这也就意味着我们再也无法衡量做与不做放疗的效果差异。

我的一位同事是全世界最大的霍奇金淋巴瘤临床试验协作组的负责人，他曾经私下里告诉我，由于放疗专家常常会率先见到早期霍奇金淋巴瘤患者，为了获得足够的病例数，他就不得不和放疗专家合作，为每组患者进行放疗。因此，许多患者接受了实际上并不需要的放疗。

这些放疗专家之所以这样要求就是想确保无论研究的结果如何，他们都能够在未来的霍奇金淋巴瘤治疗中占据一席之地，尽管我们的结果已经显示，对于霍奇金淋巴瘤来说，放疗并不是必需的。同时，我们还有理由相信，放射性暴露会将患者置于在将来的某个时候罹患其他肿瘤的风险之中。

老派的化疗专家，也就是从第二次世界大战之后就开始尝试化疗的那一代人，同样不感到激动。他们不喜欢被别人超越，使其放弃自己所认为的标准化疗方法非常困难。他们只是利用化疗缓解症状，无论在什么时候，一次也只使用一种药物，尽管这样做并不会发挥作用。

就在我们的论文发表之后不久，来自杜克大学的兰德勒斯教授（就是他曾经问过我，当我给患者治疗以后，他们是否还和我说话）在一次协作组会议上指出，只要给药时间超过 MOPP 的总疗程，只使用氮芥一种药物，他也能够获得与 MOPP 方案类似的效果。为了证实他的说法，他建议进行一项为期 6 个月的随机实验，比较 MOPP 和氮芥单药的疗效差异。

我非常惊讶，氮芥由来已久，但是从来没有人报道过这种治疗效果。随后，东南癌症研究团体承担了这项研究，为了降低所谓的毒性，研究中所采用的 MOPP 方案减少了给药剂量。最终的结果显示，即便是削减版的 MOPP，其效果也明显优于单用氮芥。

在得出实验结果之后不久，兰德勒斯教授邀请我到杜克大学参加有关 MOPP 的病例研讨会。当发言结束以后，我从讲台上向下望去，看见正微笑着的兰德勒斯。我问他是否还记得曾经问过我治疗以后患者还和不和我说话。

这已经成了我们之间的玩笑，兰德勒斯笑了。随后我对听众们说，我的回答是我的患者还会和我说话，而且会说很长时间。

尽管 MOPP 能够成功治愈霍奇金淋巴瘤，但要想取得理想的效果还存在一些问题，其中之一就是必须一丝不苟地遵照我们所设定的剂量和时间表给药。我们在制定 MOPP 给药方案的时候非常小心，已经考虑到各方面的问题，但是其他的医生（无论是来自主要的癌症中心、医学科学研究中心还是私人诊所）在给予 MOPP 的时候，无一例外总会更改药物剂量或给药时间表。

1971 年，就在我被任命为 NCI 内科分部主任之后不久，MSKCC 化疗服务部主任巴尼·克拉克森邀请我去他那里，在进行病例研讨的时候做关于 MOPP 的演讲。不过同时，他警告我，我很可能不会受到热情的接待，MSKCC 无法让 MOPP 发挥作用，这场演讲将会演变成为一场质证。

我知道 MOPP 有效，因此接受了邀请。我的父亲是纽约市一家银行的经理，他非常想看看自己的儿子是如何工作的，因此，他询问我像他这样的非医学专业人员是否也能够参加病例研讨会。我有些踌躇，因为我知道此行不会顺利，很可能要与其他医生发生唇枪舌剑般的争论。不过，他听起来是如此渴望，我同意了。

MSKCC 是一栋非常雄伟的建筑，位于 67 大街和 68 大街之间，从第一大道直至约克大道，占据了一个完整的街区。这片土地原本属于劳伦斯·洛克菲勒，洛克菲勒家族把它捐赠出来，建成了这个癌症中心。

传闻当时洛克菲勒家族财产超过 50 亿美元，这个数值很可能被严重低估了，因为劳伦斯·洛克菲勒个人就拥有这么多钱。MSKCC 倾向于接待富裕阶层以及国际客户，在它的员工群体中，肿瘤外科医生处于支配地位，这些知名的专家曾经在全国推广根治性乳房切除术，掌控着全国的外科发展趋势。

戴维·卡诺夫斯基曾经负责 MSKCC 的全部化疗项目。当我在 AACR 汇报 MOMP 研究结果的时候，正是他把我批驳得体无完肤。卡诺夫斯基被某些医生特别是 MSKCC 的医生认为是化疗之父，并被当作神来崇拜。他们认为卡诺夫斯基是不可能犯错的。在第二次世界大战期间，卡诺夫斯基曾经参与美军的化学检测项目。在位于马里兰州的阿伯丁，他和其他的科学家一起引爆芥子毒气，随后收集提前留置在实验场地的动物，观察芥子毒气对动物的影响。

当我在 MSKCC 演讲的时候，他已经因为肺癌去世了，虽然他在一生中从来没有抽过一根烟，但不能排除是曾经吸入的芥子毒气导致了他罹患肺癌。

卡诺夫斯基的门徒，包括欧文·克拉考夫、约瑟夫·布切纳以及巴尼·克拉克森都被他的伟大所感动。同时，他们还都持有一种态度，那就是如果某一种治疗方法不是来自于 MSKCC，就不可能是优秀的，尽管就我看来，当时他们所开发出来的绝大部分东西对于本领域的发展并没有什么作用。当时 MSKCC 是全美国最大的癌症治疗中心，也被认为是最好的，与卡诺夫斯基的门徒对阵绝对是一个挑战，不过我对自己的工作成就感觉良好，对迎接挑战跃跃欲试。

我汇报了我们令人惊讶的无复发生存数据，反响并不热烈，这并不出乎我的意料。几位知名的肿瘤专家开始陆续宣称 MOPP 不起作用。坐在头一排的克拉克森先放任听众的提问和指控持续了一段时间，随后站起来，他认为我们的数据可能有误。而白血病专家约瑟夫·布切纳低声嘟哝着自己的意见，与卡诺夫斯基曾经的批评没什么区别。有人认为 MOPP 之所以在 MSKCC 不起作用，是因为我们治疗的都是相对容易的病例，而在 MSKCC 接受治疗的都是难治性的病例。在各种推测中，这是最友善的一种，虽然我知道它也并不正确。

我决定问他们一些问题。我直视着巴尼·克拉克森，说道：“巴尼，请告诉我你们是如何给予 MOPP 方案化疗的。”

我发现这个问题使他紧张不安。我有充分的理由相信整个事件早就筹划好了，他们原本认为，当巴尼站起来的时候，我就应该屈服了。但是我并不是一个容易屈服的人，同时巴尼也知道我为什么会问这个问题。他描述了 MSKCC 的给药方案。在没有任何对比实验的基础上，他们用自己最中意的烷化剂——噻替派代替了氮芥，给药剂量同样是他们偏爱的剂量。MSKCC 的化疗专家认为，噻替派的效果更好也更容易使用。事实上，最根本的原因是噻替派是由他们的神——卡诺夫斯基开发的，是 MSKCC 自己的药物。由于噻替派对骨髓的作用很不稳定，我们无法预测到底多大剂量会导致骨髓抑制，因此它在别处并没有被广泛使用。即便如此，噻替派依然是烷化剂在 MSKCC 的唯一选择，只不过通常只给予非常小的剂量。

在 MSKCC，由于甲基苄肼会导致呕吐，它的剂量被减少了一半。而长春新碱也因为神经损害的副作用，剂量被大幅削减。同时，MSKCC 的化疗专家希望，在下一次化疗开始之前，上一次化疗所导致的副作用能够完全消失，因此他们将两次化疗之间的间隔最少延长了两周。他们并没有考虑到随着间隔的延长，肿瘤也重新站稳了脚步。现在我确实知道为什么 MOPP 在 MSKCC 不起作用。

“你们没有读过我的论文吗？”我质问，“还是你们没有意识到保证 MOPP 方案的完整性，使用足够的剂量，严格遵照给药时间是多么重要？”

我站在讲台后面，俯视着观众，整个会场由于震惊而安静了下来。在这个问题上，通常没有人会挑战 MSKCC，也没人会挑战巴尼·克拉克森。我在会场上看到有很多外来的医生，他们非常高兴这种角色的变换。

MSKCC 并没有证据支持这么做，他们只是不相信在我们的时间表中存在任何逻辑性，他们也从来没有像我们一样在科学的基础上开发治疗方案。

换句话说，在 MSKCC 实施的 MOPP 根本就不是 MOPP，只是一个软弱无力的仿制品。事实上，MSKCC 把它称为 TOPP（T 代表噻替派）。问题是，这个方案没有经过仔细设计和彻底验证，完全不能发挥作用。尽管患者认为他们接受了最高水平的治疗，但事实却不是这样。

从我的角度来看，所有我们深思熟虑后所产生的原则都已经被抛出窗外了。

这样过了大约一个钟头，我的脾气彻底爆发："上帝啊，你们为什么要这样做？"

在观众席上有一个声音脱口而出："文斯，我们绝大部分患者都是乘坐地铁来 MSKCC 的，我们不希望他们一路吐着回家。"

我目瞪口呆，然后面对观众说："如果问病人是选择呕吐但会治愈癌症，还是不用呕吐却会死亡，你们认为他们会不会选择乘坐出租车？"

观众们都笑了起来，我认为自己已经清楚地表明了观点。

在离开礼堂的路上，父亲追上了我。会议开始以后，他就溜进了会议室，没有人注意到。我们一起去吃午饭，我发现他有些不安。父亲知道我在 NIH 工作就意味着我很优秀，他问我既然我的成果这么出色，为什么 MSKCC 会如此争论不休？

我试图向他解释科学研究的方法以及医学是如何发展的：我们会把研究数据提供给每个人，然后进行讨论。但是我的父亲与很多人一样，相信医生是一个无私的精英群体，无论在智力还是风度上都应该高人一筹，他在礼堂中的所见所闻使他感到困惑，我们的举止不像是简单的专业分歧。直到分开的时候，他依然看上去有些惴惴不安。

我并没有和父亲讨论，当看到其他医生为了满足虚荣心而随意改变治疗方案的时候，我有什么感觉。我认为他不会理解，他甚至都不会相信我，他仍然认为医生不会这么狭隘。老实说，我也为 MSKCC 医生的所作所为感到羞愧，同时也为他们的患者难过。

我很清楚 MSKCC 问题的根源所在：医生们对于化疗能够治愈癌症并

没有信心，或者他们并不认为进展期癌症能够被治愈，也许这两种想法都存在。在这种情况下，为什么还要难为患者呢？当我们认为一项治疗并不能治愈患者的时候，我们就会对它进行随意修改。这种情况被证实是一个广泛且永恒的主题，并不局限在 MSKCC 之内。

除此以外，MOPP 的潜在副作用也让医生感到恐惧。他们对这种恐惧最常见的反应就是降低剂量和调整时间表。计算药物剂量的时候需要考虑患者的体型。因为肾和肝负责排出有毒的代谢产物，药物剂量是否合适与这些器官的血流相关，而反映这些器官血流的最佳指标是体表面积。简单地说，体型较大的患者需要更多的药物，一个小老太太和一位相扑运动员不可能用相同的剂量治愈。在 MOPP 方案中，对于每平方米体表面积我们会给予长春新碱 1.4 毫克，不考虑最终计算出来的结果是多少。

但是其他大部分人员会限制剂量，这主要是因为斯坦福大学一个研究小组的一项实验。在一位著名化疗专家的领导下，来自斯坦福大学的这个研究小组重复了 MOPP 实验。他们选择了合适的给药剂量和时间表，得到了与我们相似的结果。但是由于担心长春新碱的副作用，他们建议在未来的治疗中长春新碱的剂量不要超过 2 毫克。这对我们来说没有任何意义。在治疗过程中，我们确实观察到了长春新碱对神经的损伤，但是当患者进入缓解状态以后，他们的神经损伤都恢复了。

我曾经治疗过自己的一位同学，他是一名神经外科医生。在经过 MOPP 方案化疗以后，他一度不能进行手术，但是一年以后，他的神经功能完全恢复并重返手术台。还有一位吉他演奏家，在化疗以后，他自己无法扣上衬衣的纽扣，更不用说演奏了。同样在一年以后，他又能够参加音乐会演出了。

斯坦福大学的研究论文永久地将长春新碱的总剂量固定在 2 毫克，不考虑体型的大小。随后所有的协作组在使用长春新碱的时候都会选择这种修改过的剂量，还同时削减了其他药物的剂量。这种做法是错误的，如果我们计算体表面积，绝大部分患者都需要更大的剂量。

如果我们向患者解释剂量问题，他们都会愿意冒着出现毒性的风险，选择更大的剂量，因为他们知道这样做的回报是增大活下去的机会。尽管很多医生认为这样做是将患者置于痛苦之中，但是对于已经面临死亡的患者来说却并不是这样。一位患者曾经向我透露，每当他从 NIH 临床中心侧门离开的时候，都会走到大楼西边用于装饰的小水池旁边，脱下鞋袜，蹚水走过水池。我对这个水池只有朦胧的印象，完全不知道它的重要意义。患者告诉我，在《圣经》的《约翰福音》中提到，耶路撒冷有一个毕士大池，亚拉姆语的意思是"怜悯之家"或"恩赐之家"，据说可治百病，而 NIH 位于贝塞斯达，尽管并不是《圣经》中的毕士大，但两者同名。这名患者问我，到底是什么发挥了作用，是 MOPP 还是池水？我告诉他，无论是什么发挥了作用，只要有效就好，我们接受能够得到的一切帮助。

另一方面，很多医生在选择剂量的时候较少考虑到对患者的疗效，而是更加关心是否会被起诉或者如何使收入最大化。患者并不知道药物剂量的重要性，医生一旦省略这些信息，他们就不会奋力争取较高的剂量。

我曾经和我的朋友约翰·本内特一起工作了几个小时。他在罗切斯特大学医学中心工作，这所中心也是美国主要的癌症中心之一。本内特说他应用 MOPP 方案疗效也不佳。我查阅了他所治疗的患者的全部资料，并且当他与患者交谈的时候坐在诊室里旁听。我发现，当面对患者的时候，他自己无法说出"治愈"这个词，并且在治疗每一位患者的时候都削减了剂量，调整了时间表。与绝大部分医生一样，他调整剂量的原因并不是曾经遇到过严重的副作用，而仅仅是出于对副作用的恐惧。

我曾经出席过哥伦比亚特区医学会所组织的会议，一名当地的肿瘤学家严厉地斥责我，说我所报告的某些内容是无用的。当我问他是如何治疗的时候，我已经猜到了答案会是什么样子。他告诉我，由于担心会导致严重的恶心，他没有使用甲基苄肼。他还认为长春新碱的毒性太大，因此只给了氮芥和一些激素。"你就是这样治疗的，但是我没有看到你所报告的结果。"当然不会有结果，因为他已经把 MOPP 修改得面目全非。

一位来自怀俄明州米德韦斯特市的外科医生给我打电话，他利用 MOPP 方案治疗了一位年轻的女性，属于霍奇金淋巴瘤Ⅲ A 期，但是没有达到完全缓解。我告诉他，我们当时还不接受那些已经被治疗过的患者。由于我们从来没有Ⅲ A 期霍奇金淋巴瘤治疗失败的病例，因此我向他详细询问了给药方法。这位外科医生告诉我，他根据需要每隔大约 3 个月才会给予 1 个疗程的化疗。我非常好奇他究竟有没有读过我的论文，更好奇为什么进展期淋巴瘤患者会由外科医生治疗。同时，我感到非常遗憾，这位年轻女性错失了治愈疾病的最佳机会。

欧洲的情况更糟，在那里很多人的思维方式甚至与我们都不太一样。意大利实业家欧亨尼奥·切费斯的儿子被发现罹患霍奇金淋巴瘤，已经处于进展期。我的熟人、一位来自米兰的病理学家在检查了他的活检切片以后与我联系，他告诉我切费斯希望我能够到意大利来看看他的儿子。当听到这位年轻人正在接受米兰风湿病学家的治疗时，我蹙起了眉头。风湿病学家通常会治疗关节炎等疾病，肿瘤并不是他们的专长。我谢绝了邀请，因为请我过去完全是不必要的开销，切费斯只要穿过米兰市就能抵达意大利肿瘤研究中心，我的朋友詹尼·邦多纳已经开始在那里使用 MOPP 治疗霍奇金淋巴瘤。我相信，小切费斯在意大利肿瘤研究中心能够接受到良好的治疗。

不过切费斯拒绝把儿子送到意大利肿瘤研究中心。根据意大利的阶级体系，只有那些无法支付名医报酬的普通老百姓才会到意大利肿瘤研究中心做实验用的"豚鼠"。切费斯问我能否指导他的医生如何正确地给予 MOPP 治疗，我同意了，不过我要求先查看小切费斯的病历。通过病历我发现，小切费斯要比普通的意大利人高很多，大约有 1.9 米。较大的体表面积意味着 MOPP 中的所有药物都必须大剂量给药。在我与切费斯的医生商讨治疗方案的时候，他的英语非常流利，我知道他完全能够理解我的意思。我依据体型计算了小切费斯所需要的适当剂量，并再次向医生强调了严格遵照剂量和时间表给药的重要性。

在随后的 6 个月时间里，我数次收到关于小切费斯的情况报告，在治疗内容中每次都只有简单的一句话——正在使用 MOPP 方案化疗，没有其他任何细节。到了年底，小切费斯的情况恶化，他的父亲再一次请求我去看看他。当时我正计划到欧洲出差。3 周后，我将会在回程的时候去罗马见我的妻子，因此我同意顺路去米兰看看小切费斯。

切费斯高大健壮，秃顶，说话的声音非常轻柔，但是在举手投足之间都透露出权势。他的办公室高雅而肃静，布置着黑色的木质家具以及深色的皮座椅。所有的百叶窗都关闭着，屋里的光线昏暗，不过从切费斯的举止中，我还是能够发现他正在为儿子的情况而烦躁不安。我向他介绍了在 NCI 使用 MOPP 能够达到什么效果，切费斯没有说话，但是一直在耐心倾听，看上去陷入了深思。

我被开车送到小切费斯接受治疗的私人医院。当我走进病房的时候，3 名老医生正围在他的床边，每一位都穿着黑色的西装和白衬衣，系着黑色领带，满头华发，个个气度不凡，手里都还拿着手杖，不过看上去手杖的装饰作用要远远大于它们的实用性。整个病房就像普契尼的歌剧《贾尼·斯基基》中的一个场景，当患者静静地躺在床上抬头凝视天花板的时候，每一个聪明人都在发表意见。

当医生们看见我的时候，脸上出现了惊诧的表情。在意大利的文化信仰中，人们相信年龄越大的医生越是好医生，而我看上去要比实际年龄小很多，当时还穿着一身亮蓝色的绉条纹面料轻便西装。

我很快意识到，这些医生对我的蔑视在一定程度上表现为治疗上的保守。他们根本没有注意我关于 MOPP 所进行的说明。小切费斯身材高大，躺在医院的病床上时，脚会伸出床尾。但是，当我回顾病历的时候发现医生们并没有按照我计算出来的剂量给药，他们把剂量降低到只有象征性的作用，甚至不能治愈一只大号的老鼠。这样的治疗方法实际上只会导致肿瘤细胞更加耐药。

医生们的托词让我非常气愤，我把他们带出病房来到大厅里，在那里我说明了发生这种情况的原因，同时告诉他们我将向小切费斯的父亲汇报他们的所作所为。医生们觉得自己被侮辱了，但是我并不在乎。回到切费斯的办公室，我讲述了问题所在，并且再次建议切费斯将他的儿子送到意大利肿瘤研究中心，我对他现在的医生完全丧失了信心，他们不知道自己在做什么。切费斯对我的话不置可否。

切费斯向我问起了诊费的问题，我觉得没有必要，但是切费斯仍然坚持，因此我提议 300 美元。他看上去非常吃惊，起身离开了几分钟，回来的时候手里拿着一个信封。当晚，我们夫妇二人和朋友一起共进晚餐，朋友告诉我要的诊费太低了，低得有些荒谬。切费斯是意大利最富有的人士之一，他邀请了一连串的专家提供建议，每一位专家的诊费都不少于 1000 美元，难怪切费斯当时会如此惊讶。

我非常想知道切费斯对我的真实看法。考虑到我的外表以及低得荒谬的诊费，他一定会怀疑我是否真的知道自己在说什么。带着对小切费斯的担忧，我离开了欧洲。让我感到讽刺的是，他的父亲非常富有，但是却不能挽留住他的生命。

切费斯以及他儿子的医生再也没有与我联系。差不多一年以后，我的那位病理学家朋友告诉我小切费斯去世了。

我再一次意识到整个医学界的文化氛围以及一位医生的信仰体系是如何对患者的生命产生影响的。我想起了一部曾经导致了轰动的连环漫画，主角叫"波戈"。在其中的一幅画面中，他站在一面大镜子前，满脸震惊的表情，头发直立，帽子也飞了起来。在波戈周围，画着其他几位人物的肖像，包括约翰·米切尔（尼克松的司法部长）以及鲍勃·赫德曼和约翰·埃利希曼（尼克松最信任的两位助手）。漫画的标题写着："遭遇到敌人……敌人就是我们自己！"

第5章

抗癌之战

在 NCI，我们取得了肿瘤研究的进展，但是成果却并没有在其他机构中得到普及。VAMP 及其改良方案只是在田纳西州孟菲斯市的圣裘德儿童研究医院、纽约州布法罗市罗斯威尔公园癌症研究所、得克萨斯州休斯顿市 MD 安德森癌症中心以及曼哈顿的纪念斯隆 – 凯瑟琳癌症中心（MSKCC）被采用。

MOPP 化疗方案的情况更为糟糕，可以说褒贬参半。有些医生取得了良好的效果，但是也有人完全不相信它，更不会使用 MOPP 来治疗患者。还有些医生就像我在前面一章中所描述的那样，会随意修改给药方案，完全不考虑我们在设计 MOPP 方案时所采用的基本原理。

对于绝大部分医生来说，最大的问题是对化疗的副作用以及毒性的担心。特别是在私人诊所，它们的员工通常很少，缺乏医院那样的支持团队。私人诊所的医生在使用 MOPP 方案的时候，常常会担心无法达到患者所需的全部护理要求。即便如此，霍奇金淋巴瘤和白血病的死亡率也已经开始下降。尽管大多数人依然认为癌症就是彻底的死刑判决，事实上癌症治疗的局面已经在不知不觉中出现了转变，这种转变在很大程度上与我接到的一个电话以及不想接手的一位患者有关。

1969 年的一天，当时我是 NCI 内科实体瘤病房的负责人，我接到了丽塔·凯莉的电话。凯莉是一位化疗专家，我依稀记得我们曾经在癌症会议上见过面。"文斯，我有一位胆囊癌患者已经不能做手术了。"凯莉对我说，"他就住在哥伦比亚特区，希望就近接受治疗。"凯莉希望我接手这位患者，但是我的专业是淋巴瘤，距离胆囊癌十万八千里，而且我知道，对于胆囊癌来说，当时没有什么有效的治疗手段。"我希望能够帮上忙，"我委婉地拒绝了凯莉，"不过胆囊癌确实不是我的领域。"在友好地闲聊了几句之后，我们结束了通话。

10分钟以后，我的电话铃声再次响起。"我是西德尼·法伯。"拿起话筒后，我听见了一个洪亮而浑厚的声音。西德尼·法伯是哈佛大学的病理学家，因为开发出甲氨蝶呤而广为人知，而甲氨蝶呤是最成功的化疗药物之一。

法伯也打算说服我接手凯莉的患者，而我也再次解释我不是最合适的人选，随后礼貌地回绝了。法伯停顿了一秒钟，声音骤然加大："你会接手的！"我有点吃惊，但是我并不愚蠢，我实在没有办法拒绝法伯。

我当时并没有意识到这位患有不寻常肿瘤的患者（他的肿瘤几乎已经无法治疗）会对全国应对癌症的方式产生重大影响。我只知道在我接手之前他已经被几位医生接诊过，并且他们都是全国最受欢迎的医生，其中包括法伯，寻常人想见到他并不容易。我不清楚其中的原因，不过看上去这不是一个普通的患者。

一周以后，卢克·奎恩出现在我的办公室中。他身材瘦高，头发灰白，胡子修剪得整整齐齐，带着一副生人勿近的表情。"你好，奎恩先生。"我向他伸出手。"是奎恩上校。"他怒气冲冲地回答。事实上，在第二次世界大战期间，奎恩曾经是美国空军的一名官员。很快我们就意识到他非常习惯指挥别人。

我开始常规询问病史，在这个过程中，患者将叙述自己患病的过程。无论在什么时候，询问病史和体格检查都是医生最重要的工具，它们随时都可以使用，也不会对患者造成伤害。如果医生对某种疾病的自然发展规律很熟悉，通过问病史和查体就可以诊断患者的疾病以及分期。即使到了现在，我们已经拥有了许多快速扫描设备，我依然要求培训医生在对诊断无法确定的时候，要进行二次询问病史和体格检查。

"这些我在波士顿都做过了。"奎恩暴躁地将我的询问打断。

我尽可能耐心地向奎恩解释我需要亲自询问病史以及体格检查。"当我们为患者进行化疗的时候，需要了解患者的整体情况，抗肿瘤药物有可能会对诸如高血压以及肠道疾病产生显著的影响。"我向奎恩解释的时候想到了法伯所研制的甲氨蝶呤，身体状况正常的患者使用这种药物可能会出现胃肠道破裂，而对于已经存在胃溃疡或结肠病变的患者更有可能造成严重损害。我们都不希望在出现严重不良反应的时候措手不及。

奎恩瞪了我一会儿，然后极不情愿地开始讲述。当他发现自己的皮肤以及眼白变成深黄色的时候，就去找了私人医生，随后被证实出现了黄疸。黄疸只是症状，本身并不是一种疾病，那么是什么疾病导致了黄疸呢？奎恩的私人医生告诉他，他所罹患的是梗阻型黄疸，也就是说在他的胆道系统内的某个地方存在阻塞的情况，从而导致胆汁不能被正常排出。

这种梗阻在绝大部分情况下是由胆结石导致的，通常能够通过手术取走结石，解除梗阻。

奎恩的私人医生把他介绍给麻省总医院的克劳德·韦尔奇。韦尔奇是全美国最著名的腹部外科专家。当时，有几位教授被全美主要的医学院校誉为接近神的人，在德语中他们将会被称为"枢密教授"，这个词汇表明了皇家顾问的地位。韦尔奇就属于这几位教授之一，当教皇约翰·保罗二世在1981年遭受枪击以后，韦尔奇曾被召至梵蒂冈主持手术。能够让韦尔奇操刀做手术是另外一个暗示，说明奎恩拥有非常强大的关系网，不过当时依然没有引起我的注意。

奎恩的手术并没有按计划进行。韦尔奇发现导致奎恩出现黄疸的原因并不是胆结石，而是在胆囊周围存在着的一大团组织，局部结构非常混乱，并且挤压着胆囊。韦尔奇做出了"胆囊癌"这个死刑判决。为了让病理学家能够确诊，他切取了一小块肿瘤组织，随后就缝合了腹腔并宣称奎恩已经不适宜继续手术了。

我能够推测后续事件。由于韦尔奇无法提供帮助，他就把奎恩推荐给了丽塔·凯莉，看看能否进行化疗。由于当时只有氟尿嘧啶一种药物能够对胆囊癌起一点作用，奎恩的机会非常渺茫，加上他希望在自己家附近接受治疗，因此凯莉又试图把他推荐给我，她成功了。

在奎恩讲述完自己的故事以后，我开始进行体格检查。首先听了听他的心肺情况，随后使用眼底镜检查了眼底。我在奎恩的腹部触摸到一个包块，提示肿瘤有可能已经处于非常晚的阶段了。迄今为止，一切都在按照常规进行。

我把自己的手滑到奎恩的胳膊下面，开始检查腋窝，这里是腋窝淋巴结存在的地方，腋窝淋巴结的变化能够提供身体状况的蛛丝马迹。在正常情况下，这些淋巴结非常小，无法触及。当患者存在感染的时候，淋巴结里会充满白细胞，从而变得肿大，触摸的时候患者也会感到疼痛。如果淋巴结里充满了实体瘤细胞，例如乳腺癌或者肺癌的细胞，淋巴结触摸起来会非常坚硬。而如果是淋巴瘤，触摸起来就会像橡胶一样有弹性。

我触摸到了奎恩的腋窝淋巴结，感觉情况有些不对头。奎恩的双侧腋窝淋巴结都存在肿大的现象，并且有弹性。胆囊癌能够导致很多糟糕的事情，但是绝大部分都集中在肝部。这种肿瘤通常会停留在原发灶附近，我从来没有见过也没有听说过胆囊癌会导致腋窝淋巴结肿大，特别是双侧腋窝淋巴结肿大。胆囊和腋窝之间的距离非常远，在解剖学上也没有什么联系。奎恩的表现更像是一种影响全身淋巴结的疾病，也就是广义上的淋巴结病。很明显，之前的医生都没有注意到这一点，不过也有可能是我所见过的胆囊癌不够多的缘故。无论如何，奎恩的淋巴结情况使我对他到底得了什么病产生了兴趣，会是淋巴瘤吗？这种疾病我曾经见过很多，它能够导致全身的淋巴结增大，其中也包括腋窝淋巴结以及胆囊周围的淋巴结。是否有可能韦尔奇在手术中见到的并不是胆囊瘤，而是包绕在胆囊周围的淋巴瘤？这种情况同样能够阻塞胆管，从而导致黄疸。

我告诉奎恩，我对他的诊断有些疑问。这句话进一步激怒了奎恩，他冲我嚷道："我到这里来只是想继续我的治疗！"我很想知道是否已经有人告诉过奎恩患胆囊癌的可怕结局。在医生把患者移交给另一位医生的时候，会让患者随身携带自己的病理切片，这是一种惯例。我希望奎恩把切片给我，以便我们的病理学专家能够进行诊断。带着怒气，奎恩把装有病理切片的盒子递了过来。我把奎恩送到等待室，随后来到了科斯坦·贝拉尔的办公室。贝拉尔是我在 NCI 最欣赏的病理学家，他身材匀称，一头灰白的短发，面容看上去有些严厉，做什么事情都一丝不苟。贝拉尔说话的语速很快，但是吐字非常清晰，他喜欢一边观察病理切片一边把自己的发现讲给别人听。我很喜欢这种即兴的专题报告，从他那里，我学到了很多有关淋巴瘤的知识。

一位好的肿瘤医生永远不会远离自己的病理学家。这些病理学家负责确定诊断，这并不是一项容易的工作，误诊并不少见。就拿淋巴瘤来说，我们知道在全部被确诊为淋巴瘤的患者中，有大约 6% 的诊断实际上是错误的。不过我非常相信贝拉尔，在曾经与我合作过的病理学家之中，他是最棒的。

我告诉贝拉尔我对奎恩的诊断持怀疑态度，并把装有病理切片的盒子递给了他。贝拉尔把切片一张张拿出来，对着天花板上的吊灯仔细观察。随后，他静静地把切片放在显微镜下，当他看完最后一张切片的时候，停顿了一下，一只眼睛依然盯着显微镜的目镜，他对我说："我认为有可能是压缩失真。"

压缩失真是指外科医生在获取组织的时候无意间对组织造成了挤压，细胞出现变形，从而使鉴别不同类型的肿瘤细胞变得困难。胆囊癌的细胞是椭圆形的，排列紧密，而淋巴瘤细胞与它们起源的淋巴细胞相似，是圆形的，但是如果淋巴瘤细胞受到挤压，就有可能变成椭圆形，从而与胆囊癌细胞难以区分。

导致贝拉尔出现停顿的原因不仅仅是压缩失真。淋巴瘤细胞虽然能够导致淋巴结的扭曲变形，还可以部分地清除淋巴结的结构，但是，一位好的病理学家通常还是能够识别出淋巴结的外形轮廓，即使是在不使用显微镜的情况下，仅仅把切片对着光线，用肉眼观察。当贝拉尔这样做的时候，他非常确定在奎恩的切片中能够看到淋巴结的痕迹。

很可能波士顿的病理学家已经提前获知韦尔奇认为奎恩患有胆囊癌，因此在观察切片的时候受到了影响，而贝拉尔未受偏见的干扰，因此看到了大相径庭的结果。

我对贝拉尔的诊断并不感到意外，在此之前我就已经有了很强的预感，奎恩罹患的并不是什么胆囊癌，而是淋巴瘤。不过为了确诊，我们还是需要再次进行活检。我回到自己的办公室，待在等待室里的奎恩依然愤愤不平。我把他叫了进来，告诉他需要再次活检。事实上，在我的内心里真的不希望向他提出这个建议。奎恩怒视着我，我能感觉到他的大脑正在飞速运转，很可能是在犹豫，是不是应该站起来转身离去。我能够理解，虽然丽塔·凯莉向他强烈推荐了我，不过当时我太年轻了，刚刚 34 岁。当奎恩同意再次活检的时候，确实有点出乎我的意料。

这是奎恩所做的一项正确决定。新的活检结果显示，奎恩所罹患的是一种非霍奇金淋巴瘤，缩写为 NHL。这是一种非常拙劣的命名方法，在所有淋巴瘤中，我们把所有不是霍奇金淋巴瘤的都称为非霍奇金淋巴瘤。奎恩就像是驾着飞机十分偶然地在非常正确的地点着陆，但是哪怕一声谢谢我也没有听到。

当时我们正在为非霍奇金淋巴瘤研究一种新的联合化疗方案——C-MOPP，其中我们使用环磷酰胺代替氮芥，环磷酰胺也是氮芥的衍生物。这个方案的早期结果令人印象深刻，非霍奇金淋巴瘤的侵袭性要强于霍奇金淋巴瘤，但是经过治疗，大约 40% 的患者在超过两年的时间里一直处于缓解状态，这种结果是前所未有的。由于当时我们的工作重点都集中在霍奇金淋巴瘤，并没有发表关于 C-MOPP 研究结果的论文，这个治疗方案并不被人熟知，不过看起来，如果我们继续下去的话，就很可能再次利用化疗治愈一种难缠的癌症。对于奎恩来说，如果按照胆囊癌治疗，应该不会有什么结果，他将会死去，不过现在他有了活下去的机会。

我们为奎恩办理了入院手续，连续为他治疗了 3 个月。这是非常漫长的 3 个月，护士们恨透了奎恩。她们都认为奎恩是她们所遇见过的最傲慢、最苛求的患者。除了他自己占据的那张病床以外，他要求在房间里还必须空着另外一张床，以便他能够开展重要的业务，即便是我们没有包间，床位非常紧张的时候也是如此。当他需要服务的时候，会要求护士马上提供，否则他就一直靠在呼叫按钮上，直到护士出现为止，而并不考虑病房里堆满了需要处理的危重患者。他还会喋喋不休地抱怨食物。最令奎恩不能忍受的是当医护人员（也包括我）在称呼他的时候忘了使用"奎恩上校"一词，他会暴跳如雷。奎恩原本应该更有礼貌，因为这些医生和护士给了他一份不可思议的大礼，在他出院的时候，肿瘤的所有征象都消失了。这位曾经接受死刑判决的人再次获得了战斗的机会，但是任何人都没有丝毫印象，奎恩曾经说过感激的话。

为什么这位粗鲁的、令人厌恶的患者会在抗癌之战中占据重要地位？事实上，发挥重要作用的并不是他，而是他所认识的某些人。

围绕这位患者的整个事件反映了我在政治上有多么幼稚。我从来没有考虑过，为什么仅仅是因为非常普通的胆结石，奎恩就成为著名的克劳德·韦尔奇的患者，而且随后西德尼·法伯也参与了进来，这就好像是在临时拼凑的篮球比赛中，某人的队友中出现了拉里·伯德和迈克尔·乔丹一样。如果意识到了这一点，我很早就会知道奎恩的人脉关系是多么广泛，不过我是直到发现奎恩是社会名流和慈善家玛丽·拉斯克的雇员和密友之后才开始考虑这个问题的。

1969 年，我在国家癌症咨询委员会（NACC）的会议上第一次遇见了玛丽·拉斯克。NIH 的每一个研究所都有咨询委员会，其中属于 NCI 的就是 NACC。玛丽是 NACC 的成员，但是她与其他成员有很大的不同。绝大部分其他成员都是男性内科医生，通常会穿着黑色西装和白衬衣，系着领带，而玛丽却会把棕色头发做成完美的蓬松发式，化着精致的妆容，皮草外套随意地搭在椅背上，看上去完全就是把大部分时间都花在打扮上的轻量级社会名媛的样子。在别人演讲的时候，她时常会拿出化妆镜检查自己的妆容，不过即使在这个时候，她也会全神贯注地聆听。

我有一个模糊的印象，玛丽曾经涉足有关医学研究的政治领域，但是我并不知道具体的程度如何。我感觉有的 NCI 人员有些怕她，由此我意识到，尽管玛丽的外表看上去无足轻重，但是实际上她是一个重量级的人物，她的身份甚至有些吓人。

玛丽是广告巨头阿尔伯特·拉斯克的遗孀。阿尔伯特通过为好彩香烟做广告赚得了大笔收入，他是玛丽的第二任丈夫。1926 年，当玛丽从拉德克里夫学院毕业 3 年以后，她嫁给了第一任丈夫保罗·莱因哈特，纽约市莱因哈特画廊的拥有者。由于莱因哈特有酗酒的恶习，两人于 1934 年离婚。

1939 年春，玛丽和阿尔伯特在一次社交聚会上首次相遇。在谈话的过程中，玛丽关注细节的特点以及广泛的兴趣爱好使阿尔伯特印象深刻，当时她正在致力于推动全国医疗保险、出生控制、心理分析以及预防医学的研究和发展。

玛丽如何赚钱和花销也吸引了阿尔伯特的好奇心。她每年的花费大约是 25000 美元，阿尔伯特非常惊讶，玛丽利用如此少的花费就获得了丰厚的回报。1940 年 6 月，两人成婚，阿尔伯特开玩笑说自己是因为玛丽的钱财才与她结婚的。在婚后的一段时间里，玛丽希望按照自己的方式进行花销，因此坚持两人的银行账户相互独立。但是她的兴趣过于广泛，很快就没有足够的钱支持自己的爱好。尽管玛丽和阿尔伯特一起住在宫殿般的豪宅里，但当有人来向她寻求帮助的时候，玛丽也不得不开始拒绝："对不起，我没有钱做这些事。"

阿尔伯特是一位非常富有的芝加哥商人，在芝加哥城郊拥有超过 140 万平方米的庄园。在密歇根湖，他还有一条 45 米长的游艇，操作这条游艇需要 24 位船员。阿尔伯特与玛丽不同，他对健康问题不感兴趣。拿玛丽的话来说，阿尔伯特害怕疾病，也害怕医生，不希望了解疾病的细节问题。不过对于玛丽的"贫穷"，阿尔伯特感到有些尴尬，因此说服玛丽接受了他给予的百万美元，作为支持玛丽事业的礼物。当时玛丽的奋斗目标包括医疗保险、癌症和结核病的研究。

阿尔伯特还告诉玛丽，做这一类事情并不需要寻求这种私人的捐赠。他说："我教你如何获得联邦资金，这才是你应该利用的钱。"玛丽学到的第一件事就是向那些机构负责人请求拨款或者建立新的项目根本没用，应该找更高的目标，直接向总统或者国会委员会要求资金支持。

玛丽没有浪费时间，她的朋友安娜·罗森伯格与埃莉诺·罗斯福关系密切。在安娜的帮助下，玛丽在1941年秋天获得了一个在白宫留宿并与罗斯福总统共进晚餐的邀请，第二天她还与公共卫生署的负责人共进午餐。

尽管玛丽的兴趣随着时间会发生改变，但决心却从来没有动摇。不久以后，她就积累起来令人印象深刻的成绩。1942年，拉斯克夫妇创立了阿尔伯特和玛丽·拉斯克基金，每年会表彰全美国顶级的医学研究人员和临床医生，并且为此设立了拉斯克奖。很快，拉斯克奖就被看作美国的诺贝尔奖，事实上许多拉斯克奖得主随后也成为诺贝尔奖的获得者。

1945年，美国癌症学会（ACS）还被称为美国控癌协会。玛丽和她的丈夫许诺，如果美国控癌协会同意更名为美国癌症学会，并且保证将所获资金中的至少25%用于癌症研究，就会为协会组织一次筹款活动并承担相应的费用。当时，ACS没有多少资金，更是没有一分钱投向癌症研究。它所获得的经费都用在如何帮助患者应对自己的疾病上了，举例来说，就是帮助患者找到合适的医生或者临终安养院。拉斯克夫妇还坚决要求ACS在调整政策的同时进行改组，非专业人员要在董事会中占据一半的席位，而在此之前，董事会完全是医生们的天下。

在某些研究人员的诺贝尔奖获奖之路上，玛丽同样扮演了重要的角色。1946年，微生物学家塞尔曼·瓦尔斯曼发表了一篇关于链霉素的论文。这是一种新型的抗生素，看上去能够有效对抗某些对青霉素不敏感的细菌。玛丽虽然不是科学家，但是依据直觉，她敏锐地向瓦尔斯曼指出链霉素能够用于治疗结核病，而这种疾病当时没有任何药物能够治疗。起初，瓦尔斯曼就像医学界中的绝大部分人员一样，并不认为有必要进行链霉素治疗结核病的研究，不过玛丽最终说服了他，同时玛丽还取得默克制药公司的支持。到了1952年，由于普遍应用链霉素，结核病的死亡率下降了一半，此时距离这种药物被研发出来刚刚过去数年时间。同年，瓦尔斯曼由于发现这种能够治愈结核病的药物而获得诺贝尔奖，我们可以说是玛丽帮他赢得了这个奖项。

与此同时，玛丽和她的挚友、《迈阿密新闻》发行人的妻子弗洛伦斯·马奥尼一起向白宫与国会施压，要求通过建立新的研究所拓展国家卫生研究院（NIH）的研究范围。玛丽对国会的投资意向了解得非常透彻，她常常谈起国会不会为某些概念（诸如"生物学研究"）慷慨解囊，它只会为那些专门研究某一种疾病的研究所投资，而且这些疾病一定要令人恐惧，获得投资以后，研究人员最好取得进展。在阿尔伯特的帮助以及资金支持下，玛丽和马奥尼不断地四处游说，先后帮助 NIH 建立了 NCI、国家心脏研究所、国家眼科研究所、国家心理健康研究所、国家口腔颌面研究所、国家关节炎和代谢疾病研究所、国家老年病研究所以及国家儿童健康及人力发展研究所。

当时的医学界以及学术组织认为，在对研究人员进行资助的时候不应该加以限制，而是让他们作为独立的研究人员自由地追逐自己的研究兴趣，并不会考虑他们的研究兴趣将会通向什么地方。然而玛丽的基金都伴随着附加条件，她只对那些具有明确目标的项目提供经费，例如治愈结核病或治愈癌症。玛丽知道独立研究的价值，但是她相信，为了将那些令人兴奋的实验室发现转化为临床应用，就需要资金充足的、有组织的研究项目。NIH 同时拥有顶尖的科技人才、设备精良的实验室以及足够大的患者群，在她的心目中是进行这些项目的最合适的地点，但是除了支持基础研究，NIH 对其他的事情都不感兴趣。

ACS 与 NIH 有所不同。莱恩·亚当斯从 1960 年至 1986 年一直担任 ACS 的执行副总裁，他和玛丽始终保持着亲密的关系。拉斯克夫妇促使 ACS 支持重点研究，时至今日，ACS 依然坚持这个策略。当玛丽从联邦政府寻求更多资金的时候，ACS 也是她的支持者之一。

玛丽的影响从 20 世纪 50 年代一直持续到 60 年代，当我们在 NCI 首次能够治愈肿瘤的时候，她的影响力达到了顶峰。也正是在这个时候，卢克·奎恩成为了她的助手。

为了确保自己能够在国会正确地撬动权力杠杆，对国会产生影响，玛丽需要有耳目在国会山帮她进行侦察活动，卢克·奎恩是这项工作的合适人选。在第二次世界大战期间，他是美国空军和国会之间的联络员。国会议员都认为奎恩代表的是 ACS，而事实上根据与 ACS 达成的协议，他作为 ACS 的说客，直接向玛丽汇报，他的工资也由玛丽在幕后支付。

奎恩的工作是收集国会议员的情报。支持玛丽举措的议员会被介绍给玛丽那些富有的朋友，这些朋友将会为议员的竞选活动提供帮助。对于保持中立的议员，玛丽将会和那些杰出的研究人员以及华盛顿的政治掮客一起去拜访，借此对这些议员保持全场紧逼。而对玛丽保持敌对态度的议员将会成为一个名为"公民征服癌症委员会"的组织的攻击对象，这个组织由科罗拉多大学的药理学教授所罗门·加贝领导，被玛丽称为"手中的剑"，本质上是一个上书组织，分支遍布美国的各个州，它们将会持续骚扰那些不支持玛丽提案的国会议员，由此导致的结果是玛丽的很多政敌都重新考虑了自己的立场。

在奎恩患病以后，玛丽利用自己的人脉使奎恩成为了韦尔奇的患者，随后又使他处于西德尼·法伯的羽翼庇护之下。当奎恩在毫无希望的困境中忽然发现一丝曙光的时候，引起了玛丽的关注。这一点在抗癌之战的启动中非常重要，因为玛丽·拉斯克非常富有，对国会山有足够的影响力，同时她还是生物医学研究最强有力的倡导者，华盛顿政府从来没有遇见过类似的人。

公众对癌症的持续关注使它成为玛丽攻击的理想目标。同时，玛丽的个人经历也对她的下一步行动产生了促进作用。1952 年，阿尔伯特·拉斯克因胰腺癌去世，他把自己的财产留给了玛丽，玛丽立即加快了促进启动抗癌之战的步伐。

在第二次世界大战期间，太平洋区域疟疾肆虐，美国因此开展了治疗疟疾药物的筛选程序，这个项目与化学战研究中心对氮芥的开发类似。通过大规模的筛选程序，美国发现了治疗疟疾的有效药物，这些药物明显影响了太平洋区域的战争走势。

化学战研究中心隶属于医学研究办公室，其领导人科尼利厄斯·罗兹原是纽约市癌症及相关疾病纪念医院（现今的 MSKCC）的医生。正是在化学战研究中心，光气的衍生物氮芥被开发出来，它是构成 MOPP 化疗方案的药物之一。

从抗疟疾药物筛查以及氮芥开发两件事情之中，玛丽发现如果建立一个项目并投入资金，科学家们就能够集中精力工作并最终解决问题。因此，她希望知道采用类似的方法能否找到治疗癌症的新药物。

1952 年，玛丽怂恿国会开始寻找更多的抗癌药物，她促使国会提供资金，在 NCI 建立了国家抗癌药物筛选项目，初期投资 100 万美元。

1954 年，在玛丽的敦促下，国会为了解抗癌药物筛选项目的进展情况召开听证会，但是由于 NCI 的拖沓，国会发现整个项目毫无进展。1955 年，玛丽再次敦促国会为 NCI 增加了 500 万美元的投资，伴随投资的还有一项命令，NCI 必须真正建立起来抗癌药物筛选项目。这一次 NCI 不能再拖延下去，只能建立起研究项目来。

NCI 对于有人限制它的研究主动权非常不满，但是经过玛丽和国会的反复做工作，再加上额外注入的资金，NCI 开始按照要求建立抗癌药物筛选项目。很多年以前，当我还是医学生的时候，戴夫·拉尔就曾经向我提到过这个项目。

NCI 的抗癌药物筛选项目存在巨大争议。几乎没人认为用药物能够治愈像癌症这么复杂的疾病，很多人还觉得把钱投入到完全随机的筛选之中简直就是浪费。更糟糕的是，研究所决定采用合同而不是固有的研究项目津贴的方式进行资金发放。这一点可以直接归咎于在关于应用研究和基础研究的辩论中玛丽·拉斯克所处的立场。当我们打算雇人解决某个问题的时候会选择合同，而津贴只是为了看看研究人员能够学到些什么，并不需要立即解决问题，因而研究人员具有更大的自由度。津贴支持的研究项目并不试图达到某个实际的目标，在几年或者数十年以后或许会有所帮助，这完全就是人类求知过程的体现。

当研究合同在国防部大获成功的时候，NCI 在所有 NIH 的研究所之中第一个开始使用研究合同，但是并没有受到追捧。时至今日，由合同支持的研究项目仍然被看作二流的。不过，尽管遇到了来自医学组织（包括 NCI、NIH）以及学术界——美国医学会（AMA）的阻力，玛丽最终还是获得了胜利。抗癌药物筛选项目所开发的药物帮助我们创造了 VAMP、MOMP、MOPP 以及 C-MOPP 等化疗方案，还有些药物至今我们依然在实验室或临床中进行着研究。

到了 1964 年，玛丽的行事方式依然如故。有几篇论文引起了她的兴趣，这些文章报道某些癌症患者体内存在病毒颗粒。据此，玛丽说服国会再次为 NCI 提供了 500 万美元的资金，支持 NCI 建立特殊癌症病毒项目（SVCP），希望找出导致癌症的病毒。这个项目资金的发放同样采用了研究合同的方式，其引起的争议不亚于抗癌药物筛选项目。

现在我知道为什么玛丽会进入全国癌症咨询委员会，也理解为什么有人会怕她。由于某种原因，这位端庄、娴静、发型时尚的社会名流并没有遵守医药研究中的惯例，不过无论抗议有多么激烈，她总能让国会按照她的方式行事。

奎恩的康复过程令人惊讶，同时也使玛丽非常兴奋。她敏锐地发现了其中的重要方面，这件事情的结果证实，正确地联合使用抗癌药物能够捕获那些脱离原发肿瘤并进入血液的肿瘤细胞，从而治愈某些类型的进展期癌症。这种效果是手术和放疗都无法达到的。玛丽认为，通过大量的研究强化这种用来治疗白血病、霍奇金淋巴瘤以及非霍奇金淋巴瘤的疗法，我们就有可能治愈癌症。

玛丽依靠两个原则决定问题支持的优先顺序。首先必须是国民心中主要关注的医学问题，其次需要有证据提示在这个领域将有改变发生，而注入资金能够参与这个过程。

民意调查显示，美国公众最恐惧的疾病就是癌症。同时，玛丽通过奎恩的康复意识到，当时在癌症治疗领域中已经出现了必要的研究变化，有理由沿着这条道路继续勇往直前。玛丽认为，既然肯尼迪总统曾经使人类登月计划成为国家任务，而仅仅过了 8 年时间，美国就完成了这项不可思议的梦想，那么开启抗癌之战已经完全准备就绪。

1970 年 4 月，玛丽说服她的好友、得克萨斯州民主党参议员拉尔夫·亚伯拉（他同时还是劳工和公共福利委员会的主席）在参议院通过了一项决议，为攻克癌症成立专门的全国顾问委员会。

由于当时的美国总统理查德·尼克松是一名共和党人，而玛丽是彻头彻尾的民主党人，因此她需要得到两党一致的支持。她劝说亚伯拉任命她的另一位朋友本诺·C.施密特（一位富有的共和党商人）作为攻克癌症顾问委员会的主席。施密特与癌症研究同样具有不解之缘，他曾经担任 MSKCC 的理事会主席。为了支持施密特，玛丽还安排西德尼·法伯担任顾问委员会的联合主席。顾问委员会的 24 位委员中还包括卢克·奎恩。毫无疑问，玛丽也在其中。其他的委员绝大部分都是知名的医生和科学家，他们都倡导为癌症研究提供更多的支持。

仅仅过了 6 个月，攻克癌症顾问委员会就发布了《亚伯拉报告》，在这份报告之中提出了一些影响深远的建议，其中包括建立一个独立的、全国性的癌症权威机构，依照法规承担委员会癌症的使命。

报告建议将 NCI 改组成为这个癌症权威机构，领导它的行政官员将在参议院建议和同意的情况下由总统直接任命。这位行政官员将直接向总统汇报，并且直接向行政管理和预算局（OMB）提交预算与计划，完全绕开 NIH 的管理。

报告呼吁尽快为攻克癌症制订全国综合性的癌症研究计划，同时建议大幅增加癌症研究资金，到 1972 年将从 1971 年的 1.8 亿美元增至 4 亿美元，到 1976 年达到 8 亿 ~ 10 亿美元。报告保证，投入癌症计划的财政支出不会被其他的健康计划挪用。最后，报告建议将抗癌药物的批准权限从 FDA 转移到这个新成立的癌症权威机构。

卢克·奎恩当时仍然定期来找我复查，他告诉我《亚伯拉报告》中的绝大部分内容实际上并不是亚伯拉的职员撰写的，而是由玛丽和他执笔。亚伯拉曾经将报告作为议案提出，但是在 1970 年当他竞选连任失败以后，他的继任者、参议员爱德华·肯尼迪将顾问委员会的建议作为一项新的议案提交给第 92 届国会。

在那些日子里，奎恩非常忙碌。除了撰写议案，他还需要精心安排听证会，制定听证会的议程，遴选作证人员。值得注意的是，事实上奎恩并不是参议院工作人员。

奎恩不停地向我询问有关肿瘤统计、治疗突破等所有可能会涉及领域的问题，他还让我推荐我认为会支持该项议案、适宜作证的人员。对于我所推荐的每位人员，他都要面试并进行彩排，看看他们是否适合出场作证，不过其中的绝大部分（也包括汤姆·弗雷）都被玛丽的随从淘汰了。奎恩向我解释，在国会作证也是一门艺术，绝大部分专业学者并不适合这项工作，他们不愿意在证词中投入情感，不愿意把夸大和吹嘘作为达到目的的手段，而奎恩需要那些有吹嘘能力的证人。

他从来没有问过我是否愿意作证。也许是奎恩怀疑我并不赞成把 NCI 移出 NIH，我会认为这是一个坏主意，并且会同情 NIH，也有可能是奎恩认为我的吹嘘能力不足。

说实话，我不清楚这究竟是一种赞美还是讽刺。

政府并没有立即接受肯尼迪的议案。尼克松提出了一个更加保守的替代方案，呼吁为癌症研究增加不超过 1 亿美元的资金，同时不进行组织改组。尼克松通过自己的渠道传出消息，不希望爱德华·肯尼迪参与进来。他表示，如果肯尼迪不作为提案人，他就有可能支持提议新的《癌症法案》。玛丽和肯尼迪是亲密无间的朋友，玛丽把尼克松的意见告知肯尼迪并向他询问是否愿意放弃作为提案人。肯尼迪同意了，随后新墨西哥州参议员彼特·多米尼奇提交了议案。

这项议案很快就受到来自学术界、NIH 以及 AMA 的攻击。肯尼迪召开了听证会，政府中的有些人员以及科研机构抓住机会表达了反对意见。他们认为用钱无法买到创意，另外向癌症研究进行如此巨大的投入将会抽取其他研究所以及研究项目的资金。他们还争辩说，对癌症研究所过于慷慨将会吸引其他的研究所向政府寻求同等待遇，这明显是不可能实现的。所有人都预测，如果把治愈癌症作为国家法案，无论是 NIH、医学院校还是其他的医学研究都将衰退。

1971 年 3 月，在听证会结束之后，本诺·施密特向肯尼迪参议员写了一封富有说服力的信件，对《多米尼奇议案》（现在被称为《国家癌症法案》）进行了论证，对所有的反对意见进行了有效回应。施密特在其中引用了 NCI 代理所长卡尔·贝克在攻克癌症顾问委员会所做的证词，把癌症项目与大不列颠空战、曼哈顿计划以及登月计划进行了比较。施密特认为，与其他人在政府所做的证词相比，这份证词能够更好地展示癌症问题的本质。

通过施密特，贝克在争论中最终获得了胜利。他的证词明确地显示，目前所存在的小规模津贴补助项目无处不伴随着官僚主义，已经无路可走。与此同时，玛丽的盟友迅速采取行动，通过书信运动向反对的参议员进行轰击。这项运动后来被证实是对反对者的致命一击。

玛丽在需要的时候有许多方法对国会施加公众压力，其中之一就是向她的好朋友之一安·兰德斯求助。兰德斯是广受欢迎的建议专栏作家，她的专栏在全美国范围内的多家报刊上同时发表，据估计，读者超过 9000 万人。

1971 年 4 月 20 日，兰德斯发表了一封她写给读者的信，标题是"忠告百万大众"。在一开始，兰德斯写道："亲爱的读者们，如果你们今天想找乐子的话，最好略过这封信，而如果你想为拯救百万生命尽自己的一份力，很可能其中也包括你自己的生命，就请留在这里。"随后，她引用了统计学家关于癌症的数据，并且指出在 1969 年美国政府在越南战争中的花费平均到每个美国公民身上（包括全部成人和儿童）是 125 美元，在太空计划和国外援助上均为 19 美元，而在癌症研究上只有 89 美分。

在信中，兰德斯提到很快将有一项呼吁建立国家癌症机构的议案在参议院讨论。她写道："现在，我的读者们，你们有机会成为有史以来对抗这种疾病最强大攻势的一部分，如果有足够多的公民让参议员知道他们希望 S34 号议案通过，这项议案就会被通过。因此我强烈要求，每一位读到这个专栏的读者能够立刻给他的两位参议员写信，最好是发电报，只需写几个字'投票赞成 S34 号议案'，然后签名就可以了。"在信件的结尾，兰德斯写道："谢谢，上帝保佑你们。"

在随后的几天里，参议院被越来越多的信件和电报所淹没。它从来没有收到过如此多的信件和电报，参议员的秘书们只能加班加点处理，他们签名要求封杀安·兰德斯，而在背地里他们也都非常喜欢这个主意。在表决的时候，议案得以通过，只有威斯康星州的参议员纳尔逊·尼尔森投出了一张反对票。

战争并没有结束。参议院提交的议案还需要获得众议院批准，而时任众议院健康委员会主席的是来自佛罗里达州的国会议员保罗·罗杰斯，他与 NIH 和医学学术界关系良好。与 NIH 一样，罗杰斯担心这项议案将会把 NCI 移出 NIH，他还关注将药物许可特权由 FDA 移交给 NCI 的问题，而卢克·奎恩对罗杰斯没有什么影响力。

健康委员会针对不同的议案也召开了听证会。抱有敌对态度的证人认为，把癌症研究从 NIH 之中移走，将会导致相关研究所之间无法协作，从而削弱研究能力。他们警告说，在开了这个先例以后，NIH 将会因为其他领域的疾病而面临类似的分裂风险。

当然了，这些反对意见完全是偷换概念。在当时那个年代，研究所之间从来没有过协作研究计划，而且只有非常少的癌症相关研究是由 NCI 以外的研究所承担的。但是这些反对意见中的很大一部分都来自学术机构和 NIH，它们还是起了作用。听证会以后，保罗·罗杰斯和攻克癌症顾问委员会的主席本诺·施密特进行了会谈并相互达成了妥协。

妥协的结果是提供一个全新的法案，NCI 将会保留在 NIH 之内，但是 NCI 将会拥有独立的预算。根据法案，将会建立一个总统癌症专家咨询组负责监督所有的癌症计划，咨询组的主席将会直接向总统而不是 NIH 的所长汇报。

NCI 的所长也将会由总统任命。为了安抚 NIH，NIH 的所长同样也将由总统任命，同时建议显著增加 NIH 的经费。

1971 年 12 月 23 日，在奎恩带着错误的诊断走进我的办公室两年以后，《国家癌症法案》被当作"国家的圣诞礼物"由理查德·尼克松总统签署通过。这是玛丽·拉斯克的胜利，也是整个仍然处在癌症恐惧笼罩下的国家的胜利。不过《国家癌症法案》中的有些内容还是令玛丽失望，其中最大的失望是未能把批准抗癌药物的权力由 FDA 移交给 NCI。这个失败将会在未来长期困扰国家癌症项目，在随后的章节中我将会谈到这个问题。

不过我们总算是开始了，而且随着玛丽提案的通过，癌症研究走上了快车道。我们有了经费，有了一个相当独立的研究所，还有了目标，全美国对抗癌症的战争由此拉开了序幕。

第 6 章

兵力部署

> 兵力部署：在一个地区进行兵力部署就是，为了控制当地的局势而让士兵在此驻扎，特别是预防敌对势力在这个区域开展活动。
>
> ——《城市词典》，该条目的第二条解释

"抗癌之战"一词使我兴奋了很长时间。它产生的原因是，在《国家癌症法案》通过的时候，越南战争仍在持续进行，对于记者来说，战争和癌症这种疾病都会导致大量的人员伤亡，很容易把它们联系在一起，因此由"越南战争"联想到"抗击癌症之战"也就是顺理成章的事情了。

与此类似，某些适用于战争的词汇同样可以转换使用场所，用来描述在开展对抗癌症的活动中我们所做的努力，"兵力部署"就是其中之一。这个词汇是指向冲突地区派遣部队的过程，并且为了进攻或者防御的目的，把部队人员组织整合成为一个系统。

为了使一个系统高效运行，需要专业的技术以及大量的方案。在战争中，我们依赖经验丰富的将军进行战略规划。这是一个关键性的问题，只有规划正确，人们才能够活下去。

在此我之所以选择了"兵力部署"在《城市词典》中的第二条解释，

是因为它包含着这个词汇的附加内容——防守。在此讨论的士兵具有双重任务，执行他们自己的战斗使命，以及阻止敌对势力对领地的接管，确保已经获得的阵地不失。

当抗癌之战开启的时候，最紧迫的工作就是有组织地进行兵力部署，优化进攻计划，同时保护我们自己的地盘。不过这项工作是很棘手的，棘手的程度远远超出了任何人的想象。那些反对开启这场战争以及不希望看到战争胜利的人们持续不断地设置障碍，使我们不得不采取强大的防御措施。

尽管化疗的起步非常艰难，尽管在癌症领域存在着相当浓郁的悲观情绪，我们还是拿出了核心证据——证明化疗确实能够治愈进展期的癌症。化疗并不是像那些怀疑论者认为的那样，只是毫无意义的残忍行为。原本会死亡的患者在接受化疗后保全了性命，这归功于药物研发获得了突破性进展。

1972年9月下旬，我得到消息，我将与弗雷、弗莱雷克以及其他几位人员共同分享拉斯克奖，他们也都是癌症治愈性化疗的开拓者。引用我的颁奖词，我获奖的理由是"在霍奇金淋巴瘤的治疗中做出杰出贡献，提出了联合化疗的概念"。这是令人兴奋的证明，同时也使我们意识到并不是只有我们少数人相信化疗。

当时我37岁，是NCI内科分部的负责人。当我还是一名医学生的时候，我希望在毕业以后能够背着黑色的医生包上门应诊。在我毕业的那个年代，每位医学专业的毕业生都会有一个黑色的医生包，事实上我也是如此，不过它一直静静地躺在壁橱里，从来没有被我用过。在NCI临床中心的12楼西侧，我把自己清醒时刻的绝大部分时间都用在了治疗癌症患者身上。

1965年，当我完成临床助理医师培训的时候，所治疗的白血病患儿有大约一半病情得到缓解，回归到正常生活中。现在我们知道，在他们之中又有一半被彻底治愈了。到了1970年，儿童白血病的治愈率已经上升到50%。而这种疾病曾经几乎百分之百地致命，幸存者寥寥无几。1965年，进展期霍奇金淋巴瘤患者中的 80% 能够达到完全缓解，其中的 2/3 被治愈了。1970 年，不论哪个分期的霍奇金淋巴瘤患者，超过 70% 都是能够治愈的。

其他癌症的治疗结果却并没有这么好，我们还有很长的路要走。不过，毫无疑问的是，我们已经发现了在既往的癌症治疗之中长期被忽视的问题，通过化疗完全能够杀灭从原发肿瘤转移至血液、淋巴管道以及其他脏器的肿瘤细胞。我们只要找到合适的药物，与已有的治疗手段合理地联合使用，就能够治愈其他的癌症。

这并不是无法实现的，特别是在国家对癌症宣战之后。

在 NCI 临床中心的 12 楼西侧，利用《国家癌症法案》提供的资金，我们开始扩大联合化疗的治疗范围。NCI 内科分部成为了一个研究平台，功能强大得让人难以置信。我们不需要申请经费，因为工作花费已经写入预算。整个病区拥有 26 张病床，患者无需医疗保险，住院的费用全免。我们还能够为自己的研究工作吸引来自全国各地的患者，因为我们能够为他们提供旅费，还能够把他们和家人一起安置在由政府资助的城镇与乡村旅馆。

这是临床研究的理想模式。将实验室中利用小鼠所获得的结果转化为临床试验是非常困难的，特别是在缺乏经费而患者的医疗保险也不充足的情况下，这将是无法完成的任务。而现在所有的阻碍都消失了，我们可以无拘无束地进行实验，唯一的限制就是我们头脑中的思路和想法。

我开始组建自己的高级职员团队。前任临床助理研究员、绰号专家乔治·卡内洛斯从英国回到 NCI，在我和莫克斯利设计 MOMP 化疗方案的时候，他曾经嘲笑过我们，而现在他变成了化疗的信徒。我的两个实习生鲍勃·杨和布鲁斯·钱伯纳也在经过耶鲁大学的一年培训以后回来了。不久之后，在波士顿接受了一年培训的前任助理研究员菲尔·沙因也加入了我的团队。随着每一级临床助理通过了临床中心的培训过程，坚信化疗能够治愈癌症的一群医生逐渐变得成熟。

化疗在霍奇金淋巴瘤上所取得的成功给我们提供了动力。早期的研究结果提示我们，药物能够治愈某些进展期肿瘤，包括白血病、霍奇金淋巴瘤以及弥漫大 B 细胞淋巴瘤（DLBCL），下一步就该治疗更加常见的实体瘤了。不过，在此之前我们首先需要制定一个总体规划。当年那间布满黑板的房间已经不能用了，无法在那里组织"叽叽喳喳的白痴协会会议"，但是我们还是竭尽所能制定这个规划。

在随后的两年时间里，我们花了大量的时间设计研究方案，就在 12 楼的日光浴室里。日光浴室的一面墙壁由好几扇窗户组成，通过这些窗户可以俯瞰 NIH 的园区。临床助理、患者以及他们的家属都喜欢聚集在日光浴室里，躺在躺椅上，欣赏风景。当我们开会的时候，他们通常会四散离开，偶尔也会停下来听一小会儿。

作为内科分部的负责人，我主持每次讨论，不过所有的参与者随时都可以发表自己的言论。我们放置了一块装着轮子、可以移动的黑板，每个人都可以抓起粉笔在上面随意书写自己的想法。虽然我们都坚信能够利用药物治愈癌症，但是每个人个性差异很大，因此在讨论的时候，高声争论往往不可避免，甚至有人会无法控制自己的情绪。临床助理常常认为我们在吵架，而事实并不是这样，提高声音只是我们热忱的反应。卡洛内斯刻薄地为每个人都起了绰号，鲍勃·杨的绰号是"感叹号医生"，因为他经常用强有力的陈述句表达感叹；卡洛内斯把菲尔·沙因称为"贪婪医生"，因为他希望参与每一项研究；布鲁斯·钱伯纳变成了"睡美人"，这个绰号应该来自《白雪公主和七个小矮人》的故事。钱伯纳有打盹的习惯，不过每当提到某些关键词的时候，他就会立刻清醒过来，提出巧妙的构思。卡洛内斯给我也起了很多绰号，其中只有几个会在我面前使用，他最喜欢的是"罗克维尔市的罗萨诺·布拉兹"。他告诉我，我看上去和这位意大利演员有些相像，不过我并不认为这是他给我起这个绰号的真正原因。

当时，我已经开始进行两项有关霍奇金淋巴瘤的研究，MOPP 方案化疗以后是否需要维持治疗是其中之一。如果最终的结果显示无论是否接受维持治疗，患者都有相似的结局，就验证了我们的观点，即只要患者进入完全缓解状态就说明已经被治愈。鲍勃·杨接管了这项研究。我们还开展了一项饱受争议的研究，对于早期的霍奇金淋巴瘤，分别给予单纯的

MOPP 方案化疗以及单纯的放疗，然后比较疗效差异。在这个研究中，我们承担着巨大的压力。当时放疗被认为是治疗早期霍奇金淋巴瘤的有效方法，而我们把放疗彻底排除在治疗方案之外，这种做法被放疗专家认为是一种歪理邪说，甚至是不道德的。

我们还希望能够进一步扩展化疗的适用范围。当时存在一个实际问题，从霍奇金淋巴瘤以及白血病之中得到的经验能否用于其他更加常见的肿瘤，化疗能否用于治疗实体瘤？其中最令人感兴趣的是斯基珀的"逆相关规则"的适用性问题。根据"逆相关规则"，如果对于存在较多肿瘤细胞的进展期实体瘤，某个治疗方案能够在一定程度上发挥作用，它就有可能治愈处于早期阶段的这种肿瘤。那么对于手术以后的实体瘤，已经没有可见的肿瘤，但是依然有很高的风险复发，这是因为已经有细胞脱离了原发肿瘤。在这种情况下，这种治疗方案是否也能够将其治愈？

有几种常见肿瘤（例如乳腺癌和结肠癌）常常在发现的时候看上去还处于早期阶段。对于乳腺癌患者来说，超过 90% 在确诊的时候只发现局部的肿瘤，当她们在经历手术以后康复回家的时候，外科医生都会告诉其中的大部分人肿瘤已经被全部切除了，但是事实上只有很少数被彻底治愈。辅助治疗，就是将化疗作为手术或放疗的辅助手段，将会在后来被用以治疗这些手术以后看上去已经治愈的患者，而在当时辅助治疗完全是被禁止的。我们决定，我们需要采取的第一步就是为已经明显的进展期肿瘤探索有效的化疗方案。

我们的首选研究对象是进展期卵巢癌。鲍勃·杨主持了这项研究，在历史上首次使用联合化疗方案治疗这种疾病，并且发表了研究结果。与此同时，我们还在酝酿一种能够破坏胰岛细胞的新药，这是 BCNU 的同源产物，而 BCNU 就是当我还是临床助理的时候曾经研究过的那种能够发生爆炸的物质。这种新药被称为链佐星（又称链脲霉素），它和 BCNU 都属于亚硝基脲类。我们的一位化学家从该类化合物中分离出一系列药物，希望找出更好的化疗药，而链脲霉素意外地显示出了破坏胰岛细胞的作用，在小鼠实验中它能够导致糖尿病。很多人都认为，这显然是药物糟糕的副作用，但是我们认为，这种不会发生爆炸的链脲霉素恰恰有可能用于治疗胰岛素瘤。这是一种来自胰岛细胞的肿瘤，其中的恶性类型可以划入胰腺癌的范畴，它们不仅会生长、转移，还会分泌大量的胰岛素，从而使患者处于低血糖昏迷的风险之中。当时，只有氟尿嘧啶能够对恶性胰岛素瘤发挥轻微的治疗作用。菲尔·沙因主持了使用链脲霉素治疗恶性胰岛素瘤的研究，证实链脲霉素确实有效，它不仅能够阻止胰岛素的产生，而且控制了肿瘤的生长。此后所有涉及内分泌癌的化疗研究都是由菲尔负责的。

在很短的时间里，我们在霍奇金淋巴瘤、非霍奇金淋巴瘤、卵巢癌以及恶性胰岛素瘤这种内分泌癌方面取得了令人兴奋的研究结果。同时，我们还在进行一系列的早期药物临床试验，不仅有Ⅰ、Ⅱ期临床试验，还包括这些药物的药理学实验，研究它们的化学组成、结构、作用靶点以及机体是如何进行代谢的。我们最有经验的临床药理学家布鲁斯·钱伯纳负责这部分工作。

乔治·卡内洛斯和我一起制定了 CMF 化疗方案，其中 C 代表环磷酰胺，M 代表甲氨蝶呤，F 代表氟尿嘧啶。这个方案衍生于 MOPP，我们用它来治疗进展期乳腺癌患者，取得了以前从来没有出现过的好成绩。

虽然我们能够召集足够的进展期乳腺癌患者来验证 CMF 的效果，但是当我们准备开展一项辅助治疗相关研究的时候遇到了问题。我们希望在手术时联合使用化疗，需要召集乳腺癌术后的患者。由于在 NCI 我们没有关于乳腺癌的外科手术项目，无法获得这种类型的患者，因此需要与其他的外科医生合作。但是就像放疗专家一样，外科医生同样不希望肿瘤专家和这种新兴的专业涉足他们的传统领域。

一开始，我们试图说服美国国内的大型癌症中心，包括 MD 安德森癌症中心以及 MSKCC 进行这项研究，但是这两个中心都不愿意触碰它。它们的外科医生认为，那些手术以后的患者看上去都已经摆脱了病魔，即使不再接受治疗，其中的一部分也已经被治愈，除了疯子，不会有人让她们继续服用药物。这些医生从来没有考虑过其中的很大一部分患者最终会出现肿瘤复发，并因此而死亡。

我们只能把视线转向国外，寻找愿意尝试的外科医生。保罗·卡彭与欧洲的许多医生有联系，最终他说服意大利米兰国家肿瘤研究所所长翁贝托·韦罗内西（他同时也是一位乳腺癌领域的著名外科医生）承担了这项研究。韦罗内西是一位充满干劲的人，他的乳腺癌患者来自意大利全国，每年在米兰国家肿瘤研究所接受手术的局部乳腺癌患者超过 1000 例。（局部乳腺癌是指除了原发肿瘤，其余部位没有明显的转移灶。）

韦罗内西外表英俊，举止优雅，精通 3 种语言。他非常富有，有飙车的爱好。我在米兰国家肿瘤研究所访问期间，曾经问他开着我租来的汽车去科莫湖地区需要多长时间。韦罗内西看着我思索了一会儿，非常严肃地告诉我："如果是你开车，需要一个小时；如果是我，30 分钟就够了。"能够把他拉到我们的船上，是一个大妙招。

韦罗内西委派他的肿瘤内科专家詹尼·博纳东纳来美国审查化疗方案，我去机场接他。他走下飞机的时候穿着一身栗色的天鹅绒西装，经过了整晚的飞行，但是西装上没有一丝皱褶。我对他说："你不会是站着飞过来的吧？"博纳东纳与我年龄相当，和韦罗内西一样，也是英俊幽默、派头十足。他长着一张国字脸，相貌粗犷，配着满头乌黑的卷发以及不时出现的露齿微笑。护士们都被他迷得晕头转向。

博纳东纳也非常精明，他坐在我实验室旁边的屋子里，利用一周的时间彻底回顾了我们初期实验中每个患者的资料。最终博纳东纳和韦罗内西同意接手这项研究，不过有一个前提，我们需要为该项研究提供经费，因为意大利政府不会为此拨款。我们接受了这个要求，甚至答应在后续研究中也会把他们作为合作伙伴，并且为此专门成立了一个临床研究办公室并承担全部经费。

我们同时还进行着一项研究，在乳腺癌术后给予单药——左旋苯丙酸氮芥（这种药物更多地被称为 L-PAM）进行治疗，结果在 1975 年 1 月发表在《新英格兰医学杂志》上。这项研究由外科医生、研究人员伯尼·费希尔主持，他也因此永远成为外科医生仇恨的对象，因为他们认为费希尔挑战了外科手术可以根治乳腺癌的理念。一年以后的 1976 年 2 月，博纳东纳发表了关于 CMF 作为乳腺癌术后辅助治疗的研究结果。

两项研究都证实乳腺癌术后辅助化疗是有效的，其中的 CMF 研究报告异常出色，它首次证明化疗作为乳腺癌的辅助治疗能够降低死亡率，博纳东纳由于这篇文章而声名远播。

在 L-PAM 论文即将发表之时，杰拉尔德·R. 福特总统的妻子贝蒂·福特以及纳尔逊·洛克菲勒州长的妻子海蓓·洛克菲勒都被确诊患有乳腺癌，我都被叫去会诊。尽管两位女士在会诊的时候都已经超出了术后开始 L-PAM 化疗的时限，我依然会被问及此时开始辅助治疗是否受益的问题。结合 CMF 研究结果（虽然当时相关论文尚未发表，不过因为这项研究是我们设计并资助的，我已经提前知道了结果），我还是建议进行术后化疗。贝蒂·福特随后接受了 L-PAM 化疗，因为作为总统的妻子、一位公众人物，她无法接受 CMF 这种全新化疗方案的风险，有太多的未知性，同时它还会导致一些非常明显的副作用，比如脱发。而海蓓·洛克菲勒最终没有接受辅助治疗，因为她是在 MSKCC 接受手术的，那里的外科医生当时认为我们都是疯子。不过非常幸运，海蓓·洛克菲勒的肿瘤也没有复发。

在 NCI 内科分部进行的各项研究都被有序地组织和安排，因此我们在每年的癌症年会上都能够提交至少一篇论文。在 5 年的时间里，我们的研究结果显示：利用 MOPP 化疗方案能够治愈进展期霍奇金淋巴瘤；达到完全缓解的霍奇金淋巴瘤患者不需要继续接受维持治疗；对于早期阶段的霍奇金淋巴瘤，单独使用 MOPP 治疗的效果优于放疗。通过这几项研究，我们在人体上证实了斯基珀的"逆相关规则"。

我们同样证实利用化疗也可以治愈 DLBCL，1975 年相关论文发表在英国杂志《柳叶刀》上，论文的标题为"进展期弥漫性组织细胞淋巴瘤是一种有可能被治愈的疾病：联合化疗结果报告"。在这里使用"治愈"一词是受埃里克·伊森以及马里恩·拉塞尔的启发，在 1963 年发表的关于霍奇金淋巴瘤的论文标题中，他们曾经使用过这个词，当时引起了我的关注，同时也震惊了整个科学界。

这一次我们并不是夸大其词，DLBCL 确实是我们能够治愈的第二种癌症。

　　我们在制定 MOPP 化疗方案时所应用的原则使我们能够设计出更多的治疗方案，其中包括 CMF。在此后的 20 年时间里，这种专门针对乳腺癌设计的化疗方案成为乳腺癌的标准辅助治疗方法，同时使整个癌症治疗的面貌向好的方向转变。辅助化疗，这种联合手术或放疗的化疗方法由此诞生。

　　病房里的气氛也与 10 多年前我刚到 NCI 的时候有了很大的变化。现在的实习生都认为治疗癌症是一项伟大的任务，士气高昂。偶尔有年轻医生意识到自己无法帮助那些与他同龄的患者对抗癌症，我们会重新安置他们，并且建议他们转行。并不是每个人都能胜任照顾癌症患者的工作，但是如果有人希望从事这项工作，临床中心 12 楼西侧病房就是最合适的场所。

　　我们为自己的工作感到自豪。抗癌之战的启动给我们带来了机会和动力，癌症治疗的新进展不断涌现，以至于我们都来不及把它们全部记录下来。但是在其他地方，抗癌之战开展得并不顺利，在《国家癌症法案》通过以后，制定的错误规划差点将癌症研究引入歧途。

　　卡尔·贝克在《国家癌症法案》通过以后成为 NCI 的所长。他是一个讨人喜欢的人，总是衣冠楚楚，待人礼貌得体，但是缺乏统御之力。在职业生涯的绝大部分时间里，他是一名管理者。他几乎没有直接参与过研究，也没有临床经验，从而导致他不可能把基础研究和临床联系在一起。伟大的医生之所以能够从普通医生之中脱颖而出，是因为他们在病房中通过日复一日的临床基础工作，能够对从每一位患者身上获得的信息进行整合，然后去理解。而大部分人特别是管理人员因为从来没有在临床工作过，就不可能把自己所做的工作与临床情况联系起来，贝克就是如此。对于那些困扰世人的问题，正如玛丽·拉斯克熟知的那样，国会一直在寻求深刻的理解。为此，国会议员会在听证会上对证人严加盘问，称职的议员能够察觉出模棱两可的答案。当贝克被推到国会之前进行举证的时候，由于专业知识不足，他缺乏通过听证会的信心。玛丽·拉斯克很快就发现了这一点，贝克仅仅任职一年就被要求辞职。

1972 年，被大家称为"迪克"的弗兰克·劳舍尔取代贝克成为 NCI 的所长，就任的时候年仅 41 岁。劳舍尔是著名的肿瘤病毒学家，也是一位和善的人，长得白白胖胖的，时常开怀大笑，非常富有亲和力。玛丽不仅了解他，还对他非常欣赏，这主要是因为玛丽确信病毒是导致癌症的原因之一。在某种程度上，是劳舍尔发现了能够导致癌症的小鼠病毒，这种病毒以他的姓氏命名，被称为"劳舍尔氏白血病病毒"。两年以后，劳舍尔的这个发现促使玛丽说服国会为特殊癌症病毒项目拨出了专项资金。

这个项目在启动之初就饱受争议。除了玛丽以外，当时没有人相信癌症可能与病毒相关，即使是肯·恩迪科特（曾经担任 NCI 的所长）也是如此*。这个项目还受到 NIH 的鄙视，为了尽快花掉获得的经费，它绕开了 R01 基金流程，而是模仿 NCI 的药物开发项目（在这个项目中，斯基珀和他的团队也曾经参与其中），使用合同的方式分配资金并支持相关的研究。劳舍尔自 1964 年起就担任这个项目的负责人，他知道人们对自己的争议颇多，他还知道我们将会采用合同的方式为更多的新项目提供支持。

但是劳舍尔作为所长存在两个主要的问题。第一个就是他没有一点临床技能，对此也不感兴趣。这是一个大问题，因为国会希望听取有关临床前沿的进展，NCI 的所长每年要在国会进行 4～5 次新进展汇报。每次去汇报之前都需要有临床经验的人员（通常是我）把相关信息灌输给劳舍尔。另外，由于临床研究进展迅猛 NCI 获得的经费绝大部分被投向基础研究。我们需要基础研究，但是根据《国家癌症法案》，我们同样需要尽快地把基础研究的成果应用到患者身上。

劳舍尔的另一个问题是酗酒，这是众所周知的。每天，劳舍尔都会和他的直属工作人员（整个 NIH 把他们称为"宫廷卫队"）到位于威斯康星大街的红狮酒店享受三巡马提尼酒午餐（指长时间的含酒精饮料的商务午

---

　　* 现在已经得到公认，全世界范围内大约有 1/4 的癌症是由病毒导致的，其中包括肝癌和宫颈癌。

餐）。每个人都知道，如果想和劳舍尔谈论严肃的事情，最好在早晨去找他，而如果想向他要什么东西的话，下午的时候他会更加慷慨。

"宫廷卫队"的成员都是劳舍尔亲密的牌友。看上去他们认为抗癌之战只不过是金钱的重要来源，把这些经费分发给自己的朋友，能够积累实力。

为了真正改变现状，为了使化疗、放疗、手术等部门能够更好地协作，NCI 需要改组。这种改组在一定程度上确实进行了。在《国家癌症法案》通过以后，NCI 成立了一个新的部门——癌症治疗分部，常常被称为 DCT。它成了癌症治疗的中柱，科研人员（无论是否隶属于 NCI）在此开展新型治疗的研究，它还整合了当时与癌症治疗相关的基础研究成果、放疗、手术以及化疗。戈登·朱布罗德被任命为这个部门的主任。

DCT 有一个严重的问题，事实上只有化疗部门真正处于它的管辖之下，其他的必要组成部分——放疗、手术以及基础研究都隶属于单独的生物学和诊断分部。管理大规模临床试验的则是另外一个部门，而它的负责人是一位从事基础研究的科学家，根本不了解临床试验的事情。

为了确保肿瘤治疗研究项目的国家级优先权，朱布罗德需要掌管全部 3 个部门，并且使它们整合在一起。由于 3 个部门都不赞同，他无法整合。而没有凌驾于 3 个部门以及其他合作组的最终裁定权，他就无法确定研究项目的优先顺序。自然而然地，朱布罗德希望所有与癌症治疗有关的部分都位于他的职权范围之下，他要求了每个部门的负责人很多次，但是完全没有效果，那些掌管其他部门的人员不希望失去对项目的控制权，唯一能够命令他们的 NCI 的所长也不会向他们施压。在 NCI 以外，放疗专家和外科医生同样反对合并，他们担心无法把权力留在自己人的手里。

因此，DCT 只不过是给曾经的化疗部门起了一个新名字，它依然在与放疗专家以及外科医生争夺领地，而放疗专家和外科医生也并没有改变态度，仍然不认为化疗能够像放疗和外科手术一样在癌症治疗中发挥重要作用。

这是当时 NCI 的主要失败之处。如果不在管理层面促使科研人员和临床医生通力合作，他们就不可能在新型治疗方法的研究过程中彼此协作。

在 20 世纪 70 年代早期，癌症治疗通常会按这样的顺序进行，首先是手术，然后进行放疗，只有在万不得已的情况下才会给予化疗。随着时间的推移，这种情况出现了一些变化。患者首先接受的治疗方法取决于最初他就诊的医生，如果一开始是向外科医师求助，那么通常将会首先进行手术，如果是放疗专家，治疗则往往从放疗开始。即使采取联合治疗的手段（当时很少有患者接受这种治疗方式），每一种治疗方法通常还是按照单独使用的方式进行，即最大范围的手术、最大剂量的放疗以及最大剂量的化疗，其后果有时非常可怕，甚至会导致患者致畸致残。

针对这个问题，就像曾经在内科分部我们为了治疗霍奇金淋巴瘤而进行的研究一样，需要进行多项实验，回答一系列问题，包括在联合治疗的情况下每种治疗手段达到什么程度就已经足够，以及某种治疗手段能否用其他的手段代替，等等。这些实验如果缺乏中心协调，就不可能取得进展。在国会听证会上，NCI 经常会被问及它所拥有的科学家以及各个部门之间能否相互协作，NCI 的回答一贯是肯定的，尽管 NCI 的所长知道这并不是实情。

随后出现了负责全国性临床试验的研究小组，也被称为临床协作组，它们的运行方式更像是相互竞争的运动队。当一个协作组观察到有价值的结果以后，其他的协作组就会为自己开发一个与之类似但是有所差别的研究项目，不同的协作组之间还会相互争论谁的版本更好。事实上，这种研究方式更多的是为了研究人员自身的利益，而不是帮助患者。

同时，每个协作组的成员都知道，每当完成了一项研究的时候，就必须立即开始新项目，否则就会面临无法参与分享研究资金的风险。而那些好点子并不是随时都有的，因此协作组中的研究者就养成了开展那些并不需要的新项目的习惯，只是为了看上去工作没有中断。

临床协作组进行了大量无聊的重复性研究，虽然花费了资金，但是对如何实现有效治疗这一问题毫无价值，同时还占据了资源。与此同时，很多好的创意被束之高阁，静静地等待这些一文不值的研究结束。

NCI需要强硬的新领导来改变这种状态。戈登·朱布罗德原本有可能完成这个任务，他是一个好人，我非常尊敬他，不过最终他还是在内部的政治斗争中败下阵来。朱布罗德曾经多次向NCI的主任们请求允许他完成使命，但是没有一个人响应，最终形势变得非常混乱。

此时，我们马上就要面对玛丽·拉斯克强加给我们的最后期限。在玛丽说服国会通过《国家癌症法案》的过程中，为了激发公众的兴趣，她曾经扬言，如果法案通过，到了1976年，也就是美国建国200周年的时候，人类会彻底征服癌症，这将是献给国家的生日礼物。尼克松本人在向国会致辞的时候，也曾经重复过这个许诺。

这个领域内的每一个人都知道这个许诺是非常荒谬的。《国家癌症法案》在1971年年底签署通过，但是研究资金直到一年以后才能到位。全国只有几所癌症中心，成立新的癌症中心需要花费3～5年的时间来建造建筑物、设立实验室以及招募科学家。因此，直到1974年还没有一所新的癌症中心建成。截至1976年，《国家癌症法案》不可能产生出任何可以衡量的结果，我认为玛丽同样知道在1976年之前征服癌症是完全不可能的，她只不过是把它当作促使法案通过的一种必要策略。

但是那些帮助法案通过的国会议员和参议员并不知道这一点，公众同样毫不知情。考虑到已经做出了承诺，当1976年到来的时候，如果没能征服癌症，我们都将被公众的怒火吞没。与此同时，玛丽为了寻求资金，依然持续向国会施压。在这个过程中，她对细节的关注令人印象深刻。

玛丽每次来到华盛顿的时候都会住进迪达·布莱尔位于福克斯豪尔路的豪宅，在那里她们会连续举办午宴和晚餐派对。我曾经参加过几次。很快我就注意到每个人所坐的位置都经过了仔细的安排。在餐桌旁常常能看到国会议员的身影，还有那些政府中有影响力的官员，像我这样的专业人员通常都会坐在那些有可能会被我们影响的人士旁边。每次就餐完毕，迪达都会站起来，邀请一位著名的科学家自由地发表言论，介绍最近正在进行的工作。当然，为了符合玛丽的计划，这种餐后发言同样已经提前进行了安排。我之所以知道这一点是因为我在每次发言之前都会接受指导，以确保我不会谈论与计划无关的事情。

玛丽每年都会在圣瑞吉斯酒店的屋顶舞厅为拉斯克奖举办庆祝午宴，她还会在自己位于曼哈顿比克曼广场上的独立洋房中举办社交活动。在这些活动之中，类似的事情也会发生。我常常发现自己坐在一位记者或者舆论导向人的旁边，他们也会从我这里收集到一些有关癌症治疗前景的正面信息。

有一次在迪达家里举办的午餐会令我记忆犹新。那是一个早晨，我接到了迪达·布莱尔打来的电话，要求我出席午餐会。当天我有会议需要参加，而且还要出诊，因此我拒绝了。此时迪达的声音带着一种紧迫感，她对我说，这次午餐非常重要，如果我能够放下一切工作出席的话，玛丽会非常欣慰。虽然很不情愿，我还是让秘书重新安排了我的日程。当我抵达迪达豪宅的时候，迟到了几分钟，我发现有一辆庞大的黑色政府用车停在门前的环形车道上。当落座以后，我被介绍给费瑟斯通·里德先生。午餐还是一如既往的美味，同样不变的还有谈话的内容。玛丽屡次转过头来对我说："文斯，为什么你不和里德先生谈一谈我们最近所取得的了不起的进步呢？"我照做了，大约一个半小时以后，里德先生站起身来告辞，说他必须回国会，随后离开了。

玛丽端着自己的咖啡走向起居室，坐在长沙发上。我非常好奇，为什么里德先生如此重要？因此，我坐在玛丽旁边对她说："玛丽，费瑟斯通·里德是什么人？"她一本正经地看着我说："他是马吉的司机。"马吉是玛丽的老朋友沃伦·马格努森的绰号，他是一位参议员，也是参议院拨款委员会的主席。放弃工作只是为了陪一位司机吃午餐，令我感到沮丧和懊恼，我开始表达自己的不满。玛丽抬手示意我停止，随后对我说："文斯，每天早晨他都会开车送马吉上班，随后会送马吉太太去全天购物，而马吉太太则是每天晚上睡在马吉枕边的最后一个人。"

必须承认，我被逗乐了。可怜的沃伦·马格努森，无论如何他还是玛丽的老朋友，他被一群支持玛丽的人所包围，其中甚至包括他的司机。这些人没日没夜地向他灌输玛丽需要资金支持的消息，马吉没有丝毫的机会反对。在回办公室的路上，我还是会笑出声来。

和玛丽一起对国会议员和参议员进行拜访也是令人难忘的经历。奎恩告诉我，即使他告诉玛丽某位官员有可能抱有敌对的态度，她依然会去拜访，并且能够利用自己的魅力使其改变观点。我们曾经一同拜访来自佛罗里达州的国会议员，奎恩说他并不支持增加 NCI 的预算。事实证明确实如此，他让我们等候了 45 分钟。在我的印象中，没有人会如此对待玛丽。对于我来说，这并不是坏事。在类似的等待过程中，玛丽会给我讲述一些有关她以前如何获得成功的故事。不过，我能够感觉到玛丽已经到了爆发的边缘。当我们走进这位国会议员的办公室时，他坐在那里，目光茫然，清楚地告诉我们他对玛丽毫无印象。随后他将成为由所罗门·加贝领导的上书组织的攻击对象，不过这种情况并不常见。

在通常情况下，玛丽总是被热情地接待，就像她去拜访参议员休伯特·汉弗莱一样，他们是好友。玛丽曾经带着我数次拜访汉弗莱，当我们头一次抵达的时候，他们相互拥抱亲吻，还小声交谈了大约 5 分钟，随后玛丽才开始介绍我*。在进门之前，玛丽告诉我，她打算请求汉弗莱增加 2 亿美元的总统预算。这个消息使我惊慌失措，我告诉她自己找不出任何理由能够支持这么多的追加拨款。玛丽露出了恼怒的表情，她非常讨厌别人对她说自己不会花钱。玛丽告诉我，不用担心，只要充满热情就足够了，因为她的心理底线通常只要达到要求的一半就足够了。

在我们赞美了癌症研究的价值以后，玛丽要求汉弗莱向 NCI 增加 2 亿美元拨款，汉弗莱果真把数额削减到了 1 亿美元。他给自己的团队成员打电话，指示他们立即着手操作。当年我们就获得了这笔额外的资金。归根结底，玛丽是非常精明的，她清楚地知道结果会是怎样的。而我的良心在

---

*　玛丽的冷漠也常常令我感到惊讶。在 20 世纪 70 年代末，休伯特·汉弗莱罹患膀胱癌且已经转移，病情非常严重。我被叫去会诊。玛丽向我询问汉弗莱的消息，由于汉弗莱的情况非常公开，并且我知道他们是多年的好友，因此告诉玛丽，汉弗莱坚持不了多长时间。某一天，玛丽来到汉弗莱的办公室，礼节性地拜访了已经非常虚弱的汉弗莱。出来以后，玛丽让我坐下，她对我说："文斯，你要知道，我们该做准备了，汉弗莱的去世会给我们带来很大的宣传效果，我们可以利用它获得更多的预算。"玛丽的判断完全正确。

考虑到经费分配结果以后也平复了下来，只有 500 万美元最终会流向那些我为了获得 2 亿美元资金而推荐的临床研究，而其余的 9500 万美元都会拨给基础研究项目。

朱布罗德在斗争了 3 年以后仍然没有能够让癌症治疗分部的工作走上正轨。1974 年的一天，他走进劳舍尔的办公室，要求辞职。他知道没有适当的组织结构，他的工作不可能顺利进行。朱布罗德的辞职获得了批准。

不久以后，迪克·劳舍尔把我叫进了他的办公室。办公室的角落里有两张黑色单人皮沙发，靠近面向北方的大窗户。他示意我在一张沙发上坐下来，自己坐在另外一张上。通过窗户能够看到一场暴风雨正在袭来，我们礼节性地交谈了几句。我不知道劳舍尔把我叫来是什么意思，直到他告诉我。

"文斯，"劳舍尔对我说，"我希望你代替戈登·朱布罗德。"听到这句话，我差点从沙发上摔下来。

我支支吾吾地说出了我对这个决定的看法，这是一项出人意料的任命，任命宣布以后我的地位将超过所有其他部门的副主任，他们必然会感到不高兴。这些问题劳舍尔都想到了。同时我提出，如果劳舍尔希望我接受这项任命，NCI 需要进行变革。我清楚地知道朱布罗德为什么会离开，他是一个目光远大的人，只不过条件不允许他顺利开展工作，失败并不能归咎于他自身的原因。"除非让治疗分部真正成为治疗癌症的地方，否则我不会接受这个职位，"我告诉劳舍尔，"我要求把所有内部或外部的癌症治疗项目都归属于治疗分部。"

劳舍尔一直坐在那里看着我，就好像没有听见我说什么，不过我能够感觉到他正在因为我的反应作思想斗争。不可否认，我的要求已经有些厚颜无耻了，提供给我的是世界上非常有权威的机构的癌症治疗工作，而我并不满足，还要提出要求。但是我非常清楚，达不到我的要求，我就无法完成工作。在没有必要权威的情况下承担责任将会是非常愚蠢的。

劳舍尔眼睛看着窗外，用手挠了挠头，又摸摸鼻子，身体在沙发里扭来扭去。随后，他又回头看向门外，就好像有人会突然出现来帮他解决这个难题一样。过了一会儿，他再次看向我，长长地叹了一口气，又露出来愉快的笑容。"好吧，文斯，我答应你，不过其他部门的主任会骂死我的。"

现在，轮到我坐在了一个尴尬的位置上。我盯着劳舍尔（平时我很少这么做），不知道说什么好。我也属于那些对《国家癌症法案》表示怀疑的人，并不相信它在 1976 年治愈癌症的承诺，但是我并不认为玛丽的想象是错误的或者是不合逻辑的，它只不过有些过于野心勃勃。作为内科分部的主任，我已经观察到整个治疗分部的很多问题，也对如何改变有了一些想法，如果我成为治疗分部的主任，并不会花费太多的时间就能够使这个部门的情况有所改善。

我曾经幻想过如何组织整个癌症治疗分部。首先，我将接管临床分部，目前它处于一位医生的管理之下，而这位医生缺乏临床经验。其次，我认为需要建立一个外部咨询委员会。对于在 NIH 外部进行的研究项目，NIH 会仔细审议拨给大学的每一笔款项，但是对于 NIH 内部的研究项目却从不过问。这一点激怒了那些并不隶属于 NIH 的科学家。这个外部咨询委员会将会审查预算以及我所控制分支的全部研究项目（不分内外），从而解决这个问题，同时还可以创建一个问责系统。不过，这个计划很可能无法得到 NCI 其他部门以及 NIH 的支持，它们更倾向于对外界保持不透明的状态。

我们还需要重新评估药物筛选项目，当我在 1963 年抵达 NCI 的时候，这个项目就已经开始实施。从开始之初，我们一直依靠在 CDF1 小鼠身上建立的 L1210 白血病模型进行药物筛选。在治疗白血病的过程中，这种方式非常有效。但是，现在我们需要超越它。许多研究人员认为这个模型已经不能有效鉴别抗癌药物，他们说利用它只能反映化学物质对这种类型的鼠类白血病的作用，并不能代表不同类型的人类肿瘤的反应。我曾经研究过 L1210 细胞的生长过程，知道它与人类常见实体瘤的生长过程存在着差异。因此，我们需要建立新的模型，对小鼠进行改造，使它在接受少量人类肿瘤移植以后，肿瘤能够生长。现在已经到了做出改变的时候，但是旧的药物筛选项目在进行过程中存在着大量任人唯亲的现象，许多人的整个职业生涯都是围绕 L1210 系统进行的。每年企业会培育 200 万只 CDF1 小鼠用于建立 L1210 模型，同时还会筛选 4 万种新型化学物质。事实上，L1210 模型系统已经成为了一条完整的产业链，药物筛选项目每年花费的资金达到 1 亿美元。我认为，大量从中获益的人员不会支持新的药物筛选项目，因为这样做将会危及他们所能获得的资金，想要改变并不会很容易。

在所有问题中最重要的是，我们需要支持那些新颖的、有创意的研究项目，因为它们是未来抗击癌症的希望。NCI 有关癌症治疗的研究可以分为两种类型，其中内部研究是指那些在 NCI 内部进行的项目，而外部研究则是指那些由 NCI 提供支持、在各个大学进行的项目，我希望利用能够加速研究过程的方法把这两类研究联系在一起。

很多睿智的研究人员都曾经批评过我们的药物筛选项目，其中包括伟大的基础研究科学家查理·海德尔伯格。他开发出了抗癌药物氟尿嘧啶，这种药物是第一种真正意义上的靶向药物。海德尔伯格的研究结果显示，和正常组织相比，癌细胞倾向于摄取更多的尿嘧啶，这是构成 RNA 的化学成分之一。海德尔伯格巧妙地在尿嘧啶中添加了一个氟原子，从而设计出一种新药——氟尿嘧啶。氟尿嘧啶与尿嘧啶的结构非常相似，同样会被癌细胞摄取，不过它被摄取后将会不可逆地抑制 DNA 合成过程中的关键酶——胸苷酸合成酶。我希望海德尔伯格以及其他的批评者能够加入我们的外部咨询委员会，这样他们就可以观察到我们是如何使用资金的，我们也需要利用他们的想法和评论，从而确保我们的工作能够出色完成，同时避免过于依赖那些并不能发挥作用的方法。在他们的关注下，所有的研究者也就不会偏离方向。

我要求将所有的协作组研究项目也划归癌症治疗分部，作为其中的一部分。我们需要引进饱受争议的国家乳腺癌外科辅助治疗项目（简称 NSABP），这个项目由乳腺外科医生伯尼·费舍尔负责。费舍尔因为敢于挑战乳腺癌的治疗现状而一直饱受谴责，不过其研究结果最终肯定了在乳腺癌术后给予辅助化疗的价值。

同时，费舍尔的研究结果显示乳腺癌术后放疗并不能发挥治疗作用，反而会增加并发症。这个结论激怒了来自科罗拉多州的医生胡安·戴尔·雷加托博士，他是放疗的奠基人之一，也是全美癌症咨询委员会（NACC）的成员之一。雷加托说服了 NACC 的主席西德尼·法伯博士以及 NACC 的其他成员停止提供用于 NSABP 患者随访的资金。如果不能对患者进行随访，研究人员就无法记录结果，因此这种做法在本质上是为了彻底扼杀这个项目。这是一种赤裸裸的报复行动，完全是为了关起门来保护自己的专业，至于患者的利益，就让它见鬼去吧。

由于 NACC 的行动，NSABP 出现了 35 万美元的资金缺口。不过在我的印象里，它是迄今为止最富有成效的项目，因此我希望拯救它，DCT 将承担不足的经费。

职务的提升还意味着我将脱离日常的临床工作。我非常喜欢为患者进行治疗，这不仅仅是因为我能够为他们提供顶级疗法，事实上这种疗法本身就是我所创造的，而对于一名医生来说，这种机会并不常见。当你发现曾经的患者在多年以后依然充满活力的时候，那种满足感是无与伦比的。在那个阶段，我一直在随访一位白血病患者。当我在 NCI 担任临床助理的时候，她曾经接受过我的治疗，当时只有 10 多岁。我看着她逐渐长大，上了大学，然后结婚。一天，她再次找到我，骄傲地抱着自己的孩子。虽然我不是一个容易哭泣的人，当时还是忍不住热泪盈眶。

并不是每个故事都有欢乐的结尾，不过能够出现在这些患者的生命之中依然是我的荣幸。一名叫作菲尔的十几岁男孩曾经在我们这里治疗急性白血病，他的母亲是一位单亲妈妈，此后会定期出现在 NCI 陪同菲尔来治疗和复查。在菲尔高中毕业的前一年，他的母亲被发现患有乳腺癌，同时已经发生了转移。让人觉得讽刺的是，菲尔还有可能活下去，但是他的母亲却毫无希望了。菲尔的母亲唯一想做的事就是亲眼看到菲尔从高中毕业，当这个时刻来临的时候，她已经非常虚弱，以至于不能依靠自己的力量行走。为此，我安排了一辆救护车把她送到举办毕业典礼的场地，那是在室外的一个小山上。菲尔的母亲躺在担架上观看了典礼的过程，此后不久她就去世了。菲尔的白血病最终还是复发了。虽然菲尔和母亲的故事都以悲剧告终，但是仍然对我们有深刻的意义，这些悲剧时刻提醒着我们作为一名医生、一个普通人的意义所在，同时还会给我们机会再接再厉实现医生的价值。

"能给我一段时间考虑一下吗？"我问劳舍尔。他点点头，从沙发里站了起来，结束了我们之间的会谈。在那段时间里，我常常会想起弗莱雷克，那个曾经指导过我并给予我鼓励的人，是他使我最终选择了这个职业。弗莱雷克曾经把那些在 NCI 接受治疗的年轻白血病患者比作从码头落水的儿童，需要有人跳入水中把他们救上岸，而此时旁边只有一个不会游泳的人。这种情况偶尔会在报纸或晚间新闻中闪现。弗莱雷克说，癌症病房的医生常常需要做出类似的抉择，是在毫无救人把握的情况下跳入水中，还是以不可能成功为理由袖手旁观，放任孩子死去？对于这个问题，弗莱雷克早就做出了自己的决定。"必须参与进去，"他说，"没有其他的选择。在明知自己的所作所为有可能发挥作用的情况下，我不可能毫无作为。"

"竭尽所能治疗患者，充满希望地挽救他们的生命将会把你变成一个乐观主义者。"弗莱雷克告诉我。对于他来说，他对乐观精神有传道狂般的热情。他努力改进治疗方案，与前一位患者相比，设法保证每位患者的治疗方案都能够更好一点。作为弗莱雷克的学生，我学到很多，加上我在霍奇金淋巴瘤领域的工作经验，我也变成了一名乐观主义者。我相信自己能够做好 DCT 主任的工作。

在劳舍尔和我交谈以后一个月的时候，我告诉他自己将接受这份工作。

正如我预测的那样，我的任命并不是一个受欢迎的新闻。当消息传开以后，在那些由于我的提升将会变为我的部下的人员之中，有一部分提出了辞职。我为 DCT 所提出的要求也激起了轩然大波，认为自己被劳舍尔背叛了的人们并没有向他抱怨，而是转向了总统的癌症专家小组主席本诺·施密特。如果他顶不住压力，要求劳舍尔另寻他人的话，我的前程就彻底完蛋了。

总统的癌症专家小组是依据《国家癌症法案》建立的。它由 3 位成员组成，一位非专业人员担任主席，另外还有一位基础科学家和一位临床医生。专家小组有监管整个 NCI 的责任，其中包括新成立的国家癌症咨询委员会（NCAB）的运作。专家小组的成员由总统任命并直接向总统汇报。

NCAB 的成员同样由总统任命，由 22 位成员组成，其中 6 位为非专业人员。NCAB 的建立是玛丽做出妥协，将 NCI 留在 NIH 的结果。玛丽一直对 NIH 的领导能力持怀疑态度，希望抗癌研究项目特别是项目的安排能够绕过 NIH，而建立 NCAB 能够达成玛丽的心愿，使抗癌研究项目拥有独立运作的自由。非专业人员的参与是为了确保经费都使用在真正用于治疗人类癌症的项目上，而不是仅仅为了保住研究人员的饭碗。

根据法律，总统的癌症专家小组每年需要组织 12 次会议。NCI 所长通过专家小组直接将预算方案提交给总统，不必经过 NIH 的预算办公室以及卫生与人力资源服务部，尽管根据严格的法律规定，这两个部门具有监督 NCI 预算的权力，因此这个预算也被称为旁路预算。

尼克松总统选择本诺·施密特作为癌症专家小组的主席。每次小组会议以后，施密特也会绕过其他人，乘坐豪华轿车直接去见尼克松，最低限度也会是尼克松的办公室主任鲍勃·海德曼，与其一起讨论 NCI 对资源的需求。按照协议，NCI 的所长和 NCAB 的主席负责主持 NCAB 的会议，但是 NCI 的所长卡尔·贝克以及他的继任者都把这项工作推给了施密特。

施密特是 J.H. 惠特尼风险投资公司的合伙管理人，同时还是 MSKCC 的理事会主席。人们都认为是施密特创造了"风险投资"这个词，对 MSKCC 的监管职权意味着医学研究领域的阴谋诡计逃不出他的眼睛。

在《国家癌症法案》通过的时候，我已经是 NCI 内科分部的负责人。我的职位使我有足够的资格出席癌症专家小组和 NCAB 组织的会议，因此我有机会观察施密特的表现。

施密特的身高超过 1.83 米，双肩宽阔，相貌英俊，白色的眉毛非常浓密，头发呈深棕色，不过在前额以及两侧太阳穴的地方点缀着斑斑银发。他一如既往地穿着深蓝色的西装，站立的时候像箭一样笔直，双肩向后，保持挺胸的姿势；他走起路来总是迈着自信的大步，就像约翰·韦恩一样通行无阻。施密特的声音非常低沉沙哑，并且带着厚重的得克萨斯拖腔。

当我在会议结束以后回到内科分部的时候，常常向同事模仿他的声音。

在我所认识的非专业人士之中，他是少数几个能够仔细剖析医学问题的人员之一，甚至比绝大部分医生和医学科学家还要迅速。我曾经看到一个癌症控制项目的负责人试图证实一项乳房 X 射线检查程序有效，而事实上这个项目存在缺陷，但是仍然被当作上帝送给女性的礼物，每年需要花费数百万美元经费。NCAB 的绝大部分成员都很欣赏这个项目，但是施密特却不是这样。他不仅仅表达了他的看法，同时还冷静地分析项目中存在的逻辑性错误，最终这个项目被终止。此后，NCI 各部门的主任都非常害怕施密特，因为没有人能够把一个垃圾项目提交给他而不会被他发现。

在对待那些桀骜不驯、傲慢自大的 NCAB 成员的时候，他同样会流露出自信和无所畏惧之情。

DNA 双螺旋结构的发现者、卓越的科学家吉姆·沃森曾经被任命为 NCAB 的成员，但是他讨厌抗癌之战的理念，在委员会会议上常常故意做出粗鲁无礼的举动，借此表达自己的蔑视。他喜欢向后倾斜座椅，一边把双脚放在会议桌上，一边阅读《纽约时报》。他会不时放下报纸，打断别人的发言并发表贬损的评论。由于沃森毕竟是诺贝尔奖得主，委员会主席无法约束他。施密特耐心地等待委员会主席阻止他，但是主席一直没什么表示。有一次在讨论新建癌症中心项目时，沃森放下报纸大声说："全是废话。"

施密特请求发言，他说："我这里有所有中心项目的预算。"随后他指着其中最大的一笔说："这是拨给冷泉港实验室的吉姆·沃森的，沃森博士，你也是这堆废话中的一部分。"沃森的虚张声势被彻底揭露，他不知所措，放下了报纸，双脚也从桌子上拿了下来，一直保持沉默。会后，施密特再次坐上他的豪车来到白宫，要求将制造混乱的吉姆·沃森踢出 NCAB。沃森原本 6 年的任期在 2 年后就被终止了。任何人都别想干涉施密特，即使是诺贝尔奖得主也不行。2009 年，沃森曾经在《纽约时报》发表社论，宣称当时他是因为 NCI 只需要临床研究项目而被赶走了。这并不是真相，无论是当时还是现在，NCI 预算中的大约 85% 还是被用来支持基础研究的。

施密特和我联系，想听一听我为什么认为 NCI 需要重组，当时我非常慌乱。就在劳舍尔的办公室中，我开始解释某些部门的主任是出于私利在进行操作。施密特聚精会神地听着，偶尔皱起眉头。我想他一定很惊讶我为什么会如此坦率，不过我猜测他应该已经对正在发生的事情有所察觉。

使我感到欣慰的是，施密特很快就认清了问题中的逻辑关系。在我还没有完成情况介绍的时候，施密特就站了起来，开始在屋里走来走去，随后用他一贯的低沉嗓音对我说："文斯，我认为我知道如何解决这个问题了。"在此后的一小时里，我们把大部分时间都花在为平息叛乱而制定战略上。施密特的解决方案是在随后的几周里举办几次晚餐会，首先参会的将是那些愤愤不平的高级职员，他们由于我的升职而成为我的部下，随后就是那些将会被抽调到 DCT 的部门的领导，各个合作组的负责人将会是最后一批。*施密特将在晚餐会上直接从参会人员那里了解到他们为什么会反对我的提议。

在随后的几周时间里，我们数次来到华盛顿特区近郊的豪华宾馆，施密特把举办晚餐会的地点定在了这里。传闻施密特的身家超过 5 亿美元，他自己支付了晚餐会的全部费用。在通常情况下，我和他一起乘坐他租来的奔驰轿车去宾馆。有几次，施密特没能约到车，我们只能打车前往。像大多数富人一样，施密特没有随身携带现金的习惯。每逢这种情况出现时，只能由年薪只有 25000 美元的我来支付出租车的费用。

足以抚慰我的是，晚餐会的成效显著。施密特对那些自私的、只是出于保护自己地盘的理由没有兴趣，并不需要我说太多就能够看出那些反对人员在争辩的时候也非常不安。

施密特要求所有人员说出他们自己的需求。新任外科主任史蒂夫·罗

---

* 反对朱布罗德要求改革的部门主任包括纳撒尼尔·柏林博士和托马斯·金博士，他们俩最终都离开了。由于我的升职而被超越的两位副主任是保罗·卡彭和史提夫·卡特，保罗选择离开，到威斯康星大学就职，史提夫留了下来成为我的副手，还教给我很多有关歌剧的知识。在分部主管之中，放疗主任拉尔夫·约翰逊博士远走佛罗里达州建立了一所癌症中心，外科主任史蒂夫·罗森伯格博士留了下来并开启了辉煌的事业生涯，他在 NCI 开创了肿瘤的免疫治疗。儿科主任亚瑟·莱文博士接受了匹斯堡大学学术管理的职位。

森伯格只是希望能够被留下来独自完成自己的研究，拉尔夫·约翰逊（就是那位曾经与我和莫克斯利争论过 MOMP 化疗方案的放疗主任）希望我能够滚开。所有 10 个合作组的负责人都知道我对他们正在进行的研究不感兴趣，他们希望我能够保证不会终止这些研究。不过这一点不在我的计划之内，我们确实需要临床研究项目，但是现存的合作组需要重组，组间的相互协作也要开始，在某些情况下还需要合并，只有这样才能把研究力量集中在那些公众关注的重要问题之上，而那些拖延时间、没有实际意义的研究必须停止。

最终的结果是，有两位因为我的升职而被超越的人员选择了离开，其他人都做出了让步，最终我还是坐上了这个位子。此后，管理全国所有的癌症治疗成为我的职责，国家为癌症研究以及癌症治疗方案开发所提供的各种资源的绝大部分也由我负责分配。DCT 有史以来第一次真正成为治疗癌症的部门。

我已经做好准备。

DCT 变更后的组织形式对规划临床研究立刻产生了影响。在充足资金的支持下，国家乳腺癌外科辅助治疗项目一马当先，利用以实验室研究为基础的科学逻辑，在乳腺癌的综合治疗中减弱了手术和放疗的作用，添加了辅助化疗。随后，其他的合作组也开始了类似研究。

蜂拥而来的研究结果显示，在治疗原发肿瘤的同时，利用化疗杀灭那些已经从原发肿瘤逃离的癌症细胞，能够有效地预防复发。这些发现就意味着为了获得更好的疗效，并不需要把手术做得更大、放疗做得更深。

由于这些研究结果，在癌症治疗领域出现了显著的变化。外科医生逐渐根据其他的可用治疗方法调整手术方式，如果有合适的药物能够对付那些躲避到身体其他地方的癌症细胞，患者就不必再接受那些经典的癌症手术。放疗专家同样如此。

由于外科医生从此不再需要特别关注手术的范围，他们开始改良手术技术。以结直肠癌为例，曾经需要切除全部的结肠和肛门，患者在余生中需要一直使用造口袋。而现在由于手术技术的提高，大部分情况下结肠造口术已经不再是非做不可的。

肢体也能够得以保留。对于股骨的肿瘤，可以把肿瘤切除以后，局部使用假体替代，不再需要从臀部离断整个下肢。

对于放疗来说，放疗专家也开始利用射线对原发部位进行照射，同时利用化疗杀灭那些已经逃走的细胞。对于头颈部肿瘤来说，放疗开始替代手术成为治疗的首选，放疗的方式也已经不像既往那样激进，曾经的"突击队手术"（"突击队"为联合下颌骨切除加颈部淋巴结清扫术的英文缩写的字面意思）成为了历史。

不过，这些进步依然不足以兑现玛丽做出的承诺。正如我们所知道的那样，在国庆 200 周年的时候，我们并不能够治愈癌症，主流媒体上宣称抗癌之战已经失败的文章如期而至。1975 年 3 月，《波士顿环球报》发表了以《美国抗癌之战就是一场骗局》为头条新闻的文章；1975 年 4 月，社论《反对抗癌之战》中写道，反对抗癌之战的高层批评人士开始激增；根据 1975 年 5 月出版的《纽约时报》，抗癌之战在政治层面已经激起了强烈抵制；同年，《芝加哥论坛报》也发表文章称抗癌之战只不过是一个虚假的前线。

这个问题具有两面性。一方面，很多新的治疗手段还没有在 NCI 以外的癌症中心广泛实施，因此没有对全国癌症死亡率产生足够的影响。另一方面，媒体人员认为受到了玛丽·拉斯克的愚弄，认为我们不可能在几年内根除癌症。

如何定义"成功"同样也是一个问题。在那些愤怒的文章中，只有我们能够治愈所有的癌症才能称为成功，否则这场战争就是失败的。而事实上，我们只不过刚刚开始。那些能够确定未来肿瘤生物学、肿瘤预防、肿瘤诊断以及肿瘤治疗走向的基础研究刚刚步入正轨，而那些谴责抗癌之战失败的文章就反复出现在主流媒体之上。

NCI 的领导层同样出现了动摇。在 1977 年年中的时候，迪克·劳舍尔提出辞职，他的继任者亚瑟·厄普顿是一位病理学家，主要的研究方向是放射生物学。厄普顿属于低调的学术型研究人员，并不是特别相信抗癌之战能够取得胜利。他还非常讨厌抛头露面，厄普顿曾经告诉我，他厌恶在国会作证，每次都害怕得要死，因此他常常让我陪他一同前往，甚至代替他在国会作证，以至于有些国会议员认为我才是 NCI 的所长。1980 年 1 月，厄普顿也离开了 NCI。

当厄普顿任期届满的时候，一个由本诺·施密特主持的遴选委员会向卡特总统推荐我出任新一届 NCI 所长。我接受了这个职位，虽然那段时间对我来说并不轻松。在 1972 至 1980 年之间，我们家进行了一场秘密的个人战争，虽然它的对象并不是癌症，但是影响到了我恪守对《国家癌症法案》的承诺，无法全身心帮助实现基础研究向临床应用的转化。

1972 年 9 月，我们一家人正在吃晚饭。我注意到在我 9 岁的儿子特德的双腿上出现了瘀斑，瘀斑的形态足以使任何一个肿瘤医生的心脏停止跳动。当一个人的血小板计数出现不同程度的降低时，容易出现特定类型的瘀斑。血小板计数轻微下降时，皮肤表面将会呈现散落的针尖样的蓝色瘀斑，而当血小板计数非常低的时候，就会出现大片令人恐惧的紫色瘀斑，就像被棒球棒击打过后留下的印记。特德的瘀斑表现出来的就是这种类型。

在特德这个年龄，类似的瘀斑通常意味着白血病。

第二天，我把他带到单位进行了血小板计数，正常情况下它的数值应该超过 15 万，而特德只有 3000。随后，特德接受了骨髓穿刺活检，这是我的患者们最惧怕的检查。很快，我们就知道特德罹患的并不是白血病，而是更糟糕的再生障碍性贫血。这种疾病非常罕见，患者的骨髓停止了红细胞、白细胞以及血小板的制造。

正如白血病患者一样，患有再生障碍性贫血的患者也存在因为出血或感染而死亡的风险。但是因为它的发病率非常低，几乎与被闪电击中的概率类似，不足以促进研究人员为它寻找治愈的方法，也从来没有任何基金用于相关领域的研究。这种状况的结果就是，当时对于再生障碍性贫血没有任何治疗方法。在所有的患者当中，大约有 20% 在一年内骨髓会自动恢复造血功能，而剩余的患者将会在相同的时间段内死亡。

特德的化验结果使他被划入预后最差的患者范畴。我们唯一的选择就是临时输注血小板和红细胞，同时等待，观察他的骨髓能否恢复功能。当我向 NCI 的一名医生咨询的时候，他提供了另一项建议——让特德待在无菌的房间里。这种方法是弗莱雷克在数年前发明的，用来为白血病患者提供保护，避免感染。当我们在开发 MOMP 化疗方案的时候，他也曾经坚持让我们采用。

输注血小板和红细胞的作用持续了两周，随后特德出现了发烧症状，我们把他送入无菌房间，这种方法也生效了。起初，我们认为这只是一个使特德的状态稳定下来的临时措施，能够支持他度过等待骨髓恢复功能的痛苦阶段，但是意料之外的事情发生了，特德的骨髓造血功能一直没有恢复，不过无菌环境可以保护他免受感染的伤害，而输血使他能够坚持下去。只要待在这个房间里，他就有可能活下来。

在此后的 8 年里，我一直在 12 楼为癌症患者工作，同时我每时每刻都会意识到特德就在我的楼上，待在 13 楼东侧的无菌病房里。我四处搜索医学杂志，并且向那些曾经遇见过再生障碍性贫血的科学家或临床医生求助，寻找任何能够帮助特德的方法。

我们曾经尝试连续使用雄性激素为特德治疗，因为在有些研究中，这种男性荷尔蒙能够增强骨髓的造血功能。这种疗法的作用持续了一段时间，但是并不持久。我发现了一篇报道，对于躁狂抑郁症患者，如果使用锂剂控制症状，会使白细胞计数升高，提示这种药物在一定程度上能够刺激骨髓造血。我们同样进行了尝试，特德的白细胞计数确实一度升高，但是随后再次降了下来。

我们还尝试了天然的集落刺激因子，这种蛋白能够刺激骨髓中的干细胞进行增殖。但是这种疗法在当时过于先进，集落刺激因子无法提纯，未能发挥作用。当时还有一种理论，认为再生障碍性贫血是一种自身免疫性疾病，是由于患者的 T 细胞（淋巴细胞的一种）攻击自身骨髓造成的。我们尝试用抗淋巴细胞血清为特德治疗，毫无效果，只是让特德变得更加虚弱。我们还试图进行在当时刚刚出现的骨髓移植，但是最有可能的骨髓移植供者——特德的姐姐未能配型成功，我们最终也没能找到合适的捐赠者。

为了维持特德状况的稳定，我们不得不反复给他输血。我们知道输血的作用无法持久，而且它的副作用最终会成为一个大问题。

红细胞负责把氧气输送到机体的各个器官，这个过程有赖于红细胞内的铁原子，它能够帮助红细胞与氧结合。红细胞的寿命是有限的，它们死亡后会释放出铁原子。在正常情况下，机体会利用这些铁原子在骨髓中制造新的红细胞。但是，特德的骨髓无法制造红细胞，由输血带来的铁原子无法代谢，会沉积在心脏，形成硬壳，从而损伤心肌，干扰维持心脏自身节律的电传导系统，最终导致心衰。

在 8 年时间里，我们拼命尝试任何有可能帮助特德的方法，但是在 1980 年 5 月 27 日，我们还是失败了。

我为什么要告诉你们这个故事？这是因为，虽然我一直致力于帮助我的患者和他们的家人，当他们在面对病魔苦苦挣扎或者失去亲人的时候，我对此也深表同情，但是直到 1972 年的那一天，在饭桌旁边我成了他们之中的一员时，我才知道作为患者和家属面对绝境意味着什么，我才真正感受到那种抱着一线希望，盼望基础研究的结果能够尽快用于临床，从而帮助自己的亲人是什么感觉。

癌症曾经处于和再生障碍性贫血类似的境地，虽然它并不少见，但是一样被人们忽视，只有一小撮医生从事这个领域的工作，缺乏资源，而且基础研究也没什么进展。现在情况发生了很大的变化，我们拥有了足够的资源，但是向着治愈癌症目标前进的步伐放慢了。我坚信由玛丽·拉斯克开启的抗癌之战一定会胜利，我也理解《国家癌症法案》所赋予我们的使命，是时候让那些资源真正发挥作用了。我非常想知道，如果把所有的资源都投入进去，将会发生什么。

1980 年 7 月的一天，阳光和煦，在国家医学图书馆新落成的豪华礼堂之中，我把手放在《圣经》上面宣誓就职。这部《圣经》有些陈旧，是玛丽·拉斯克从她的祖母那里继承下来的。现在我成为了 NCI 的所长，从此掌管这所全世界最强大的癌症研究机构。

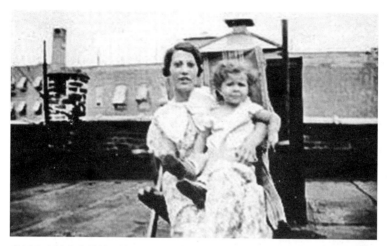

我最喜欢的薇奥莱特阿姨抱着我的姐姐安吉拉，摄于 1936 年。在拍摄这张照片以后仅仅过了几年，薇奥莱特阿姨就因为宫颈癌去世，年仅 36 岁。安吉拉在 2015 年逝于肺癌，几个月之后 FDA 批准了一种药物的上市申请，而这种药物原本很有可能会对安吉拉的治疗有所帮助。

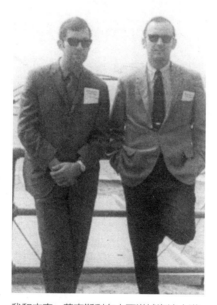

我和杰克·莫克斯利在大西洋城海滨大道，摄于 1964 年前后。在那个时候，我和莫克斯利正在进行 MOMP 化疗方案的研究。在这项研究中，我们在历史上第一次为成人类型的癌症制定出有治愈可能的联合化疗方案。

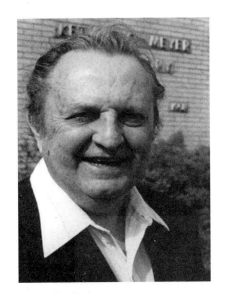

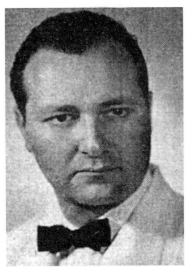

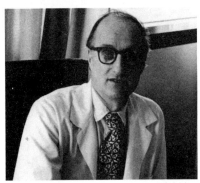

顶图：霍华德·斯基珀，自称是 NCI 的"小鼠医生"。右上图：杰伊·弗莱雷克。上图：汤姆·弗雷。右图：戈登·朱布罗德（图片来源：NCI 网站）。弗雷和朱布罗德一起利用联合化疗治疗儿童白血病，从而引起了领域内的彻底变革。

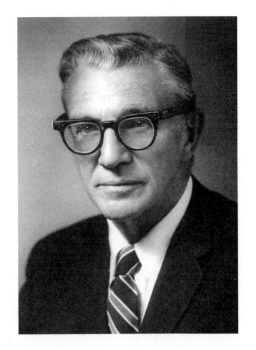

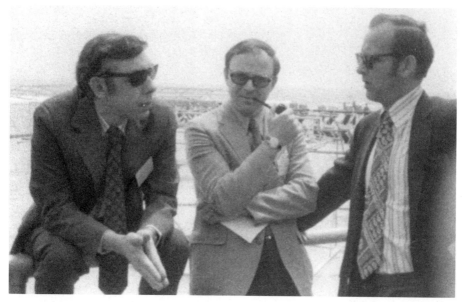

（从左至右）罗恩·洋基、乔治·卡内洛斯和杰克·莫克斯利背对着海滨大道。罗恩·洋基利用小鼠模型帮助我们破译了白血病细胞的生长速率，据此我将 MOMP 化疗方案调整为 MOPP，而乔治·卡内洛斯有给别人起绰号的嗜好。

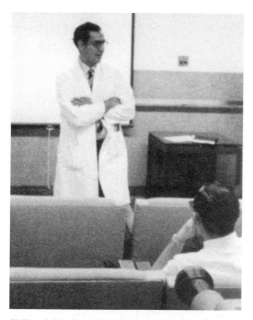

保罗·卡彭。拍摄这张照片的时候，他正担任 NCI 内科分部主任。临床助理的所作所为使他在任期内过得非常糟糕，很大程度上是因为他比令人恐惧的杰伊·弗莱雷克更容易对付。事实上，他是一个非常优秀的医生，深得同行的爱戴和尊敬。

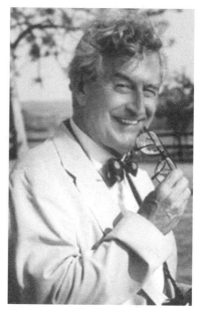

戴夫·普莱特·拉尔，曾任 NCI 化学药理学实验室主任。当我还是一名低年级医学生的时候，他把我招募到 NCI。

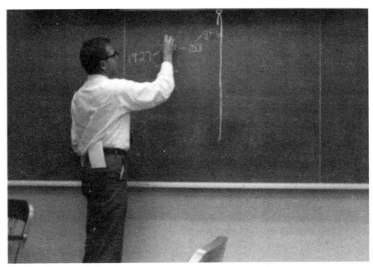

科斯坦·贝拉尔站在一块黑板的前面。在这个房间里，"叽叽喳喳的白痴协会"的成员会聚集在一起讨论研究项目。科斯坦·贝拉尔是一位卓越的淋巴瘤病理学家，正是他为卢克·奎恩的活检切片做出了正确诊断，从而触发了一场运动，导致抗癌之战的开启。

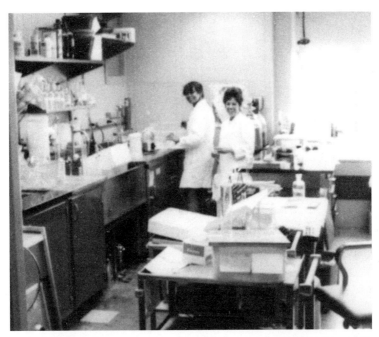

1970 年前后我的实验室。这里的空间非常狭小，我不必离开椅子就能够拿到绝大部分自己想要的东西。

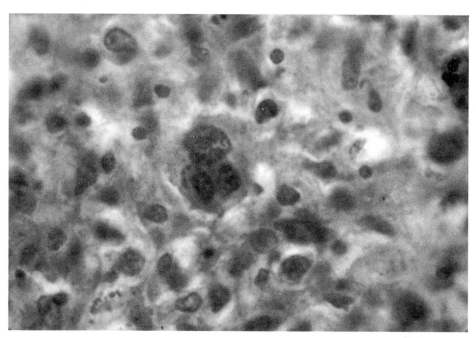

里德－斯滕伯格细胞。这种细胞使我获得了灵感，并最终实现了重大突破。图片正中的细胞拥有 3 个细胞核，如果通过显微镜观察可以发现，它就像猫头鹰正在回头望着你。当淋巴瘤切片中出现这种细胞的时候，就可以做出霍奇金淋巴瘤的诊断，也正是这种细胞的存在使淋巴瘤被认定为癌症中的一种。本图来自于 1832 年托马斯·霍奇金最初汇报的 6 个病例之一。

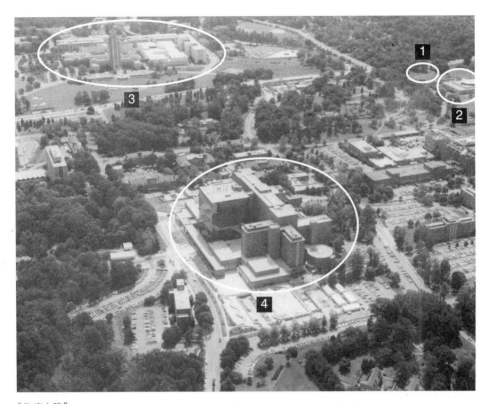

"化疗之路"。

（1）小路　　　　　　　　　　（2）美国国家医学图书馆
（3）贝塞斯达海军医院　　　　　（4）NIH 的 10 号楼

第一批接受 MOPP 方案化疗的淋巴瘤患者都知道乘坐交通工具时会出现呕吐，因此他们常常从临床中心走回旅馆，他们所走过的足迹形成了一条路，此后 NIH 专门为此铺设了一条人行道。

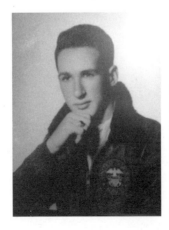

弗雷德·费尔德曼告诉我有关"化疗之路"的事情，他是第一批接受 MOPP 方案化疗的淋巴瘤患者之一。费尔德曼曾经在越南战争中接触过过量的橙剂，这张照片就是在差不多那个时候拍摄的，后来他罹患了霍奇金淋巴瘤。费尔德曼至今依然活着。（图片来源：弗雷德·费尔德曼）

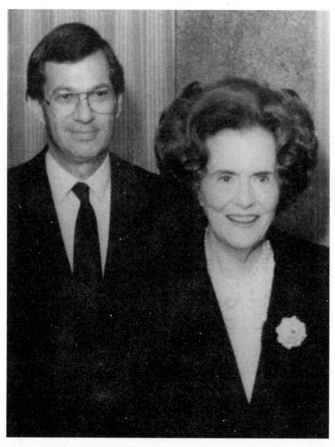

玛丽·拉斯克认为我们需要对癌症宣战，最终她的愿望成真。蓬松的发式、裘皮外套以及随时会出现的化妆盒给人一种错觉，让人认为她只是一位社交人士，但事情的真相远非如此。

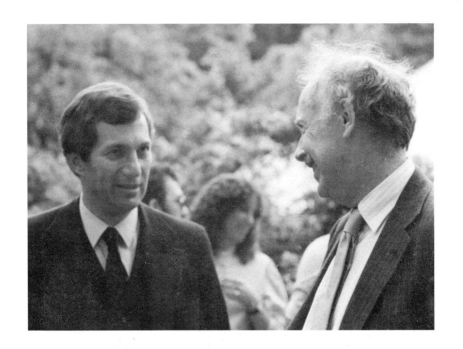

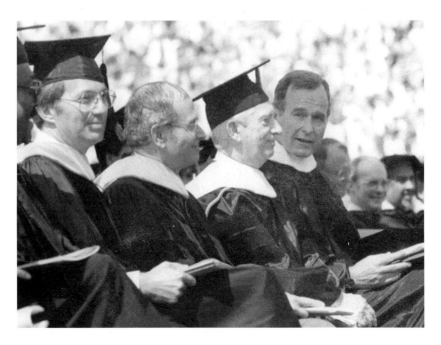

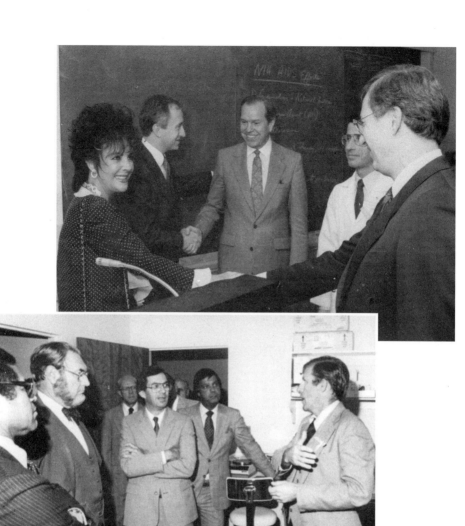

在《国家癌症法案》通过以后，原本相对平静的癌症研究领域开始受到政治的影响。NCI 的某些成员有时会被召集起来，一起出现在华盛顿，而政坛人物也会来 NCI 视察。左页上图：我与诺贝尔奖获得者吉姆·沃森。沃森是一位卓越的科学家，但是显然他对于临床研究的地位和价值不甚了解，他在媒体面前做出了关于治愈癌症的错误预言。（图片来源：琼·詹姆斯）左页下图：与前总统乔治·H.W. 布什在一起。布什曾经因为白血病失去了一个女儿，长期以来他对癌症研究一直抱有兴趣。（白宫官方摄影）本页上图：伊丽莎白·泰勒一直关注 NIH 的 AIDS 项目，她曾经来到过 NCI 和国家变态反应与传染病研究所（NIAID）。照片显示泰勒正在与我握手，而特里·利尔曼正在和 NIH 所长詹姆斯·温加登（左三）握手。身穿实验室工作服的 NIAID 所长安东尼·福奇正在注视着我们。本页下图：前任卫生局局长 C. 艾弗雷特·库普正在为来访者进行介绍。

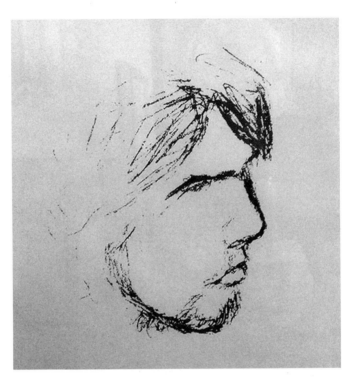

我的儿子特德的自画像。他与再生障碍性贫血斗争了差不多8年，在17岁的时候去世。特德确诊、治疗以及死亡的整个过程实实在在地告诉我，当渴望的治愈手段迟迟不能出现的时候，对于患者和家属意味着什么。

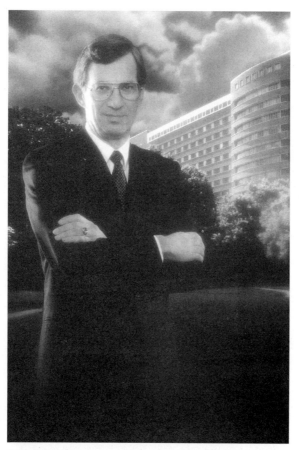

根据传统，每一位 NCI 所长在离任的时候都会拍摄一张照片，我选择了用 NCI 的临床中心作为背景，在此我开始了自己的职业生涯。从我对面的角度望过去还能够看到特德曾经住过的房间，就在第 13 层。在 NCI 的这段经历不仅成就了我的医生职业，还造就了我自身。（图片来源：NCI 网站，麦克·米切尔拍摄）

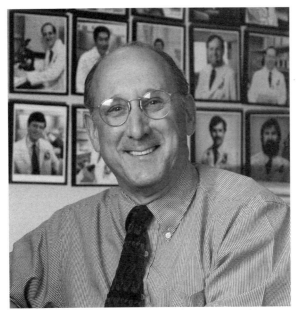

史蒂夫·罗森伯格，NCI 外科分部主任。罗森伯格是一位优秀的医生，同时还是一位卓越的科学家，他开创性地利用免疫疗法对癌症进行治疗，这是刚刚起步的一种新的治疗途径。（图片来源：NCI 网站，比尔·布兰森拍摄）

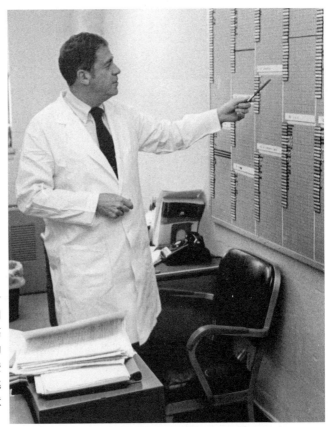

伟大的伯尼·费舍尔，摄于 1960 年前后。当他证实利用乳房肿瘤切除术治疗乳腺癌的效果与乳房切除术相当的时候，激起了同行的愤怒。费舍尔敢于为了患者的利益挑战现状，只有极少数医生愿意这样做。

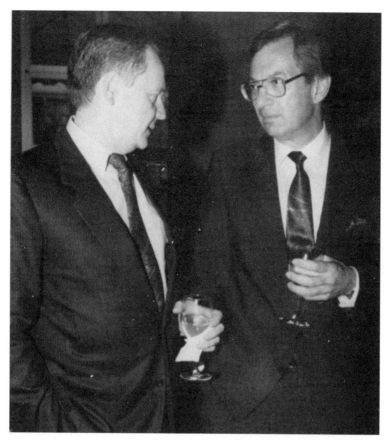

我正在与默里·布伦南一起喝酒。布伦南是纪念斯隆－凯瑟琳癌症中心（MSKCC）的外科主任，在我所遇到过的外科医生之中，他很可能是技术最高超的。我曾经专门参与他的手术，只是为了欣赏他的操作。

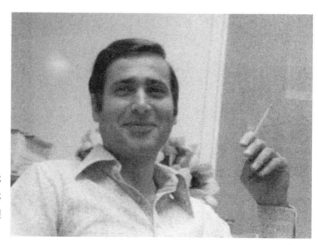

兹维·福克斯。当我在MSKCC任职的时候，他担任MSKCC放疗部主任，是我所知的最大胆也是最有能力的放疗专家之一。

我正在耶鲁与一名研究人员讨论实验结果。在我背后的观片灯上显示的是凝胶电泳的图像。这种实验技术能够利用体积大小或电荷数量的差异将分子分离开来。（图片来源：罗伯特·A.利萨克）

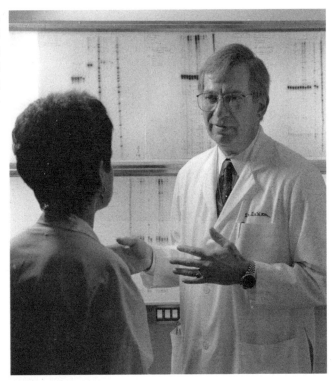

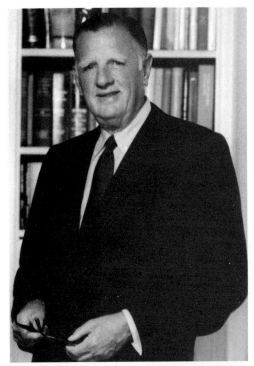

本诺·C.施密特。施密特是 J.H.惠特尼风险投资公司的合伙管理人，同时还是总统癌症专家小组的主席，这个专家小组协助规划抗癌之战资源的分配。施密特具有敏锐的洞察力，能够比很多科学家更快地分析科学问题。（图片来源：NCI 网站）

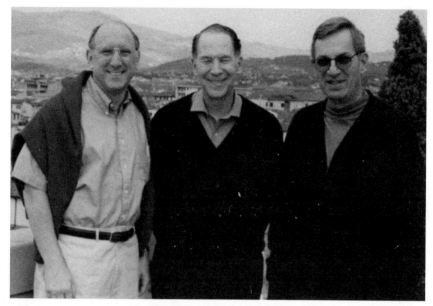

史蒂夫·罗森伯格、萨姆·赫尔曼和我。当时我们正在编撰教材《癌症：肿瘤学原理与实践》。我们三人都非常有主见，同时也都不会羞于表达，我们也十分喜欢这份工作，把它作为一种乐趣，我们之间的讨论也使这本书成为该领域最详尽可靠的教材。

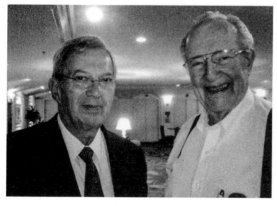

在最近的一次美国临床肿瘤学会会议上，我和杰伊·弗莱雷克一起回顾旧时光。自从 20 世纪 60 年代他教过我以后，我们一直秉承一个信念：永不放弃任何一个患者。

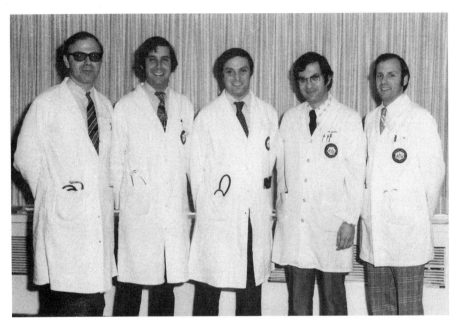

1973年的内科分部五人组（上图）以及40年以后2013年的5人组（下图）。从左至右：乔治·卡内洛斯、布鲁斯·凯伯纳、菲尔·沙因、我以及鲍勃·杨。

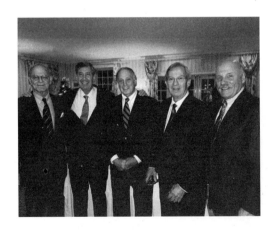

第 7 章

NCI 大扫除

当我第一次走进 NCI 所长办公室的时候，空气中弥漫着一股颜料的味道。秘书解释说，气味并不是从墙壁散发出来的，而是来自于亚瑟·厄普顿的肖像画。按照惯例，NCI 的所长在离职的时候会拍一张照片，所有的照片都会悬挂在 NCI 11 楼的大厅里。但是，厄普顿的妻子是一位画家，坚持为厄普顿画了一幅画像，她把还没干透的画像留在了办公室的画架上。有人已经把画像搬到了大厅下层的会议室，但是办公室里还是留下了未干颜料的气味。

我想确认一下，因此拿起公文包来到会议室。在那里，画像被罩单遮盖得严严实实。当我揭开罩单的时候被吓了一跳，厄普顿的面容完全是扭曲的，脸上带着一副忐忑不安的表情，就好像是车灯前不知所措的小鹿。我的第一感觉是，厄普顿的妻子是一位糟糕的艺术家，或者他们之间的感情并不深厚。我的第二感觉是，在厄普顿掌管 NCI 的时候，他就是处于这种状态。不管怎么说，画像并不讨人喜欢，还没有他本人好看。要是我，就宁愿把它收藏起来，并不会悬挂出来展示。不过我并不想和厄普顿的妻子较劲，没准她什么时候就会顺路过来欣赏一下。画像干透了以后被拿到大厅，与前任各位所长的照片挂在一起。

成为 NCI 所长以后，我需要进行更重要的战斗。这一次，我不用再与那些不愿意使用全剂量化疗的医生唇枪舌剑，我最主要的战场将会在政治层面，每天我将穿着正装而不是实验室的工作服。尽管之前我曾经代表前任所长在国会作证，不过当时只是帮忙，而现在这项工作已经完全成为了我的责任。同时，我还需要对 NCI 进行改革，使它更加符合《国家癌症法案》的要求。

到了 1980 年，NCI 的预算已经接近 10 亿美元，但是它完全就是一个烫手山芋。其他领域的科学家恨透了 NCI，因为他们认为这笔预算是毫无理由的施舍，完全是那位不懂科学的社会名流通过公关，过分渲染癌症的影响所产生的结果。这些科学家还认为，NCI 的巨额预算是对他们自身领域的威胁。资金总归需要来源，他们担心增加 NCI 的预算会相应削减他们领域的经费。许多癌症研究人员同样心烦意乱。抗癌之战的本质目标是治愈癌症，因此 NCI 的预算要求所有投资必须创造出可以治愈癌症的方法。研究人员对此感到非常不满，他们更希望把这个要求反转过来：先有发现，后给钱。他们认为，应该先让他们自由研究，在出现重大发现以后，再提供资金，用以扩展下去。

隶属于 NIH 的其他研究所同样也不满意，他们不喜欢抗癌之战。正是因为这场运动，曾经位于 NIH 羽翼之下的 NCI 拥有了规避 NIH 的权力，所长由总统任命并直接向总统汇报，有了自己的预算，有了 NCAB 以及同样由总统任命的癌症专家小组。

还有那些总是怀疑一切的记者，当许诺治愈癌症的最后期限逾期以后，他们经常在周围游弋，寻找我们工作不力或者故意掩饰的证据。

事情的真相是我们利用这些资金已经取得了进展，但是同时也创造了新的绊脚石，其中最主要的因素来自于人类的本性。政府对抗癌之战进行的金融投资使 NCI 变成了迷你版的五角大楼，里面充斥着各自为政和徇私舞弊，分发大笔资金所带来的权力使决策制定者沉醉其中，无法自拔。

根据《国家癌症法案》中的描述，将 NCI 转变成为那种能够领导抗癌之战的研究所，强大而且管理得当，并不是一件容易的事情，但是我知道如何去做。《国家癌症法案》开启了抗癌之战，我是极少数确实阅读过这部法案的科学家之一，在一定程度上可以说是立法者。感谢与玛丽·拉斯克一起度过的那段时光，它使我清楚地知道我们在制定这项法案时的设想，现在我们需要将 NCI 彻底改变，使它能充分履行法案赋予的职责：支持癌症研究，将基础研究结果应用于临床，降低癌症的发病率、患病率以及死亡率。我并不认为《国家癌症法案》是幼稚的公关活动的结果，而相信玛丽的设想是能够实现的。我决定让抗癌之战的走向回归正轨，为此我愿意承担任何风险。

然而，我要解决的首要问题并不是如何让抗癌之战的走向回归正轨，而是如何应对那些前任所长留给我的员工，也就是所谓的"宫廷卫队"。他们在所长周围形成了一道难以对付的障碍，在这种情况下任何人想和我说句话都必须通过他们。

"宫廷卫队"的成员来自研究所内的不同地方，都对其他部门一片忠心。一旦新上任的所长有了变革的想法，他们都会试图保护自己的朋友不受影响。有的时候，他们还会在所长不知情的情况下代替他行使权力。多年以来，我见识过他们之中的每一个人，一直对他们保持着警惕。

在他们之中，最敢于冒险的是菲比，她是前任所长的秘书，已经担任这个职位很长时间了。不知道从什么时候开始，就很少能够看到有人在 NCI 抽烟，更不用说所长办公室了。但是菲比却对此视而不见，她总是带着象牙烟嘴，每天至少抽一包烟。拜她所赐，我的办公室中一直烟雾缭绕。另外，当我们坐下来讨论我的日常工作时，菲比告诉我不要亲自打电话。"让我来做这项工作，"菲比解释说，"这样我就可以监听所长的全部电话、录音或做笔记。"

我目瞪口呆。菲比简直就是 NCI 的约翰·埃德加·胡佛（美国联邦调查局第一任局长），她会窃听每个人的电话。我很快就意识到她还会把得到的消息泄露给办公室以外的人员。我发现其他"宫廷卫队"的成员都会像菲比一样，相互交换信息并行使权力。这些人中间的绝大部分都被我替换了，也包括菲比。

刚刚担任 NCI 所长 8 个月的时候，我就遇到了第一个政治危机。罗纳德·里根赢得了总统选举，而我是由吉米·卡特任命的。新任白宫人事主管彭德尔顿·詹姆斯放出风去让人们知道，他所关注的职位宁可空着，也不希望卡特总统任命的人员留任。这对于 NIH 的院长唐·弗雷德里克森和我来说可不是好消息。在 NIH 只有我们俩的职位是由总统直接任命的。人们都认为，所长由总统直接任命能够提高这个职位的知名度，会对旗下的研究项目有好处，但是总统任命同样也有消极的一面，它完全依赖总统和他的团队的心血来潮，根本不会去考虑现任人员是否适合这个职位。

虽然唐和我都不希望辞职，不过作为礼节，我们还是主动向总统递交了辞呈。每周我俩都会碰面，交换有关我们任命的消息。这种感觉就像是排队等着上断头台。一周又一周过去了，在全部由卡特总统任命的官员之中，其他人的辞呈一个又一个地被接受了，最后只剩下我和唐两个人。

随后我接到了来自伊丽莎白·杜尔的电话。多年以来，一旦她和她的丈夫、参议员罗伯特·杜尔的家人或朋友罹患癌症，我都会提供帮助。现在伊丽莎白在里根政府中担任高职。她告诉我，她对我的任命问题非常感兴趣，一直在跟踪它的进展。在此之前，我已经被询问过自己的政治隶属关系，我告诉他们我属于共和党。现在伊丽莎白要求我提供证明，我曾经向共和党进行过捐赠，我的妻子玛丽·凯急忙去查找证明文件，此后我继续等待宣判。

最终，我得到消息，我将会被里根总统重新任命。两周以后，注册的民主党人唐·弗雷德里克森公开宣布了他的辞职。唐的继任者是詹姆斯·温加登，他是杜克大学医学院的前任医学主任。他在这个领域非常有名，有两个稍微有些不祥的绰号："天鹅绒高跟鞋"和"绅士吉姆"（美国重量级拳王）。有传言说温加登并不喜欢 NCI，我担心他会让我们的生活变得非常艰难。

在我的任命宣布之后不久，其他人员的任命也被逐渐确定，我的另一个危机出现了。我得知《华盛顿邮报》将发表一系列攻击抗癌之战的文章，这些文章由两位知名的调查记者特德·伽普和强纳森·诺依曼撰写。

这一系列文章都与抗癌药物开发有关，这项工作被他们定义为"误入歧途"。从文章中可以发现，他们对于科学和医学确实没有多少知识。其中的一篇文章以一位患者的故事为主导，这位癌症患者是一名 8 岁的女孩。作者宣称，导致患者死亡的原因是使用了一种实验药物，而这种药物衍生于圆珠笔墨水中的染料。在讨论中作者写道，这种药物最初是由于自身的颜色而被作为墨水开发的，随后人们又发现了它的抗癌作用，因此被用于临床试验。事实上，许多化疗药物在溶解以后是有颜色的，例如在多种联合化疗方案中都会用到的阿霉素在溶解以后就是红色的，这也是患者把它称为"红魔鬼"的原因之一。表阿霉素（又称表比星、表柔比星）是橘红色的。柔红霉素在酸性溶液中会呈粉红色，而在碱性环境中又会变成蓝色。与这些药物类似的化合物在结构中都包含苯环，即由碳原子构成的六边形结构。由于苯环的存在，这些化合物在不同的环境中会产生颜色。这种特性是许多化学物质共有的，其中也包括墨水。但是如果根据这一点就说医生使用墨水当药物，则完全是信口胡说，就好像只是由于人和狗都有腿，因此就认为人和狗相同一样荒谬。但是在文章中，作者就是进行了这样的联系，并且在故事的第一行就把化疗与那些骗人的万金油划入同一类别。

在另一篇文章中，患有癌症的患者被描述为生活在"充满挫折以及治疗结果极差"的世界之中。还有一个故事，主人公看上去死于一种药物过量，他所参加的实验药物研究被描述成"绝望的泥潭"，陷入其中的癌症患者变得更加悲惨。同时，这篇文章还暗示医院（其中也包括那些有威望的癌症中心）都对参与实验研究的患者有所隐瞒。

一次又一次，患者被描述成为绝望而不幸的牺牲者，落入了唯利是图的医生的圈套。这些医生给予患者完全无效的药物，只是产生伤害，而医生们对此毫无愧色。这些文章是尖刻的，在我所读过的医学报道之中，它们属于最糟糕的一类。我非常清楚，这两位记者受到了来自于 NIH 的操控，很可能是那些由于我试图改组 NCI 而被激怒的人们。

这些文章使我成为国会的瞄准目标。一些新当选的共和党参议员决定就抗癌药物开发项目进行听证会。这些参议员由来自佛罗里达州的保拉·霍金斯领导，她是参议院劳工和人力资源委员会的新成员。该委员会由奥林·哈奇担任主席，而爱德华·肯尼迪则是少数派领导人。霍金斯知道我最初是由卡特总统任命的，看上去她希望通过这次听证会损害我的名声，逼迫我辞职。

参议员保拉·霍金斯主持了听证会，奥林·哈奇和爱德华·肯尼迪旁听。在听证会上，霍金斯就是一道景观，她化着浓妆，顶着巨大的蓬松发式，穿着就像准备出去赴约一样。我那些在有线－卫星公共事物网络（C-SPAN）上观看了全程听证会的朋友和同事都认为有一个绰号会永远适合她——贝蒂娃娃。所有人都知道霍金斯自身没有能力，完全依赖自己的团队。她磕磕巴巴地念了一份声明，只有一页纸的内容，但是其中的指责极不公正。而当我做出回应的时候，霍金斯却不知道如何回答。我静静地坐在那里等待，直到有一位职员把写好的回应递给她。很快我就意识到，我只要保持彬彬有礼的态度回答问题就足够了，霍金斯所做的事只会使她自己丢脸。当我的朋友和同事在 C-SPAN 观看回放的时候，发现了我这种礼貌而被动的表现与我的个性完全不符。他们给我打电话，因为我没有发怒而感到非常惊讶和失望。"这还是我们熟知的文斯·德维塔吗？"事实上，我已经认识到在听证会上，向一位国会议员发火毫无意义，同时我还有比"贝蒂娃娃"更加难以对付的问题需要处理。

很快我就明白是爱德华·肯尼迪设法利用听证会使我丢脸。我对肯尼迪非常了解，因为我们曾经打过交道。当我还是 NCI 癌症治疗分部（DCT）主任的时候，经常在公开场合抨击 FDA，因为它在批准新的抗癌药物上市的过程中效率非常低下，而且拖沓。而肯尼迪和 FDA 的关系非常密切，我的态度使肯尼迪非常恼怒，我之所以知道这些是因为他曾经为此数次把我叫到他的办公室。

你们可能会想到，肯尼迪的儿子小泰德在数年前曾经罹患癌症并幸存了下来，而我是参与治疗的医生之一，肯尼迪应该和我属于同一阵线，但是事实上并非如此。很多人都认为他是一位高尚的政治家，但是依我之见，他的所作所为与这个形象相去甚远。尽管曾经有过儿子患病的痛苦经历，他还是把癌症看作政治游戏的对象。

在我出席听证会的那几天里，卫生部部长助理艾德·勃兰特一直陪伴着我。他是一个说话轻柔的俄克拉荷马州人，为人和蔼，非常同情我的处境。当勃兰特尽力帮助我的时候，肯尼迪与委员会主席奥林·哈奇一起竭尽所能诋毁我。每天在听证会开始以前，肯尼迪都会常规走到证人席，满面笑容地拥抱我一下。在其他人看来，我们就好像是老朋友一样。我确实认识他，不过你们应该从我较早的解释之中已经得出了结论，我们远不是密友，甚至连盟友也算不上。

肯尼迪连续几天都是这样的表现，直到有一天他给了我致命一击。非常巧合，就在听证会正在进行的时候，美国癌症学会为纪念小泰德的痊愈而举行了一场午餐会。此后不久，爱德华·肯尼迪夫妇就会因为离婚大战而频繁出现在报纸之上。在午宴上，我发现在主席台上自己的位置被安排在一张长条桌子旁边，面对观众，旁边就是即将成为肯尼迪前妻的琼。在某个时刻，肯尼迪走了过来，拉出椅子坐在了我和琼的身旁。照相机的闪光灯开始频繁闪烁，晃得我的眼睛都快要瞎了。我感到有些奇怪，肯尼迪的右手之中拿着一张纸。他把纸伸到我的面前，一边看着我一边和琼交谈，不过我当时并没有多想。第二天，肯尼迪把纸伸到我面前的照片成了报纸的头版新闻，新闻写到我把一张写满了有关听证会机密情报的纸张交给了肯尼迪。当然，我并没有这样做，不过肯尼迪成功地使我看上去非常值得怀疑 *。

---

　　* 在肯尼迪参议员去世以后，曾经有《波士顿环球报》的记者给我打电话。他说，他知道肯尼迪参议员是抗癌之战最坚定的支持者，希望我就此说些什么。我告诉他，在我的印象之中，参议员从来没有做过任何支持抗癌之战的举动，当年他放弃作为提案人提交《国家癌症法案》，并不是真心希望这个法案能够通过，而只不过是对尼克松总统的妥协罢了。事实上，肯尼迪参议员是 FDA 的坚强后盾，经常扮演 FDA 终审法院的角色。当我和 FDA 进行谈判，为抗癌药物制定总体规划的时候，我们之间常常会发生矛盾，特别是关于患者如何在新药上市之前获得药物的问题。每次争吵之后，满腹牢骚的 FDA 职员都会给参议员办公室打电话抱怨一番，而随后参议员就会告诫我不要攻击 FDA。当参议员罹患脑癌以后，像许多同事一样，我也接到了参议员下属职员的电话，他们向我询问可以用于治疗脑癌的最新药物。我认为杜克大学癌症中心开发的一种疫苗值得关注，但是这种疫苗当时尚未上市，普通人无法获取。我不清楚参议员最终是否使用了这种疫苗，但是此后整个医学界都非常诧异，为什么参议员离开了波士顿最好的医院转至杜克大学癌症中心继续治疗？

这个事件使我措手不及，同时所谓的泄密激怒了哈奇，他把我叫去见他和弗兰克·希尔比，后者是参议院劳工和人力资源委员会的首席调查员。我向他们保证，我没有泄露任何事，但是照片非常致命。在哈奇离开以后，希尔比开始对我发表毁灭性的演讲。他告诉我，他将向《纽约时报》透露有关我的虚假信息，而我则束手无策。"就我看来，"希尔比对我说，"你已经死定了。"

就在希尔比对我进行诽谤的时候，恰巧哈奇的另一位职员戴维·凯斯勒正好处在能够听见我们谈话的地方。他腰肥体胖，天性有点儿消极，未来将成为 FDA 的理事以及耶鲁大学医学院的院长。很显然，凯斯勒为我感到惋惜并最终说服了哈奇，使他相信我是无辜的。不久以后，听证会结束了，整个过程雷声大，但是雨点小。我最终保住了职位，能够回去继续从事癌症工作，毕竟这才是我的本职。

在希腊神话中有一个被称为"赫拉克勒斯十二伟业"的故事，其中讲述的是赫拉克勒斯因为赫拉而短暂发狂，进行了残忍的杀戮，当他恢复清醒的时候内心充满了愧疚。有人告诉他，为了弥补过失，他需要完成 12 项几乎无法完成的苦役。我把所有 NCI 需要进行的改变列了一张表，然后看着它，内心产生了一种模糊的感觉——我和赫拉克勒斯可能有亲属关系。赫拉克勒斯的任务之一是清扫奥吉斯牛棚，其中住着 1000 头永生的牛，牛棚至少 30 年没有被清扫过，牛粪堆积如山。

我开始改革 NCI 研究资金的发放模式。和清扫奥吉斯牛棚有些类似，这也是一项几乎无法完成的任务，难易程度至少和我刚刚渡过的那些难关不相上下。研究项目资助计划（R01）是我发放资金的首选。R01 拨款支持那些年轻的研究人员开启他们在癌症研究领域的职业生涯，就像种子一样，是可供将来发展的宝贵资源，是我们未来研究的基础。每当我们争论是否应该提供更多研究拨款的时候，我都会提醒大家，我们所知的所有事情都来源于研究领域。

但是在优选项中，R01 并不是唯一的。当资金紧张的时候，R01 拨款仍然是首选，但是我会调整资助方向，尽量维持那些依据《国家癌症法案》设立的癌症项目，支持那些关系重大的研究项目以及研究结果的实践应用项目。同时，我不会为了 R01 拨款就希望阻止 NCI 其他重要项目的发展，包括建立癌症中心以及临床试验。如果我们没有将研究结果应用于临床的能力，对癌症治疗的发展就没有多大意义。

NIH 和学术机构不喜欢我的计划，认为它扭曲了科学的发展进程。"金钱无法买来创意"，这是他们常常重复的话。大学也不喜欢我的计划，他们的整个学术促进体系都是建立在获得 R01 拨款的基础之上的，大学需要拨款为研究人员提供支持，他们将会抵制对 NIH 传统资金发放模式的任何改变。

如我所料，质疑的声音铺天盖地。而事实上，合同在许多情况下都能够发挥作用。合同和拨款是通过不同的同行评审系统获得的，对于合同项目来说，当目标明确时，拨款速度将更快，同时项目负责人并没有丧失自由，他们只是在一个大体框架下进行日常的研究项目，并不会有来自 NCI 的人员规定每日的工作细节。

NCI 首先在药物筛选项目中成功使用了合同。这个项目是为了寻找有可能治疗癌症的药物，由朱布罗德负责。特殊癌症病毒项目（SVCP）同样依赖合同。正如我在前面章节中提到的那样，有些科学家发表论文，他们利用电镜在某些类型的肿瘤组织中观察到了类似病毒的颗粒。基于这个发现，玛丽·拉斯克促使国会在 1964 年建立了 SVCP。

SVCP 的使命是寻找有可能导致癌症的病毒，并制造疫苗对人群进行免疫。到了 1980 年，我们已经清楚地知道，那些科学家认为的病毒颗粒不过是电镜产生的虚假影像。尽管如此，SVCP 还是创造出了数量惊人的成果。事实上，病毒开始在抗癌之战中提供帮助。利用病毒，人们可以确定那些控制癌细胞无限增长以及诱导自杀的基因。这些基因以及它们的产物成为癌症新型且具有高度特异性的治疗靶点。SVCP 是一个有代表性的工作典范，可以说整个分子生物学领域都是源于这个项目，而至少 6 位诺贝尔奖获得者的工作也可以追溯到 SVCP。

这是 NCI 喜欢合同的原因之一，另一个原因是 NCI 的合同授权是真正独立的，不受 NIH 其他单位的支配。

但是并不能说所有的合同都是好的，我怀疑有些合同需要审查，甚至需要被终止。这将是一场战争，在这个过程中，需要我们保持认真而专注的态度、恪守原则，而其中最重要的是保持乐观精神，同时还需要让人们知道那些来自 NCI 研究项目的新发现是多么重要。

当时，在 NCI 数以十亿计的预算之中，超过 20% 的经费拨付给了大约 1200 个研究合同，65% 以 R01 拨款形式发放。剩下的属于临床研究和 NCI 的内部研究项目。我对此并不满意，但是当我接手的时候就是这样。

我很清楚，在用于研究合同的 20% 的预算之中，我至少要把大部分完全掌控，为此首先需要做的事情就是审查每个合同，决定它是保留下来继续执行还是被终止。这项工作花了我大约 6 周的时间，通过这 6 周几乎夜以继日的努力，我发现有些合同执行得很好，不过同时也有很多钱流向了那些权威人士，而他们正在进行并不一定是顶级的研究。

NCI 内部的某些杰出科学家（内部是指他们在 NCI 的范围内进行工作）把合同作为资金的来源，不仅用于自己的实验室，还会支持朋友和助手实验室的运行。他们相当于把研究项目拆分成多个小型的基金项目，提供给 NCI 外部的同事和同行。事实上，SVCP 这个创造出很多里程碑式成果的研究项目就是这种做法的始作俑者。

起初，这种做法只是一个防御性策略。由于 NIH 对这些合同支持研究项目充满敌意，管理者就为自己的项目召集了重量级的科学家，并把大量的资金支持作为合作的回报。

我推测这是一种交易。如果 NCI 的所长试图从拥有合同的研究人员手中取回资金或者管理权，那些参与瓜分资金的科学家作为回报就会适时出现，他们看上去都是科学界的好公民，以 NCI 所长不理解或者不重视研究中所涉及的科学为由，对他进行公开抨击。这些参与瓜分资金的科学家大部分都是领域内的顶级人物。鉴于学术地位很高，他们的批评常常非常有效。

当我成为 NCI 所长的时候，SVCP 已经演变成了一个国中之国，吸收了大量原本应该用于其他研究方案的资金。

大笔一挥，我把 SVCP 的研究合同转变为资助基金。当原始合同到期的时候，研究人员需要提交基金申请才能获得进一步的资金支持。这种方法并不会伤害那些在同行评议中表现良好的科学家，对于那些对巨额合同持有谨慎或羡慕态度的科学家，这种方法会更有吸引力，他们也会感到更加公平。同时，这也消除了对于 NCI 的主要批评——利用合同的方式加速研究进程。与此同时，我们保留了那些有价值的合同，可以顺利地操控它们，不用再去考虑那些时常萦绕在周围、只关注资金来源而不管它们是否能够发挥作用的批评。

NCI 的每个地方都出现了翻天覆地的变化，在此我无法一一赘述，但是有几件事情尤为重要，让我记忆犹新。

在癌症研究的历史进程中，总有两部分人员关系紧张，其中一部分希望对癌症进行治疗，而另一部分认为应该在癌症出现之前就进行预防。很明显，这两方面都非常重要，问题是研究人员把自己的努力方向集中在哪个方面。

有些支持预防研究的积极分子相信环境中的化学物质是大部分癌症发生的罪魁祸首。他们常常控诉有人策划了一个惊天的阴谋，故意隐瞒了相关证据。几位流行病学家偷偷地在 NCI 混入了一个化学物质测试项目，这个项目被称为国家毒理学项目（NTP），任务是通过观察可疑致癌物能否在小鼠体内诱发肿瘤寻找能够导致癌症的化学物质。因为在正常情况下，每检测一种物质都需要差不多两年时间以及数千只小鼠，而整个世界每年涌现出来的新型结构化学物质超过 100 万种。即使只是其中的一部分，利用小鼠检测它们的致癌特性都是不可能的，由此导致出现了一种有些古怪的测试方案——小鼠接受的化学物质剂量是人类有可能暴露剂量的数百倍甚至上千倍。

这种测试方案常常导致可笑的结果。举例来说，甜味剂糖精曾经被错误地禁止使用，因为超大剂量的糖精能够导致小鼠发生肿瘤。如果想在人体上得到同样的效果，一个人每天需要饮用好几箱含有糖精的饮料，还需要终生饮用。这种真相被揭露以后，有人绘制了一幅漫画：一只浑身浮肿的小鼠躺在一箱又一箱的软饮料旁边。

同时，小鼠也不能完全代表人类，我们无法确保一种化学物质对小鼠来说是安全的，就一定对人类无害，反之也是如此。但是，莫名其妙地，资金源源不断地汇集到这个项目上，并且还在不断增多。当我成为 NCI 所长的时候，每年 NTP 的预算是 5000 万美元，雇员达到 80 人，并且已经危及其他的研究项目，其中包括有关更重要的致癌因素（如吸烟和饮食）的研究项目。

很明显，隐藏在 NTP 项目之后的人员已经知道这个项目被我盯上了。我刚刚被任命就接到了一波电话，来电人员之中包括一位流行病学家。他是 NTP 的带头人，邀请我去他最喜欢的有机餐馆共进晚餐。

晚餐刚刚开始，他就开始威胁我。"我负责 NTP 的预算，"他俯下身子对我说，"除非你与我们合作，否则我会让 NCI 流血致死，你们增加的预算都会被拨到我们头上。"

我决定摆脱这个项目。NIH 之中还有一个研究所，即国家环境健康科学研究所，它位于北卡罗来纳州的三角研究园。它的所长是我的前任导师戴夫·拉尔。我认为 NTP 无论如何应该属于国家环境健康科学研究所。我与戴夫以及 NIH 的院长吉姆·温加登碰了面，告诉他们我的计划。两人都很震惊，在华盛顿从来没有人会放弃一个有这么多预算的项目，更不必说还有 80 个珍贵的人员名额。但是我是认真的，同时 NCI 咨询委员会也支持将 NTP 移交给国家环境健康科学研究所，很快 NTP 就不再是我的麻烦了。

同期困扰我的第二个问题是，我希望发明一种方法，能够让医生和患者更好地利用研究结果。那些癌症患者的生命有赖于这些研究结果，如果不能利用它们使患者的预后得以改善，NCI 的所有工作又有什么用？

在这个问题上，玛丽·拉斯克再次参与了进来。

当我还是癌症治疗分部主任的时候，玛丽有一天来到了我的办公室，带着足足有 30 厘米高的电脑打印纸，上面打印着 CLINPROT（CLINPROT 代表临床方案，是由 NCI 开发的一个数据库）的内容，里面包含 NCI 科学研究的项目列表，以及每个项目详细而难以理解的细节。当我们进入这个数据库，按下打印按钮的时候，需要立刻远离打印机，否则就会有被打印纸淹没的可能。

玛丽不喜欢 CLINPROT。"我想找一些对患者有用的东西，却得到了这些。"玛丽轻蔑地任由那些呈之字形折在一起的打印纸滑落到地板上，她问我，"你能不能做些什么？"

这些打印出来的东西能够挑战 NCI 最敬业的财务分析师和项目主管的耐性。我们需要有一个电脑化的癌症信息系统，研究所以外的医生通过它可以了解各项研究都在哪里进行以及设计这些研究的目的是什么等问题。当时，个人电脑刚刚开始流行，我们认为让这个癌症信息系统在电脑上运行能够让大家更好地利用这些癌症信息。

1982 年 9 月，我们开始建立新的信息资源系统，并把它称为癌症综合信息库，缩写为 PDQ。我们特意选择了这个缩写，因为它也代表着"非常快"。我们计划在不超过两年的时间里完成这个项目。

我为 PDQ 组建了一个策划团队。我们需要把所有临床试验的信息整合成一个容易使用的数据库，对于每种类型的肿瘤，我们都将会把最先进的治疗方案整理成文，同时总结每种类型的肿瘤将会被如何治疗。为了建立 PDQ，我们向 NCI 内外的专家都寻求帮助。很幸运，我们得到了需要的东西。

不过，当我们希望把 PDQ 的所有工作打包委托给一位承包人的时候很快就遇到了麻烦。不经过竞争就把合同授予自己的朋友被认为是贪污腐败的一种来源，根据法律，所有与政府有关的合同必须在开放的市场内由承包人相互竞争。因此，签署这种只有一个承包人的合同简直就是灾难，需要获得一系列部门的批准。即便如此，这种合同也饱受非议。而事实上我们这样做是有理由的。1982 年，当时只有一位承包人提供的软件能够支持触摸屏，并且满足我们建立 PDQ 的全部要求。在《合同法》之中有一项条款规定，只有当承包人是提供相关工作的唯一选择时，才能够在没有他人投标竞争的情况下直接签订合同。我们计划利用这项条款。

我把 PDQ 团队召集到一起共同会见玛格丽特·海克勤办公室派来的

代表。当时，玛格丽特·海克勤是卫生和人类服务部的部长，主管 NIH 和 NCI。这位代表是一个言语唐突而粗鲁的人，他不支持签署单一承包人的合同。我向他解释，作为 NCI 的所长，我有权力这样做，这时他翻开部门规章制度手册，给我指出，只有当我希望宣布全国进入紧急状态的情况下才有这种权力。他砰的一声合上手册，脸上露出了自鸣得意的表情，应该是对能够阻止我们感到非常满意。

我瞪着他足足有一分钟，随后做了我唯一能做的事。"那样的话，我就宣布进入紧急状态，"我对他说，"这个系统每延误一天完成，就会有患者出现不必要的死亡。"在我的观念里，为了这个理由，宣布进入紧急状态完全是合理的。部长代表不知所措，没再继续反驳就离开了。第二天，他给我带来了必须签署的文件。几周以后，我因为其他的什么原因参加玛格丽特·海克勤办公室举办的招待会。部长办公室主任带着笑容走过来对我说，他们办公室最近常常谈起全国紧急状态，他们都非常喜欢这个话题。他还告诉我，那位诘难我们的代表曾经因为白血病失去了自己的儿子。我想知道，他的儿子是否错失了我们为儿童白血病开发的新式疗法，不过最终我也没有了解到具体的细节。不久以后，我们就签订了合同，并且很快就得到了 PDQ 所需的软件和硬件设备。

我发现，如果想努力做好 NCI 所长的工作的话，会对自己的心理造成巨大的压力，简直能把人压碎。一次又一次，我感到自己出现了轻微的抑郁症状。每当这种情况出现的时候，我都会留出时间，到癌症病房进行定期查房。这是我的自我治疗方法，大约一个月以后，我的精神状态就会有所好转。我的一些朋友认为我在胡说。"巡视那些住满癌症患者的病房怎么可能缓解沮丧？"他们问我，"应该颠倒过来，会更抑郁吧？"对于我来说确实不是这样，这种查房会时刻提醒我正在进行的工作有什么价值，重建 NCI 并不是一种官僚主义行为，而是为了挽救生命。

1984 年的一天，我接到了伯尼·费希尔的电话，这位来自匹兹堡大学的乳腺癌研究先驱非常苦恼。由他领导的一个团队进行了一项值得关注的研究，比较乳房切除术和乳房肿瘤切除术（仅仅切除肿瘤及其周围腺体组织）的疗效差异，结果发现两者预后没有什么不同。费希尔把相关文章投给了《新英格兰医学杂志》，但是迟迟不能发表。差不多 9 个月了，审稿人一直没有完成文章的评估，仍然处在正在审稿的状态。

提交给顶级医学杂志的每篇论文都会接受同行评议，判断它的科学价值，并且决定是否值得发表。这个过程通常需要花费几个月的时间，但是 9 个月对于审稿来说还是太长了，特别是对于这项研究，它将会对当下的乳腺癌治疗产生即时影响，引起深刻变革。这项研究结果延迟发表的时间越长，就会有越多的乳腺癌患者接受过于激进的手术，而他们原本并不需要。

伯尼的研究在进行的时候就充满争议。由于乳腺外科医生依靠乳腺癌根治术或全乳房切除术来养家糊口，他们不希望听到这些手术并不是必需的，因此都拒绝参与伯尼的研究，没有人会把患者介绍给他，伯尼发现募集入组的患者非常困难。为此，伯尼和我专门参加了一档在早晨播出的电视节目，向公众介绍伯尼的研究。在几期节目播出以后，才开始有患者被介绍来参与研究。现在能够改变乳腺癌治疗模式的研究结果迟迟不能发表，原因很可能同样来自于乳腺外科医生的怨恨。伯尼怀疑他的论文被审稿人故意拖延了，因为他们不愿意接受这篇文章所倡议的实践变革。

伯尼不知道在哪里才会有转机，他问我："你有什么可做的吗？"

我认识《新英格兰医学杂志》的编辑巴德·雷尔曼，我给他打了电话，向他询问为什么这篇论文被拖延了这么长的时间，是不是正像伯尼猜测的那样，是由于外科医生对这项研究的怨恨以及他们不想接受研究结果。"文斯，那是不可能的，"巴德告诉我，"不过让我查一查，稍等一下。"

5 分钟以后，巴德给我回电话："上帝呀，你说的是真的。"巴德告诉我，这篇论文被送给 5 名外科同行进行审稿，在通常情况下，2 名就足够了。不过起初进行审稿的两名同行都认为这项研究不应该被发表，他们认为其中最主要的问题是，作为对照的乳腺癌根治术已经拥有超过 75 年的历史，对患者的随访时间足够长，而乳房肿瘤切除术随访时间过短，不足以得出任何结论。审稿人还指责，在没有确凿证据的情况下，所有患者原本都应该接受乳腺癌根治术，因此伯尼的做法缺乏职业道德。同时，他们还宣称研究中进行乳腺癌根治术的外科医生很可能技术不佳，由此才会导致与那些根治程度较低的手术方式相比，乳腺癌根治术没能显示出明显的优势。

类似的评论我曾经听过，如果足够专心的话，它们很容易被驳倒。但是由于这两名审稿人都是大名鼎鼎的专家，《新英格兰医学杂志》即使把文章送给更多的乳腺外科医生审阅，结果还会如此。实际上，他们拒绝文章发表并不是因为它是伪科学，而是因为他们不想放弃更广泛的手术方式，因为他们的收入之中90%以上是由这些手术带来的，这是一个经济问题。我曾经在一次研讨会上建议停止乳腺癌术后的常规放疗，得到了类似的回应。一名放疗专家走过来对我说："我为什么要支持这样做？我所有工作中的1/3都是乳腺癌患者的术后放疗，如果我们放弃这项工作，我们4名放疗医生之中就有一名需要被解雇。"绝大部分外科医生和放疗专家从来不会承认他们反对伯尼的研究是因为担心会危及自己的收入，他们只会质疑伯尼的诚信问题。这也是《新英格兰医学杂志》把文章送给另外3名审稿人审阅的原因。

我向巴德解释，我认为问题出在外科医生的抵抗方面。同时我提醒他，数千名美国女性以及更多来自世界其他地区的女性都因为论文被阻滞在杂志社而被剥夺了权利，无法选择创伤更小的手术方式。6周以后，伯尼的文章发表了。

我非常想知道到底发生过多少类似的情况。像伯尼这么杰出的人士都会在发表文章的时候遇到麻烦，那么对于其他人特别是那些无法找到合适的调解者进行干预（就像我为伯尼做的那样）的人来说，将会受到更大的阻碍。就在这个时候，我有了一个想法，发布NCI临床警报。我决定，当那些颠覆性的文章正在进行审稿或已经被杂志社接收而尚未发表的时候，就提前向大众公布论文数据。

1987年，也就是3年以后，我第一次获得了发布临床警报的机会。这一次还是因为伯尼，他们团队的另一篇研究论文再次经历缓慢的审稿过程。在研究中，伯尼选择了那些手术以后未发现淋巴结转移的乳腺癌患者，为她们进行术后化疗，观察是否会改善预后。结果显示，对于那些原发肿瘤直径超过 2 厘米的患者，即使她们的肿瘤没有扩散到淋巴结，术后化疗也能够延长生存期。换句话说，即使是那些看上去已经彻底切除了肿瘤的乳腺癌患者，给予术后化疗时效果也会优于单纯回家随访。与伯尼既往的研究一样，这项研究也会促进乳腺癌治疗模式的变革。我认为，其他的医生和大众都需要尽快获得相关知识，在美国每年有大约 5000 名妇女与伯尼实验中的患者情况相似，如果我们一直等待论文发表，将会有许多患者错失术后化疗所带来的效益。

我给伯尼打电话，告诉他我发布临床警报的想法，希望能够用于他的研究。伯尼有些不情愿，担心这样做有可能会影响论文的发表，因为《新英格兰医学杂志》对论文发表有严苛的要求，他们不会发表曾经在任何地方（包括公共媒体）出现过的论文。我再次给巴德·雷尔曼打电话，询问他如果我在论文发表之前发布临床警报，是否会导致他撤稿？巴德回答我说："如果 NCI 认为它关系到公众健康问题，就不会撤稿。"

我们在 1987 年 5 月美国临床肿瘤学会（ASCO）举办年会之前两周第一次向数以千计的内科医生发布了临床警报，这些医生中的大部分都将会出席 ASCO 年会。我们考虑到，如果同步发布相关新闻，当那些好奇的患者向医生咨询新的治疗方案时，她们的医生有可能陷入尚未掌握警报信息的尴尬境地，因此我们稍稍推迟了相关新闻的发布。

我对这种做法的正确性坚信不移，但是很多肿瘤专家并不这样认为。在我飞往亚特兰大出席 ASCO 年会的途中，几位医生发现了我，他们抓住机会批驳我们不等待论文发表就发布临床警报的做法。他们认为，在审稿尚未完成的情况下，杂志社和读者都无法确保研究的合法性，也无法保证研究数据能够支持最终的结论。在 ASCO 的业务会议上，同样有肿瘤专家提出了质疑，要求我给出自己的解释。我向他们指出，在这些论文发表之前，其中的数据就已经被组织研究的单位、NCI 或其他研究所之中的数百名人员评议过了。同时，《国家癌症法案》的最终目的是挽救患者的生命，它强制要求把患者的利益放在首位。另外，这些研究的经费归根结底是由患者缴纳的税款提供的，他们有权利较早获悉这些数据。

我最终也没能改变那些批评者的想法，但是我并不在乎。发布临床警报并不需要他们的许可，我打算坚持自己的做法。几年以后，兰德公司进行了一项研究，调查乳腺癌患者术后化疗的使用情况。结果发现，术后化疗逐渐被广泛采用，同时在接受术后化疗的患者中，能够观察到乳腺癌死亡率显著下降。我们根据这个结果再一次发布了 NCI 的临床警报。

到了 20 世纪 80 年代中期，我已经完成了 NCI 的重组，使它更加符合《国家癌症法案》的要求。虽然当时依然存在对抗癌之战的批评，矛头已经不再对准 NCI 的管理问题。当时有相当多的人员预计，一直到公元 2000 年以后，癌症死亡率都会以线性方式持续升高。这些人中也包括由马文·施奈德曼博士领导的一组生物统计学家，他们都隶属于 NCI。施奈德曼和我在癌症统计问题上多年来一直存在很大的分歧，他喜欢把所有种类的癌症综合到一起，利用线性模式进行预测。根据这种方法，确实会得出一直到 2000 年，癌症死亡率会直线上升，此后才可能出现改变。

我在成为 DCT 主任以后就对这种预测方式提出了反对意见。我认为它掩盖了我们在那些相对不是非常常见的肿瘤治疗中所取得的进展。施奈德曼和我曾经就此进行过数次激烈争论。他的观点是向国会汇报坏消息将会比显示进展获得更多的投资，而我的观点截然相反。在公开场合我也会尽量宣传我们所取得的成绩，不过当时的 NCI 所长劳舍尔以及后继的厄普顿都没有要求施奈德曼做出调整。当我成为 NCI 所长以后，首先进行的工作之中就包括转变这种政策，要求按照癌症种类和患者年龄进行分组，分别预测死亡率。事实上，有多种肿瘤的死亡率从 1990 年开始就已经出现下降，并且一直持续到现在。

对于那些已经研发出有效诊断和治疗方法的癌症类型，我们能够观察到死亡率的显著下降。我们还可以预测饮食结构调整项目和那些帮助戒烟的措施也会对癌症的发生率产生一定程度的影响，同时我们还会继续开发出新的化疗药物，制定新的化疗方案。

前景很光明，不过我们还是有一个问题需要解决，那就是癌症治疗远远滞后于研究的进展。那些原本应该能够从新的研究中获益的患者中的很大一部分实际上未能获益，现实情况和理想世界之间存在巨大的差距。举例来说，很多乳腺癌患者仍然没能接受辅助治疗。NCI 为了激励扩展癌症相关专业知识，促进新的治疗方法的使用，决定制定远期规划，制定了到 2000 年在癌症预防、诊断和治疗等各个方面将要达成的目标。我们发现只要能够广泛使用那些我们已经知道确实有效的手段*，到 2000 年在理论上就有可能将癌症死亡率降低差不多 50%，这个结果令我们震惊。

　　这些目标是如何设定的？我以乳腺癌筛查项目的使用为例简述一下。1984 年，在全部符合条件的女性中，只有 14% 接受了乳腺癌筛查——乳房 X 射线摄影。专家告诉我们，如果投入全力，我们能够达到的最大筛查

---

　　*　在这里需要指出的是，并不是对所有的肿瘤进行筛查都能得到期望的结果，尽管在很长的时间里进行肿瘤筛查是我们仅有的手段。我们很难驳斥那种说法——早期发现肿瘤会带来好处，但是事实上，对于前列腺癌等肿瘤，我们缺乏经过仔细设计和实施的对照实验来证实筛查能够降低死亡率；对于宫颈癌来说，因为发生率的下降，筛查已经很少能够发现这种肿瘤；而对于年龄小于 50 岁的女性，进行乳腺癌筛查也饱受争议。

　　有些原发肿瘤很小的乳腺癌自身具有很强的侵袭性，即使早期发现，也不会改善预后。这也就意味着，无论如何频繁地筛查，都不会有什么作用。而有的乳腺肿瘤恶性度非常低，永远不会导致患者死亡，但是早期被筛查出来会让患者在今后的生活中一直承担着乳腺癌的负担。另外，虽然筛查过程被认为是无风险的，但是由于筛查所导致的不必要的手术和治疗却有可能出现并发症甚至死亡。

　　另外，乳腺癌的管理也在发生着快速的变化。那些大力吹捧乳腺癌筛查的人员给公众造成了一个印象——乳腺癌死亡率的下降都是早期诊断的结果，但是事实并非如此，在导致乳腺癌死亡率降低的各种因素中，至少 2/3 的作用是由手术或放疗之后有效的辅助化疗创造的。随着治疗效果的持续改善，筛查和死亡率降低之间的相关性将进一步减弱，乳腺癌筛查的推荐意见也将会改变。

　　美国预防服务工作组（USPSTF）对乳腺癌筛查的最新推荐意见已经较之前有所缓和，这种变化就反映了上述趋势。USPSTF 建议女性从 50 岁开始，每两年接受一次乳房 X 射线摄影，直至 74 岁。这与 ACS 的推荐意见有所差异，ACS 建议女性从 40 岁开始每年接受一次乳房 X 射线摄影。但是在本书英文版即将出版的时候，ACS 组建了一个工作组，正在重新审查自己的推荐意见。我猜测，他们也将沿着 USPSTF 的改变方向进行调整。

　　我们应该注意的是，这些推荐意见只是一种建议，并不具有强制性。当患者和她们的医生讨论利弊之后，如果觉得有必要，可以从任何年龄开始乳腺癌的筛查，筛查间隔也并不固定。同时，这些推荐意见也不适合那些与普通人相比罹患乳腺癌风险明显增高的人群。

率大约为 70%，此时将会对乳腺癌的死亡率产生可以预测的影响。考虑到筛查率变化和死亡率发生相应改变两个事件之间需要一定的时间间隔，我们如果希望筛查项目能够在 2000 年明显降低乳腺癌的死亡率，就需要在 1992 年之前达到预期的筛查率，最终我们做到了。我们所设定的目标本质上是一种预测，我为这些预测投入了大量的热情。同时我认为我们所做的这一切都具有坚实的科学依据，这种情况对于其他政府机关来说并不常见，它们无法做出如此明确且可以验证的预测，人们需要承担预测失败的风险。

当然，除了宣传最佳治疗方案，NCI 对于全国癌症治疗的具体操作并没有控制权。因此我们谨慎地调整了目标，使其更加现实，并把它们以 NCI 专题论文的形式发表，标题是《1985 ～ 2000 年全国癌症控制目标》。在其中我们推测所有癌症的死亡率将会下降 15% ～ 25%，人们的反应仍然是充满了质疑。

随后的情况证实，在任何情况下，即使是提供饮食建议这么简单的事情也是一种挑战。我们认为，饮食中含有足够的膳食纤维对于预防结肠癌非常重要。为了传播这个知识，我们说服了家乐氏公司，在它生产的全麸食品包装盒背面以及电视广告中添加一则公告，宣传膳食纤维对结肠癌的预防作用，并介绍我们制订的饮食新计划。我们原本没有广告经费，通过与家乐氏公司合作进行集中的广告宣传，我们节省了大约 4000 万美元的费用。

我一直对这个项目的成功扬扬得意，直到我接到 NIH 所长詹姆斯·温加登的紧急来电。他告诉我立即去他的办公室。我急匆匆地赶到，发现有 4 名 FDA 的工作人员，包括 FDA 副局长。他们在詹姆斯的办公室里坐成一圈，全部都是满脸的冷酷。FDA 的工作人员已经告知詹姆斯，NCI 和我特别是我以预防癌症为由促销一种谷物食品，已经违反了他们的条例。他们宣称，FDA 将进入超市，将家乐氏公司所有的全麸食品下架。另外，FDA 副局长拍了拍他上衣胸部的口袋告诉我，由于我是这个计划的发起者，他带来了对我的监管函。

这是一件严肃的事情，将会要求我辞去 NCI 所长的职务，还会禁止我从事任何 FDA 赞助的工作。詹姆斯被逗乐了，他脸上的表情使我回忆起杰伊·弗莱雷克，当他看见别人展开拉锯战的时候就会露出这样的笑容。詹姆斯告诉 FDA 的工作人员，我们只不过是借助产品传播信息，并没有对它进行促销，如果 FDA 的特警队被人拍到将超市的全麸食品下架将会看上去相当愚蠢。另外，一旦事情表明 FDA 惩处 NCI 所长的理由是因为他试图促进癌症预防，那么监管函也不会有什么作用。最终，FDA 的工作人员垂头丧气地离开了，他们副局长的口袋里依旧装着那份监管函。非常幸运，它确实没有发挥什么作用。

1988 年 8 月，我接到了保罗·马克斯打来的电话。马克斯是 MSKCC 的主席，他向我询问是否愿意去纽约担任 MSKCC 的内科主任。这个电话有些出乎我的意料。我原本只打算在 NCI 待 2 年时间，但是事实上我在这里工作了 26 年，我是研究所有史以来任期最长的所长，我所经历的斗争远远超出了我当年的设想。在过去的 15 年里，为了在国会作证，每年我都需要花费 3 个月的时间做准备，我已经完全适应了这个工作。同时，我确实也开始感到疲惫了。

我对政府的失望与日俱增。我在国会和总统的领导下工作，他们对抗癌之战毫无兴趣。我能够理解当时玛丽让政府参与进来的原因，我也并不认为这样做是错误的，但是当政客成为参与者的时候，抗癌之战的各个方面都被政治所包绕，这种情况令我感到厌倦。玛丽，这位抗癌之战最强有力的支持者也早已今非昔比。她在 1981 年中风，在病愈以后一直没能恢复到之前的状态，也没有人能够完全替代她。1988 年 11 月，将迎来新一届总统选举，如果民主党获胜，我很可能被踢出 NCI。这场由尼克松宣布开启的抗癌之战，已经走过了 20 年，无论是正常细胞还是癌细胞的研究都已经达到了一个新的高度。新的发现以两个交替波的形式出现：首先出现一项新技术，随后利用这种新技术进一步揭示发育生物学，也就是生命过程中细胞变化的秘密。分子生物学技术使我们认识了 DNA 的秘密，从而寻找那些能够导致癌症的个体基因。我们利用研究基金提供的支持撬开了隐藏在癌细胞背后的黑箱，从而能够窥视它的内部结构，观察里面的齿轮是如何运转的。

作为抗癌之战的领导者之一，我已经竭尽所能。我抛弃了"宫廷卫队"，重新任命了分支主任和部门的负责人；我调整了研究资金的分配，使研究基础更加安全；我改造了 NCI 的临床研究项目，为 NCI 设立了新的方向；我还采取措施，使研究结果能够更快地提供给医生和公众。我做了所有艰难的决定，抗癌之战已经走上了《国家癌症法案》希望的发展轨道。现在我已经受够了。

在考虑如何回答保罗·马克斯的时候，我想到了这些问题。另外，政府工作人员的薪酬一直很低，虽然我从来都对金钱不感兴趣，但是当时我已经 53 岁了，需要进行一些改变，这样我才能挣到足够的钱使我在退休以后安然无忧。

在过去的几年里，也有人给我提供过其他的工作机会，由于这样或那样的原因，这些工作机会没有完全激起我的兴趣，但是 MSKCC 还是有所不同。它很可能是世界上最著名的癌症医院，同时也是美国在建立其他癌症中心的时候所参照的原型。事实上，我更加喜欢把我的精力集中在一个单独的研究中心而不是整个世界。同时，MSKCC 将要提供给我的薪酬是 NCI 的 4 倍。

1988 年 8 月 15 日，我向里根总统和其他与 NCI 有关的官员提交了我的辞职要求。

令我吃惊的是，NIH 的院长在宣布我退役的时候发表评论说："文斯·德维塔是 NCI 最优秀的所长。"考虑到我们之间经常发生冲突，我认为这句话是对我极大的赞赏。

1988 年 9 月，我以海军少将的身份从美国公共卫生署退役。尽管我的妻子玛丽·凯也是一位画家，我决定还是不要像厄普顿一样提供一幅画像，而是拍摄了一张照片来纪念我曾经担任 NCI 所长的经历。在照片中我抱紧双臂，站在 NIH 临床中心的前面，这是我开启职业生涯的地方。只有几位和我关系非常密切的人士才知道这张照片还有额外的含义，从我的左肩看过去，在背景之中可以看到一间病房的窗户，我的儿子曾经在那里居住过。

第 8 章

弗朗西丝·凯尔西综合征

在离开 NCI 的时候，我为自己所做的把 NCI 重建成抗癌之战的中枢机构充满了自豪。但是，在我的工作中有一个难题始终未能解决，那就是没有能够说服 FDA 的行政人员调整审查新型抗癌药物的机制。那些适用于审查降糖药物或降血脂药物的方法并不适合抗癌药物。由于 FDA 的原因，有些原本可以幸存的患者没能逃脱死亡的魔掌，但是 FDA 并不承认是他们的工作对我们的前进造成了阻碍。

毋庸置疑，在所有的政府部门之中，FDA 的工作是最困难的。它无论采取什么行动都会受到接二连三的批评。就好像是 FDA 外部的世界分裂成为了两个部分：其中的一部分包含很多的律师、医生以及激进分子，为了尽可能地排除潜在的风险，他们希望所有食品和药物在获准上市之前都应该被彻底地检查；而另一部分同样包含了很多的律师、医生以及激进分子，这些人员认为当前新药的监管过于严格，为了让患者能够尽快获得那些有可能救命的药物，希望 FDA 能够放松药物监管，这一部分的很多人同时还认为我们吃什么食物与 FDA 无关。

如果 FDA 迅速批准药物上市，它就会激怒第一部分人员，而如果 FDA 的批准过程过于缓慢，又会招致第二部分人员的不满。当然，这两部分都曾经有过非常过激的反应。事实上，绝大部分人员并不是要求 FDA

彻底放弃工作，我们需要有相关的法规与条例对食品和药物进行监管，只不过现在的条例太多了，其中有些并不是必要的，它们已经阻挡了癌症研究的道路。

为了让读者能够理解其中的意思，我在这里举一个药品的例子。阿司匹林是真正具有神奇效果的药物之一，但是在早期检测的时候，研究人员发现它能够导致小鼠出现肺部腺瘤。这是一种很小的良性肿瘤，此后经过这么多年的观察，这种情况在人体中从来没有出现过，但是如果阿司匹林是在现在被开发的，它就会因为可能诱发腺瘤而无法通过药品审查。与其他所有的药物一样，服用阿司匹林也会存在风险，但是这并不是我们阻止患者服用它的理由。

FDA饱受批评的原因之一在于它一直试图提高对我们生活的掌控能力，它确实做到了这一点，目前在全美国所有产品中的25%置于FDA的管控之下。与其他绝大部分政府部门相比，FDA对我们的生活有更多的权威和控制，而且它还希望得到更多。

FDA的核心职责是确保新药的安全性，但是对于癌症来说，它的所作所为已经远远超出了自己的工作范围。现在，它负责调控肿瘤学的研究和临床实践，其中有些原本并不是它的职责，它也完全没有相应的能力。在本章中，我将告诉大家这种情况是如何出现的，以及在与它打交道的过程中我曾经做出的努力。

2000年，就在乔治·沃克·布什刚刚当选总统以后不久，新任商务部部长唐纳德·埃文斯向我询问是否愿意出任FDA局长。当时埃文斯负责协助总统寻找这个职位的新一任人选。我有些犹豫，因为我知道一位思想开放同时又具有药物开发经验的FDA局长是多么重要，但是我还是拒绝了这个职位。我的答复令埃文斯部长非常意外，在他看来，我至少会考虑一下。事实上，我早就已经考虑过了，我曾经看着FDA局长走马灯一样轮换，好像没有人能够对FDA的运行模式产生明显的影响。

作为FDA局长有一个首要的条件，即具有坚持信仰的勇气。如果不能取悦所有人，至少应该尝试去做自己认为正确的事情。但是，绝大部分FDA局长都试图去讨所有人的喜欢。因此，他们变得过度谨慎，同时还非常容易受到FDA中层人员既得利益的影响。这些人员的官僚作风能够使FDA局长的职业生涯乱成一团。

FDA的中层人员都有一种心态，寻求建立更多的监管条例。一般来说，他们认为FDA应该放缓行动的步伐，对每种新药进行极其仔细的审查。一旦他们看到局长对此有不同意见，就会暗中跑到国会解释自己的立场，为自己辩护。

直到最近，已故的参议员爱德华·肯尼迪一直都是这些FDA中层人员的支护者。当我还在NCI工作的时候，常常公开抨击FDA拖了抗癌药物开发的后腿。每当这种情况发生以后，都会接到肯尼迪的资深雇员拉里·霍洛维茨的电话，他对我发出警告，偶尔我还会被叫到肯尼迪的办公室。如果天气良好，我们会坐在参议院办公室外面的露台上，在肯尼迪告诉我痛斥FDA就是冒犯他的时候，我就一直凝视着自己在他太阳镜中的身影。我也会试图向他解释我的依据，但是肯尼迪总是对此不屑一顾，而我也会坚持去做那些我认为对癌症患者和NCI都有利的事情。

作为FDA局长还会面临另一项挑战。这个职位是由总统任命的，这也就意味着FDA局长不仅要对付那些中层人员，还需要面对来自白宫的潜在压力，一种药物特别是与人口控制有关的药物能否上市还需要考虑其中的政治因素。我可不想为此而头疼。

我在NCI的整个工作期间，曾经与5任FDA局长有过一起工作的经历。其中的前4任任职时间只有2年。5任FDA局长对NCI的工作都没有什么帮助，也对FDA自身如何行使职责没什么影响。

在美国利用法律对进口食品和药物质量进行控制的做法始于1848年，第一部明确与药物相关的法律在1906年得以通过。但是直到1927年，当食品、药物和杀虫剂管理局成立的时候，才有政府实体专门负责审查药物是否能够上市销售。从此以后，这个机构主要负责应对那些导致公众恐慌

（以及随之而来的国会恐慌）的危机，并且逐渐开始接管广泛的权力，其权力范围超过了美国其他任何一个政府部门。

第一个值得纪念的危机发生在 1937 年，有 107 个人因为服用含有二甘醇的药物而死亡。二甘醇是防冻剂的化学衍生物，当时被用作抗生素磺胺的溶剂。作为应对措施之一，国会于 1938 年通过了《联邦食品、药品和化妆品法案》。该法案首次要求药品的生产厂商必须证实自己的产品应用于人体是安全的。这是一种正确的也是必要的监管权。

1938 年版《联邦食品、药品和化妆品法案》同时也将 FDA 的权力范围扩展到化妆品和医疗器械领域。实际上，它们与二甘醇丑闻毫无关系。这是 FDA 在掠夺权力的过程中攫取到的第一桶金。

当国会通过一项法规以后，负责执行的机构为了贯彻执行，需要撰写细节条例。这些条例将会在《联合公报》上发表，随后执行机构就可以开始工作了。问题是，细节条例常常会比法规本身刻板得多，这种情况在 1938 年版《联邦食品、药品和化妆品法案》通过之后一直存在。在随后的几年时间里，FDA 逐渐利用条例扩展自身的权力，其范围远远超出了国会最初的意图。它建立了药物分类管理条例，其中除了很多其他内容之外，还包括某些药物只能通过处方获得。在这个阶段，FDA 还在寻求控制药品、化妆品和医疗器械洲际贸易的权力，它最终取得了成功。同时，FDA 要求生产厂商在申请药品上市的时候必须明确表述药物的使用目的。

这条要求不仅是 FDA 控制那些未经获准上市药物的依据，还能够限制超药品说明书的用药。换句话说，根据现行条例，FDA 能够批准一种药物只能用于某种肿瘤，而其他类型的肿瘤使用这种药物将会受到限制。这种情况被证实对于抗癌药物上市后的发展是非常不利的。为什么会这样？在抗癌药物上市以后，我们通常还会通过研究继续探索如何更好地利用这种药物，这个阶段就是所谓的"上市后期"。在这个阶段，调查者常常会揭示药物针对其他类型肿瘤的附加抗癌活性，我们开发治愈白血病、霍奇金淋巴瘤以及乳腺癌的化疗方案都是按照这种方式进行的。但是现在，实验研究人员能否进行创新性的研究完全受 FDA 工作人员的摆布，而这些工作人员之中的大部分并不是专业的肿瘤医生，更不是临床研究者。

这些新颁布的条例的影响是如此深远并饱受争议，以至于 FDA 担心一旦它们与法律有所冲突将会被撤销。因此，FDA 促使国会将这些条例以立法的形式确定下来。1951 年，国会对 1938 年版《联邦食品、药品和化妆品法案》进行了修订，把这些条例写入了法律条文。

此后，FDA 继续把它的触手深入到美国人的生活之中。在 1959 年感恩节前大约 3 个星期的时候，全美国的蔓越莓由于被一种除草剂——氨基三唑污染而被召回。FDA 负责了此次蔓越莓的查获和没收行动，此后它变成了一个成熟的执法机构。事实上，FDA 局长也像警察一样会佩戴徽章。这一点我在几年后才真切地明白了，当时弗兰克·扬担任 FDA 局长。因为我在国家癌症咨询委员会（NCAB）会议上数次公开批评 FDA，他感到非常恼怒，曾经亮出徽章，半开玩笑地对我说他有逮捕我的权力。

虽然我不是 FDA 的朋友，但是我熟悉它的历史。这有助于理解为什么它会如此渴望掌控药品的研究和应用，以及在批准新药上市的时候为什么会如此小心翼翼。这种小心谨慎源于一个事件，一个通常被认为是 FDA 巨大成功的事件。

故事发生在 1960 年，当时 FDA 收到了一个药品的上市申请，这种药品被称为沙利度胺，用于治疗妊娠晨吐。新任 FDA 药品审查员弗朗西丝·凯尔西承担了这项任务。凯尔西在加拿大出生，被 FDA 雇用之前是一名内科医师，她还拥有药理学博士学位。曾经有一段时间磺胺经常被用于治疗普通感染，而凯尔西帮助 FDA 发现磺胺的溶剂二甘醇是导致 107人死亡的元凶，这个发现导致 FDA 禁止继续使用二甘醇。

凯尔西仔细地审查了沙利度胺。由于当时沙利度胺作为一种止吐剂和安眠药（它不仅能够抑制呕吐，还能够诱导睡眠）已经在欧洲和非洲的20 多个国家以及加拿大获准上市，另一位药品审查员认为它应该已经通过了充分的评估，在美国只需粗略审查就足够了，因此很快就批准了它的上市请求。但是，凯尔西通过一项英国进行的研究发现沙利度胺会对神经系统产生某些影响，因此坚决要求进一步研究验证。由于研究的需要，沙利度胺在美国的上市时间被延迟了。而此时欧洲出现了肢体严重畸形的新生儿，问题的根源很快就被锁定在沙利度胺身上。1962 年发行的一期《华盛顿邮报》在头版报道了凯尔西的事迹，并把她称为英雄，认为是凯尔西避免了类似的悲剧在美国发生。肯尼迪总统还为此给她颁发了勋章。

凯尔西确实做出了正确的决定。胎儿的快速发育使他们非常容易受到损伤，因此孕妇应该避免服用那些并不必要的药物，特别是新上市的药物，它们可能会有尚未被发现的副作用。同时，进行临床前测试不会常规选择怀孕的动物来观察药物是否会导致出生缺陷，绝大部分药物更不会选择孕妇作为实验对象。凯尔西恰好是在正确的时间出现在了适当的地点。

直到那个时候，FDA 决定一种药品能否上市还是只基于一个条件，即药品是否安全。而现在国会又加入了另一个标准，药品获得上市资格之前，需要展示它不仅安全还要有效。沙利度胺事件只是药品安全性的问题，与有效性无关，但是 FDA 再一次设法攫取了权力。

事实上，利用沙利度胺治疗妊娠晨吐非常有效，这也是它能够通过 20 多个国家认证的原因。这些国家中的审查人员没有注意到它的缺陷，而凯尔西专门接受过寻找缺陷的培训，她没有犯同样的错误。虽然这个事件值得我们为她喝彩，但是它并不应该被用来支持那些被我称为"弗朗西丝·凯尔西综合征"的行为。

沙利度胺事件向那些在 FDA 工作的人员传递了一个信息，对申请的药品说"不"是一条正确的道路，而让它们通过审查则是危险的。这种危险不只是针对患者，还有可能关系到审查者的职业生涯。由此导致了一个结果，否决药品申请比批准药品上市更容易得到 FDA 的奖励。事实上，FDA 每年会为类似事件颁发弗朗西丝·凯尔西奖，而那些快速审批而使公众能够尽快获得一种好药的人员却无奖可得。

大量的"不博士"被创造了出来，而且他们特别倾向于否决抗癌药物。这对于癌症患者来说可是一个非常糟糕的消息。与此同时，还有另外一个坏消息，基于 1962 年颁布的《基福弗－哈里斯修正案》（也被称为《药物功效修正案》),利用"经过充分且良好控制的实验"就可以验证药物效力。修正案中提到,仅仅使用病例对照实验这种回顾性研究就已经足够了,并不像人们通常设想的那样必须要有前瞻性的随机对照实验。但是,FDA在条例解释中却要求必须使用前瞻性的随机对照实验来验证药物效果。事实上,这种方法通常并不是必需的,还会阻碍早期药物实验的进行。这是FDA对权力的再一次攫取。

如今,人们常常死板地执着于随机对照实验。这种研究方法有自己的用武之地,但是在临床研究中却存在问题。在进行临床随机对照实验的时候,医生常常有充分的理由使自己相信治疗是有效的,一旦这种情况存在而对照组选择的安慰剂无效的话,就会违背道德观念。此时,医生有责任向患者说明情况。没有多少医生愿意这么做,但是他们应该这样做。

这里有一个很好的例子可以解释这种状况。2008 年,有一种新药(当时被称为 PLX4032)开始用于治疗转移性黑色素瘤的研究。黑色素瘤是一种恶性的皮肤痣,一旦扩散,几乎就是致命的。尽管在数年以前 FDA 批准了一种名为达卡巴嗪的药物上市,用于治疗黑色素瘤,但是坦白地讲,任何一名使用过此药的医生都知道,它对治疗黑色素瘤不起作用,因此在当时转移性黑色素瘤患者事实上无药可治。

而 PLX4032 却产生了令人吃惊的效果。当时靶向治疗的新浪潮已经兴起,作为这种新疗法的一部分,接受 PLX4032 治疗的大部分患者都出现了良好的反应,其中数量可观的患者进入了完全缓解状态,这在我的印象中是第一次。同时它也是安全的,至少比达卡巴嗪安全很多。总的来说,它能够延长生存期,为患者提供较好的生活质量,还没有达卡巴嗪那么多的副作用,从来没有一种药物能有这样的效果。也许有人会问,为什么达卡巴嗪起初能够获准上市?那是因为当时达卡巴嗪稍稍显示出了一点治疗黑色素瘤的潜力,虽然不多,但是当时也没有别的药物可用,它就获得了上市的机会,希望有人能够找出新的使用方法使它能够发挥作用。但是经过多年验证,这种药物本身几乎是无效的。

尽管 PLX4032 已经显示出令人满意的效果,但是在 2009 年 FDA 还是要求制药公司进行一项随机对照实验，一组患者服用 PLX4032，而另外一组患者服用达卡巴嗪。这种做法是非常荒谬和不道德的。在一篇发表在《纽约时报》上的文章中，几位医生对此表示了担忧，但是尽管如此，他们最终还是选择了让步。

我可以告诉你们一件事，癌症治疗领域中任何一个人患病或者他们的家属出现了黑色素瘤，他们都不会允许自己或家人被随机分配到服用达卡巴嗪的对照组中。我确信不会有人愿意。

如果凭良心的话，我们应该告诉患者："根据我的经验，达卡巴嗪几乎不起作用，而且有可能出现不良反应，而 PLX4032 已经显示出了非常优异的效果，副作用也非常轻微，如果你有可能被分入对照组服用达卡巴嗪，你是否同意呢？"我想，答案用不着我说。

FDA 为什么要这样做？那是因为根据 FDA 条例，我们需要展示，与达卡巴嗪相比，PLX4032 能够提高生存率或延长生存时间。这完全是无稽之谈。我们真正需要做的是弄清楚如何将 PLX4032 所产生的优异效果一直维持下去，我可以为此设想出很多研究方法，但是其中并不包括把 PLX4032 和达卡巴嗪放到一起作比较。患者们应该拒绝进入对照组，而医生也应该反对这个研究方案。在我看来，全美国每一个罹患转移性黑色素瘤的患者在已经尝试过其他所有合理的治疗方案以后，都应该能够获得 PLX4032。

在两年以后，这个实验已经演变成为国际性的研究项目，大约有 1000 名患者参与，花费了超过 1 亿美元，结果再次证实了 PLX4032（现在已经被命名为威罗菲尼）是非常有效的，研究因此得以终止。而 FDA 在 2011 年 8 月也批准威罗菲尼上市销售，用于治疗转移性黑色素瘤。但是在浪费的两年时间里，有多少患者被延误了治疗甚至因此白白丢了性命？

FDA 并没有意识到开发抗癌药物具有独特的意义：那些等待使用抗癌药物的患者都已经濒临死亡。从这个意义上来说，癌症和糖尿病、高血压以及关节炎迥然不同，后面 3 种疾病的患者拥有正常至少是接近正常的寿命，为他们开发药物，就必须足够安全，能够在正常的生命周期内长时间给药。

相比之下，抗癌药物最初的测试对象就像在前面提到的那些转移性黑色素瘤患者，通常只剩下 6 ~ 12 个月的预期寿命。用于杀灭肿瘤细胞或者阻止肿瘤蔓延的给药时间并不是以年而是以月来计算的。治疗癌症的紧迫性在其他领域是不存在的。也是基于这个原因，一旦药物在一定程度上显示了治疗效果，在它通过冗长而拖沓的审批流程之前，情况相同的患者也会渴望甚至急需获得这种药物。但是，FDA 拒绝承认这一点。

一种新药是否有效是由旁观者来确定的，而这些在药物审批过程中负责记录的旁观者都是一些过分热心且经验不足的人员，他们常常被弗朗西丝·凯尔西综合征困扰，把审查工作做过头。

所有这些原本都可以避免。《国家癌症法案》的制定者实际上已经意识到 FDA 所存在的潜在问题，因此在第一版参议院法案中曾经包括以下条款：将抗癌药物开发从 FDA 的控制之下解脱出来，移交给 NCI。鉴于已经有大型抗癌药物研发项目在 NCI 中进行，同时 NCI 还拥有大量经验丰富的肿瘤专业医生，法案要求由 NCI 承担抗癌药物的审批工作。这项内容在管理群体中引起了相当大的恐慌，随后爱德华·肯尼迪作为原始参议院法案的发起人进行了斡旋，在本诺·施密特（施密特时任攻克癌症顾问委员会主席，负责制定《国家癌症法案》，但是没什么人支持）以及众议员保罗·罗杰斯（罗杰斯来自佛罗里达州，时任众议院健康和环境小组委员会主席，又被称为"健康先生"）之间达成了灾难性的妥协，协同促进法案通过，但是保留 NCI 和 FDA 之间的相互关系不变。

当时为了法案被快速批准，这样做是正确的。让 NCI 负责监督审查抗癌药物也不一定是最理想的，但是总会比现在的情况要好，同时还可以充当癌症领域以外所有药物的调控模板。

每当我回忆 FDA 在这些年里的所作所为时，总会不由自主地想起我的老朋友李。2008 年，他在被确诊患有进展期前列腺癌以后的第 12 个年头肿瘤复发，我们当时已经尝试过所有能够用于前列腺癌化疗的药物。非常偶然，在当年7月有关阿比特龙的研究论文在《临床肿瘤学杂志》上发表。阿比特龙能够抑制在机体制造睾酮过程中的一种关键酶——CYP17，从而导致睾酮缺乏。而睾酮是一种雄性激素，前列腺癌细胞的生长有赖于睾酮的促进作用，因此利用阿比特龙阻断睾酮的生成可以作为治疗前列腺癌的方法之一，我认为它很可能会对李产生作用。

当时，人们利用化学去势的方法治疗前列腺癌已经有数十年的时间，考虑到它的副作用，结果并不令人满意。这篇论文当时仅仅基于一项临床 I 期研究，尽管如此，患者的反应率还是令人印象深刻。不过你们可能还记得，我曾经试图让李使用这种药物，但是未能如愿，原因就是根据 FDA 的要求，阿比特龙需要进行一项新的研究来进一步验证有效性，而对象与最初的研究有所差异，只针对那些并不存在激素抵抗的患者。与此同时，FDA 却并没有制定任何条款允许向类似最初研究的对象——那些存在激素抵抗的进展期前列腺癌患者（其中也包括李）提供这种药物。任何未被纳入研究范畴的患者一旦使用这种药物都将会陷入麻烦之中，与 FDA 和制药企业发生剧烈冲突。对于像李一样的患者来说，这将是一种非常可怕的状态，就像是站在悬崖边，尽管活着，尽管渴望活下去，但是可能有效的治疗却遥不可及。

理论上，在制药企业同意提供药物以及 FDA 批准的前提条件下，医生和患者通过申请慈善性的临床试验新药（IND）还是有可能获得药物的，尽管这个过程将会包含数量惊人的文书工作以及耗费大量的时间。但是多年以来 FDA 为此制定了苛刻的标准，限定哪些类型的药物能够通过这种途径获得以及患者的申请条件。非常令人遗憾的是，这些死板的标准常常会胜过肿瘤医生的经验，李的医生就曾经试图通过慈善性 IND 途径获得阿比特龙，但最终也失败了。

具有讽刺意味的是，肿瘤学团体中的主要参与者（NCI 的临床合作组和它的研究人员，以及宣称以代表癌症患者利益而感到自豪的美国临床肿瘤学会）都不希望患者能够通过 IND 途径提前获得药物。他们表示，之所以这样做是因为那些通过 IND 途径获得药物的患者将不会进入临床研究项目，因此可能会危及 NCI 的临床试验项目的顺利进行。但是实际上只有不符合临床研究标准的患者才会申请 IND，因此这些肿瘤学团体反对 IND 途径更多的是为了对研究进行控制，而不是基于什么合理的理由。

2003 年，阿比盖尔在研药物更好使用联盟（简称阿比盖尔联盟）曾经发起诉讼，控诉 FDA 禁止癌症患者获得新药的行为。阿比盖尔联盟的名字来自于它的创始人弗兰克·伯勒斯的女儿。阿比盖尔死于头颈部肿瘤，她在患病的过程中曾经申请获得爱必妥。当我在英克隆制药公司董事会任职的时候，曾经参与过这种药物的研发，它至少能够延长阿比盖尔的生命。英克隆制药公司一直主张宪法赋予患者获得那些仍然处于研发阶段药物的权利，因此很早就愿意无偿提供爱必妥。但是阿比盖尔的申请被 FDA 拒绝了。在随后进行的研究中，爱必妥在治疗与阿比盖尔类似的头颈部肿瘤患者时显示出了优异的效果，爱必妥也因此被 FDA 批准用于治疗头颈部肿瘤。但是对于阿比盖尔来说，一切都已经太晚了。

在诉讼中，阿比盖尔联盟宣称："一名疾病终末期的患者，在没有获批药可选的情况下，有权利在与医生协商以后，自己决定是否使用那些安全性已经被 FDA 承认、有治疗前途的药物。"阿比盖尔联盟为癌症患者获得抗癌新药的权利而战，拥有正当的理由。迄今为止，联盟鉴别出来应该让癌症患者早期获得的药物都被证实是有效的，尽管这些药物常常是在多年以后才被 FDA 批准上市。

来自哥伦比亚特区美国上诉法院的三人审判小组负责审理该案，他们根据第 5 修正案中有关生命权的内容，做出了对阿比盖尔联盟有利的裁决。

FDA 要求哥伦比亚特区美国上诉法院重审。阿比盖尔联盟与我联系，希望我以"法庭之友"的身份写一封辩护状，为联盟提供支持。我拒绝了，因为当时我正在为《自然评论：临床肿瘤学》杂志撰写每月一期的社论。在杂志中，我多次谈起有关 FDA 的问题，其中常常是对这个机构的批评，但有时我也会对它表示支持。我知道，FDA 中有人会阅读我的专栏，因为每当我为它说好话的时候，都会收到 FDA 局长安迪·冯·埃申巴赫的感谢邮件。基于这种情况，我告诉伯勒斯，虽然我支持他们的主要任务，但是在阿比盖尔联盟和 FDA 的诉讼中，我还是保持中立。

事实证明，对于我来说这是一个错误。美国临床肿瘤学会写了一份非当事人意见陈述，支持 FDA 的做法，其中的要旨是开放正在研发药物的获得渠道将会危及在 NCI 进行的临床研究项目。这份陈述并没有提出支持自己意见的有力依据，事实上学术界用来支持这种意见的依据大部分都是站不住脚的。

2007 年 3 月，哥伦比亚特区美国上诉法院再次审理了案件，此次采用了全席审理的方式，意味着由上述法院的全部法官参与审理并投票表决，结果是 8 票支持 FDA，仅有 2 票支持阿比盖尔联盟，FDA 胜诉。原本宣称代表癌症患者利益的美国临床肿瘤学会以一份非当事人意见陈述使患者的境遇变得更加不利。阿比盖尔联盟上诉至联邦最高法院，但是在 2008 年 1 月，联邦最高法院不予受理此案，从而使下级法庭的裁决生效。

对于这种情况，我并不感到完全出乎意料，因为我曾经就经历过类似的情况。

在 20 世纪 70 年代末期，当时我是 NCI 癌症治疗分部的主任。在那个时候，如果一种具有抗癌潜力的药物开始显示临床价值，在 NCI 的权限范围之内，我们就可以向患者提供这种药物。对此，FDA 非常不满。FDA 负责肿瘤药物的组长 R.S.K.扬试图阻止我们这样做，同时他还想代替我们掌管所有的抗癌药物研发。

扬的老板、药品管理局的负责人理查德·克劳特博士本质上同情我们的做法，但是他的下属和国会特别是 FDA 的支持者爱德华·肯尼迪之间存在密切关系，克劳特对此无能为力。他担心肯尼迪听闻我们的做法后，会认为他工作不力。因此，我也只能无奈地看着一位疲软的 FDA 领导放任他的中层下属阻拦所有的抗癌药物研发。

令人哭笑不得的是，我曾经在扬的培训过程中提供过帮助。在 20 世纪 70 年代初期，当我负责 NCI 实体瘤病房的时候，扬来 NCI 担任临床助理。他长得非常英俊，头发乌黑发亮，非常严肃和内向。扬的履历是无可指摘的，他在耶鲁大学的医学院和抗癌药物药理学研究项目获得了医学博士和药理学博士双学位。由于扬是一位优秀的医生，也足够聪明，因此我问他是否愿意留下来在实验室和我们一起工作。对于很多人来说，在我们的部门担任高级研究员是一个梦寐以求的职位。当时，在治愈淋巴瘤的研究中，我们已经进行得非常深入，这里的工作机会供不应求。最终，扬选择在肿瘤细胞生物学实验室和罗伯特·加洛一起工作，这也是（或者应该是）一份令人激动的工作。

加洛这位有魅力且容易激动的杰出科学家当时正在进行一项积极的研究项目，寻找导致癌症的病毒。他项目中的职位同样是临床助理追求的目标。加洛后来与他人一起共同发现了导致艾滋病的人类免疫缺陷病毒，并且为检测艾滋病病毒开发出诊断性测试方法，从而挽救了很多人的生命。加洛还发现了 T 细胞生长因子，稍后被命名为白细胞介素 –2，在史蒂夫·罗森伯格所开发的免疫治疗中占据重要的地位。

就在扬去了加洛的实验室以后不久，我接到了加洛的电话。"文斯，"他对我说，"这个家伙到底是怎么回事？"加洛给扬提供机会，让他参与一个研究项目，该项目与一种新型病毒有关，非常令人兴奋，但是扬却对此毫无兴趣，反而更愿意管理加洛的研究合同。这是属于管理员的工作，而一名科学家通常会像避开毒药一样远离这种任务。为了接受 FDA 审查药物上市申请的工作，扬还拒绝了加洛为他提供的继续工作一年的机会。加洛的电话使我目瞪口呆，像扬那样接受过如此良好训练的人员通常不会做出类似的选择。我再一次打电话给扬，询问他是否愿意回我的部门工作，扬立刻就拒绝了。扬在结束了在加洛实验室里的工作以后去了 FDA。

我差不多完全遗忘了这个人，直到 5 年以后扬再一次出现。此时他已经成为 FDA 的组长，所带领的小组负责抗癌药物的审批，也正是这个小组几乎使我们的工作完全停顿了下来。扬告诉我，他不相信抗癌药物会发挥作用，因此希望停止所有抗癌药物的研发。在那个时期，我正准备参加癌症治疗科学咨询委员会会议，我邀请扬与我一起出席并解释自己的立场。根据法律，这些会议必须对公众和媒体开放，因此扬的表现被完好地记录了下来，随后引起了轩然大波。

在会议上，扬把对我说的话又当着癌症治疗科学咨询委员会成员的面说了一遍，随后拿起他带来的一厚本《美国联邦法规》，一边挥舞一边对着委员会的成员喊道："这就是圣经，这就是圣经！"就像现在 FDA 的绝大部分职员一样，扬看上去完全痴迷于 FDA 所制定的条例。

根据 1975 年 11 月 14 日出版的《癌症通讯》，扬在会后承认他们拖延抗癌药物审批更多的是基于形式问题，而不是实质内容。他说，之所以决心执行那些先前被忽略的监管细节是因为当时出现了一波批评的浪潮，认为在某种类型的药物审批过程中 FDA 被忽略甚至被完全绕开了。扬在这里提到的事件指的是麦角酸二乙基酰胺（LSD）丑闻，美国军队曾经被特许检测这种致幻剂的效果，由爱德华·肯尼迪参议员领导的健康委员会为此举行了一系列听证会并公开表示了批评。扬这么说毫无道理，LSD 和用于挽救濒临死亡的患者的抗癌药物毫无相似之处。我们不清楚是什么原因促使扬这样做，他非常聪明，钢琴演奏水平足以举办音乐会。在 FDA 工作期间，他通过夜校学习还获得了法学学位。我的感觉是，虽然 FDA 的条例并不符合逻辑，但是扬无法抑制执行它们的欲望，没有任何事情能够改变他。

我向 FDA 的局长求助，但并没有获得任何支持。随后我又转向隶属于 FDA 的药品管理局，与它的负责人理查德·克劳特联系。在随后的几周时间里，我们多次会面，试图找出解决扬这个问题的方法。最终，我们决定通过制定抗癌药物研发总体规划来解决问题，这个总体规划负责监管如何处理所有的抗癌药物，其中也包括有需求的患者如何获得这些药物。经过数月冗长乏味的工作，我们将总体规划提交给药品管理局审批。

但是，扬依然坚持中断抗癌药物审批。尽管当时全美国任何一名肿瘤科医生都知道顺铂是一种有价值的抗肿瘤药物，能够有效治疗睾丸癌，但扬还是使顺铂上市延迟了 3 年之久。他通过作为一名"关注的公民"，利用午休时间在肿瘤药物咨询委员会（ODAC）指证涉及顺铂的相关研究绝大部分都是与其他药物联合使用，从而做到了这一点。经验丰富的调查人员依照自己的直觉，认为顺铂作为鸡尾酒疗法（联合用药）中的一部分能够更好地发挥效果，因此当时都没有尝试单用顺铂进行治疗的方法，我们随后在治疗多种类型的肿瘤时可以发现，这种直觉是完全正确的。而扬在作证的时候没有选择官方身份也是有原因的，他担心 FDA 会赞成联合用药的方法，因此选择了非公职的身份，就是为了表明自己与 FDA 的立场不同。在近期的一次通话中，扬告诉我，如果当时他以 FDA 雇员的身份作证，就必须支持 FDA 的立场。

根据扬自己的圣经——《美国联邦法规》，他坚决要求进行一项随机对照实验，比较单用顺铂和其他疗法对睾丸癌疗效的差异。而我们从儿童白血病和霍奇金淋巴瘤治疗中获得的数据显示，治愈肿瘤需要采用联合化疗的方案。如果按照扬所希望的那样，选择单药物进行治疗实验，就意味着会危及患者的生命。在扬提出这个要求以后，我的工作人员给他起了一个外号"危险的扬"。在顺铂最终被批准上市以后，它作为联合化疗方案中的一部分，治愈了兰斯·阿姆斯特朗。当时他罹患晚期睾丸癌，癌细胞已经转移到他的肺部以及大脑。

在我看来，从扬开始，FDA 逐渐插手管理药物研究和临床应用。扬是理查德·帕兹杜尔的先驱，他们两人完全是一丘之貉，他们使 FDA 弥漫着追求掌控一切的气氛。

几年以后，百时美施贵宝公司询问我是否支持它将顺铂专利期延长 3 年的要求，以此作为在申请上市的时候被无故拖延的弥补。我同意了，并且和前任 NCI 癌症治疗分部（DCT）副主任史蒂夫·卡特（当时他是百时美施贵宝公司负责全球药物研发的副主席）一起会见了里根政府的卫生与公共服务部部长玛格丽特·海克勤以及副部长艾德·勃兰特，讨论这个问题。海克勤同意为顺铂延长 3 年专利期。作为回报，百时美施贵宝公司将连续 3 年赞助 NCI 的研究工作，每年提供 3000 万美元资金。此后，顺铂逐渐成为最有用的抗癌药物之一，其他铂类药物也先后被研发出来，其中一种还曾经被用在我的老朋友李身上，并且有效地抑制了肿瘤。

我们与 FDA 之间曾经有过一段相对平静的时期。在杰雷·戈扬短时间担任代理局长之后，亚瑟·赫尔·海耶斯在 1981 年成为 FDA 局长。在海耶斯被任命后的几周之内，我就说服他免去了扬与抗癌药物研发有关的工作，把扬调至心血管药物分部。但是不幸的是，海耶斯因为和 FDA 的资深雇员发生冲突，任期仅仅维持了两年。

为了解决患者难以获得实验性药物的问题，根据我们制定的总体规划，实验性药物被分为 A、B、C 3 组。

与 FDA 的要求一致，A 组和 B 组实验性药物只有参与临床 I、II 期研究的调查人员才能获得。但是一旦 A 组和 B 组实验性药物在一个以上的研究中显示出了临床价值，就会被划分进入 C 组这个单独的组，此组之中的药物无论正处于研发的哪个阶段，根据前期研究中的肿瘤类型，符合获益条件的患者都能够获得这些药物。

这个系统被称为 C 组药物分配系统，任何填写过 1572 表（这个表是 FDA 为了与临床调查人员联系而曾经使用的注册表，只有 1 页。）的医生如果判断一名患者有可能获益，就可以让患者获得相应的 C 组药物。

决定一种药物是否进入 C 组的是 NCI 的医生，而决定一个患者是否有可能获益的是患者自己的医生，所有这些都与 FDA 的官僚们无关。与此同时，NCI 负责药物的获取、追踪以及分发药物给医生和患者，患者的医生只有一个非常小的报告要求，仅仅当患者出现严重副作用的时候才需要上报。

FDA 的工作人员特别是扬不喜欢这个系统，但是因为这个系统确实能够发挥作用，因此他们还是忍耐了下来。在这个系统存在的那一段时间里，共有超过 20 种抗癌药物被划入 C 组，那些需要的患者能够获得药物，而制药企业也非常愿意无偿提供这些药物，因为他们认为 NCI 把自己的药物划入 C 组就意味着向最终获准上市迈进了一大步，而医生们也把这个系统看作患者的又一个治疗选择。

由于是我负责这个系统的运行，因此我知道 NCI 的临床研究项目根本没有受到影响。事实上，临床合作组并没有遇到招募不到研究对象的问题，患者们因为这个系统更加清楚地意识到抗癌药物的价值，也更容易接受参与实验。

不过正应了那句话，成功是最大的失败。NCI 的药物分配系统尽管有效，但是没有被 FDA 写入《美国联邦法规》，国会也没有要求强制执行。1987 年，在我即将离任的时候，FDA 单方面终止了 C 组药物分配系统。当时为了应对艾滋病患者获取新药的要求，国会并没有为艾滋病也采用 C 组药物分配系统，而是在 FDA 的要求下通过了《临床试验新药治疗条例》。这个条例是一个单独的协议，治疗艾滋病的新药经过 FDA 批准以后，患者利用这个协议可以获得相应的药物。FDA 更喜欢《临床试验新药治疗条例》，他们把癌症患者也变成了条例管理的对象，我们研发的药物分配系统被彻底抛弃。

《临床试验新药治疗条例》之所以适用于艾滋病患者，是因为当时治疗艾滋病只有非常有限的药物，针对这些药物的治疗条例相对简单，在多数中心也容易操作。但是对于癌症来说有上百种不同的类型，治疗药物的选择也远远超过艾滋病，《临床试验新药治疗条例》完全不能胜任抗癌药物管理的要求，由此导致患者获得试验性抗癌药物变得非常困难，这也就是我们面临的现状。

在 1997 年颁布的《FDA 现代化法案》之中，《临床试验新药治疗条例》被进一步修改。修改后的条例要求由 FDA 的工作人员而不是 NCI 和肿瘤医生决定一种药物是否足够安全与有效，是否能够提供给他们从未谋面的某个特定患者。同时，根据法律的要求，FDA 的工作人员还需要准确地判断利用这种方式提供药物是否会对临床研究造成不利影响，这根本就无法完成，因此这句话毫无意义。而如果拿这个问题询问研究人员，为了保护自己的项目，他们的回答一定是肯定的。

《FDA 现代化法案》还要求，想要通过《临床试验新药治疗条例》途径获得药物，需要提交足够的信息，忙碌的临床医生没有足够的时间为某个患者申请，同时他们也得不到支持。

李的主治医生曾经打算尝试，但是有人认为这样做有可能会影响阿比特龙临床试验的进行，对他进行了劝阻，李的主治医师最终还是放弃了。

差不多就在我们向 FDA 的药品管理局提交总体规划的时候，FDA 建立了肿瘤药物咨询委员会（ODAC）。我在前面曾经提到过，扬曾经因为顺铂在这个组织作证。ODAC 成立于 1978 年 9 月，时任 FDA 局长是唐·肯尼迪。建立 ODAC 的目的在一定程度上是为了解决 NCI 针对 FDA 提出的批评，认为它在抗癌药物方面缺乏经验，不足以支持 FDA 自己制定相关的决策。

ODAC 是一个纯粹的咨询组织，并没有实权，甚至 FDA 也不会就某一种特定药物征求它的建议。ODAC 从来不能代替经验，因此 ODAC 不会有什么作用。

ODAC 的任务包括两项内容的审查，其中之一是被选择出来的新药申请，另一项是那些 FDA 认为有可能会退市的老药的状态。不过 ODAC 的审查范围仅限于 FDA 挑选出来提交给它的药物。多年以来，ODAC 的组成也发生了变化。它的成员由 FDA 局长或局长的指定人员选择，通常还会包括一名由消费者组织推荐的具有技术资格的人员以及制药行业的代表，不过行业代表目前没有投票权。事实上，FDA 在选择 ODAC 成员的时候会尽可能挑选那些与它达成共识的人员，在 ODAC 里不会出现 FDA 的批评者。弗莱雷克曾经数次被个人和组织推荐为 ODAC 成员，FDA 知道一旦他们否决了弗莱雷克的提名，将会招致强烈抗议，因此 FDA 表面上让弗莱雷克进入 ODAC，但是安排他处于待命状态，从来没有让他真正参与过。

ODAC 每年只组织 4 次会议。根据《委员会活动法案》，任何外部顾问组织的会议都需要向媒体公开，由此导致 ODAC 会议在进行的时候有点像马戏表演，那些希望某种药物上市的人员将会穿着印有药物名称的 T 恤衫，手里挥舞着布告牌。类似的情况在讨论前列腺癌疫苗——普罗文奇的时候就曾经出现过。

ODAC 的会议日程经过严格限定。首先是被讨论药物的主研人（通常来自制药行业）递交药品的相关数据。主要负责审查的 FDA 职员随后会介绍 FDA 对于这种药物的态度，然后将会是理查德·帕兹杜尔（扬的继任者）提出自己的观点。最后全体委员将就 FDA 提供的一系列问题进行投票表决。FDA 常常会自夸它很少会反对 ODAC 的推荐意见，而事实上 ODAC 只会根据 FDA 的立场进行投票。

从一开始，ODAC 就是一个圈套，就像扬一样，在 ODAC 会议上他以关注公民的身份露面，而实际上他是审批流程中的官方控制人员。

在 20 世纪 70 年代末到 80 年代初的一段时间里，ODAC 成为了查尔斯·墨尔特的表演舞台。查尔斯的昵称是查克，他是一位杰出的肿瘤学家。尽管在如何开发新的癌症治疗方法的问题上，几乎在每个方面我们两人都存在巨大的分歧，但是并没有影响我们之间的友谊。

是查克说服 FDA 把"生存"作为新药审批的终点之一。这个决定在肿瘤学界引起了广泛震惊，稍后我将解释其中的原因。

在药物实验方面，查克是非常保守的。他曾经在明尼苏达州罗切斯特市的梅奥诊所工作，专业是结肠癌。由于该诊所独特的转诊模式（来自外地的患者会在诊所待几天，然后回家，6 周以后再回诊所复诊），查克据此为结肠癌患者设计了化疗的给药时间表。尽管在化疗方案中查克选择了非常有希望治疗结肠癌的药物——5– 氟尿嘧啶（5-FU），但是对于他的患者来说却一直不起作用。其中的原因对我来说应该非常简单，利用每隔 6 周给药一次的方案治疗处于活跃生长状态的肿瘤细胞，就意味着完全忽略了我们所掌握的那些有关肿瘤生长的生物学知识，除非是巫术，否则不可能会起作用。有意思的是，我注意到当其他人放弃查克怪异的给药时间表以后，5-FU 在结肠癌的治疗中被证实有效。目前，在全世界范围内能够有效治疗结肠癌的化疗方案之中都有 5-FU 的身影。但是查克和 FDA 一起把 5-FU 的上市进程拖延了 20 年，难怪 FDA 会喜欢查克。

FDA 充分利用肿瘤学界内部关系的裂痕，使查克成为 ODAC 中的常客。在 FDA 的催促下，查克提出批准一种药物上市唯一能够被接受的终极观点是，与现存的治疗相比，这种药物显示出提高生存机会的效果。ODAC 的全部成员都支持查克的意见，这种情况有些不合常理。

ODAC 与其他的咨询委员会一样，也有董事会和委员会的一些特性，这可以解释它为什么有时会表现出不符合逻辑的行为。法国心理学家古斯塔夫·勒庞率先注意到这种心理学特性，并在 20 世纪初出版的《乌合之众：大众心理研究》一书中对其进行了描述。在该书中勒庞写道："在某些特定的情况下，……聚集在一起的人们所构成的群体会表现出新的特性，这些特性与构成群体的每一个个体都没有共同之处……将会形成一个集体心理。毫无疑问，这个集体心理是暂时的，但是它会表现出非常清晰而明确的特性。当个体成为群体中的一员时，集体心理会使他们的感情、思维以及行为与他们孤立存在时迥然不同。"勒庞还告诉我们，群体的行为方式并不是每个组成个体行为方式的平均，而是一种全新的实体，并且它通常是不合逻辑的。根据勒庞的理论，心理学上的群体可以由几个人至数千人组成，能够被暗示所影响，而暗示能够导致传染。这就能够解释为什么诸如阿道夫·希特勒那样的政客能够煽动民众，对很大群体的行为产生影响。

带着勒庞的理念出席议会或委员会的会议会非常有趣。我发现 ODAC 是心理学群体最典型的案例，组成成员私下里会告诉你一个意见，但是集中在一起时会出现迥异的结果。

那么，为什么 FDA 把提高生存机会作为终极目标会引发争议呢？那些经受过多种药物治疗的癌细胞会变成狡猾的野兽。当我们在培养皿中进行癌细胞培养的时候，如果我们添加某种药物，其浓度等价于我们在临床中使用的剂量，将会杀死绝大部分癌细胞，但是那些幸存下来的细胞将会重新长起来，并且出现对这种药物的耐药现象，至少我们曾经使用过的药物浓度将不足以杀死它们。此时如果我们增加药物浓度，同样的情况将会再次发生，其结果只会使重新长出来的细胞对更大浓度的药物产生耐药性。周而复始，幸存下来的细胞将能够抵抗我们可以给予的任何剂量。为了避免这种情况发生，我们唯一能做的只有给予非常大的药物剂量，但是这种离谱的剂量完全超出了人类的耐受范围。对于那些已经对某种药物耐药的细胞，如果我们更换另外一种药物，重复上述实验，它将会对这两种药物都产生耐药性。依此类推，细胞可以对 3 种甚至更多的药物产生耐药性。不仅如此，在这个过程中，还会有更糟的情况出现。癌细胞本身具有将外源性化学物质排出细胞外的能力，在经过多种药物刺激以后，癌细胞的这种能力提高，从而使它们能够抵抗那些从来没有接触过的药物。控制这个过程的基因被称为多重耐药基因，简称 MDR 基因。一旦患者出现多重耐药现象，即使我们使用一种新药进行治疗，也无法杀死大部分癌细胞。

那些与李类似的患者就出现了这种状况。在经过几种药物治疗以后，剩余的细胞变得更加聪明，对任何药物都不再出现反应，在不会对机体造成严重伤害的情况下，我们所能够给予的最大剂量不会彻底杀死它们。

因此，当新药在那些处于非常晚期的阶段且又经历过多次治疗的患者身上验证治疗效果的时候，就会面临巨大的障碍。即使某种药物原本能够产生显著的效果，以这样的人群作为药物研究的对象，我们也很容易得出无效的结论。坦率地说，在这种情况下，我们能够发现新药的任何响应都是奇迹。这就是对于那些能够让进展期肿瘤患者达到完全缓解的新药，我总是印象深刻的原因。一旦这种情况发生，我们可以确定这种药物最终一定会被证实是有用的，但是 FDA 很少根据这种信息就推进药物的审批过程，就像我的朋友查尔斯·墨尔特一样，他们更希望一种新研发的药物在和老药比较的时候能够改善患者的生存状况。

如果考虑一下一种药物要被证实有效而需要杀灭的癌细胞的数量，就知道将提高生存机会作为一个终极目标是不现实的。进展期癌症患者体内平均有超过 1 千克的肿瘤，而一个直径为 1 厘米的肿块就包含有差不多 10 亿个肿瘤细胞，因此进展期癌症患者体内的肿瘤细胞将达到好几十亿个。即使是在手术以后原发肿瘤已经被切除，也没有发现存在其他脏器的转移，患者体内也会有超过 10 亿个肿瘤细胞存在。

一种药物如果能够使患者达到完全缓解状态，需要杀死 99.99% 的肿瘤细胞，这个时候将会有一件奇妙的事情发生。

我们知道，治疗以后幸存的细胞重新恢复到治疗之前的状态需要花费一段时间，这段时间的长短取决于治疗后幸存的肿瘤细胞数量。肿瘤细胞数量越少，它们重新生长的速度越快，这看上去好像违反直觉，但是事实确实如此。如果我们使用两种方法治疗患者，一种能够把肿瘤细胞减少到只有几个，而另外一种方法只能把肿瘤细胞减少到 10 亿个的水平，此时接受两种治疗的患者体内都没有可见的肿瘤团块，5 年以后他们体内的肿瘤细胞数量将会处于相同的水平，这就是因为肿瘤细胞较少的一组增长得更快，从而追上了幸存肿瘤细胞数量较多的那一组，由此也就导致两种治疗方法的 5 年生存率也没什么差别。显而易见，我们会希望继续研究那种能够把肿瘤细胞杀灭到只剩几个的药物，但是如果以 5 年生存率作为终点，我们将无法区分药物的效果差异。

这种现象由我的两名同事发现，并根据他们的姓名被命名为诺顿 – 西蒙效应。仅此一点就足以令人重新考虑把进展期癌症患者的生存率作为新药上市申请的条件之一是否恰当。

多重耐药和诺顿 – 西蒙效应联合在一起，对于任何一种新药来说都是难以逾越的障碍。如果我们粗略地把提高生存机会作为终极目标，很多新药看上去无效也就不足为奇了。因此，我们需要新的方法检测药物的抗癌效果，这些方法还应该被允许将那些处于肿瘤较早阶段的患者作为检测对象。但是研究人员都不愿意向 FDA 提出这样的建议，因为他们担心 FDA 和 FDA 的调查委员会不会同意。

公平地说，尽管 FDA 曾经在进行药物审批的时候只依赖药物反应，其中最常采用的是肿瘤无进展生存期，但是这并不是 FDA 的优先选项。在调查人员设计方案的时候，除非他们正面反对，否则 FDA 一定会选择提高生存机会作为主要终极目标。

我曾经多次看见医生特别是来自制药行业的医生，当别人建议他们与 FDA 谈判，选择一个更现实的研究终极目标的时候，都由于担心会使 FDA 产生敌意而退缩了。他们的退缩将会使自己的公司为不必要的临床研究花费数百万美元，也会使部分癌症患者失去接受那些重要的替代疗法的机会。就像我们曾经看到的一样，为了使维罗菲尼获批上市，曾将其与无效的达卡巴嗪进行疗效比较，这个毫无意义的研究有超过 1000 名患者参与，花费了 1 亿美元。

上述的都还不是最大的问题。正如我在本章一开始所讨论的那样，我们所面临的最大麻烦是 FDA 开始常规管理抗癌药物的研究和临床应用。在这种情况下，FDA 完成了对肿瘤医生的完全掌控。

目前通过审批的药物并不是针对某种特定的癌症，更不能普遍用于治疗多种癌症，它被限定在只能用于某种特定癌症的特定阶段。只有当患者已经一种接一种尝试过了当今的所有治疗手段且都宣告失败后，才可以尝试这种新药。如果医生按照其他方式进行治疗，将会有受到 FDA 责难的风险。同时，病人也将受到处罚，因为保险公司不会为 FDA 未批准的治疗方式买单。

肿瘤医生曾经灵活地利用某种抗癌药物通过不同的方式治疗不同类型的肿瘤，这个时代一去不返了，他们再也无法从这些治疗中获得至关重要的洞察力。

现在研究人员如果想对研究进行任何改变都需要获得 FDA 的批准，其中也包括研究的中途修正。研究方案在调整以后，FDA 和伦理审查委员会（IRBs）都需要重新审查，因此产生了一个审查再审查的恶性循环。这个过程将耗费大量时间，曾经有一个研究项目从创意产生到临床研究正式启动一共花费了 800 天，由此我们可以看出问题的严重性。

与此同时，由于负责修订研究方案的人员并没有接受过相关培训，他们会使临床研究变得单调乏味，也会将 NCI 的临床试验项目搞得一团糟。由于在审查过程中充斥着勒庞所描述的人群心理效应，那些原本最具创新性的研究最终也被终结。

我很愿意能够说，随着抗癌药物日益变得复杂和成熟，FDA 理应也如此，但是事实却不是这样。

很多新的抗癌药物，例如单克隆抗体赫赛汀和爱必妥以及新型的激酶抑制剂维罗菲尼都会攻击非常特异性的靶点，但是这些药物大部分单用都没什么效果。癌细胞能够聪明地使细胞死亡机制失活，而这些新型抗癌药物将会重新启动细胞死亡机制，从而增强其他抗癌药物的作用，因此与其他药物联合能够发挥更好的效果。在化疗过程中，这种联合用药也代表着最令人兴奋的研究进展。

但是 FDA 依然要求这些药物进行单药实验，其目的之一是观察药物的副作用，这一点尚可理解，不过 FDA 还要求研究单药的疗效，这就是个大问题了。

在多年以前，我们曾经设想过抗癌药物研发的理想状态。现在我们已经非常接近这个状态了，我们能够针对特定靶点设计药物，同时也由于治疗靶点的特异性，这些药物几乎没有副作用。但是由于有效治疗癌症通常需要同时攻击多个靶点，因此有些良好而相对安全的药物在单用的时候却并不会显示疗效。

这是一个两难的困境。一家制药公司花费数百万美元研发出一种新药，可能因为在单药实验过程中缺乏疗效而被强制放弃，而如果它能获批上市，在上市后的研究中却很有可能成为联合靶向治疗的药品，也很有可能成为令人兴奋的研究工具。由于向 FDA 妥协，很多药物都是首先选择病程非常晚且耐药的患者作为研究对象，由此造成很多具有潜在利用价值的药物看上去没什么效果。由于这个原因，制药公司都不愿意为研发新型抗癌药物投资，因为它们可能永远无法跨越 FDA 所设置的障碍。而那些肿瘤患者濒临死亡并不是因为无药可治，而是他们无法获得这些药物。

2010 年 9 月 11 日，读者们也许可以回忆起这个日子，恰巧就在李去世两年以后，我收到一封来自 MSKCC 的电子邮件。霍华德·谢尔在这封邮件中告诉我，有一篇新闻稿报道说阿比特龙的临床研究已经结束，结果证实了早期的研究结果，接受阿比特龙治疗的患者生存期更长。由于这个研究是非盲试验，因此早期就被终止了。制造阿比特龙的公司宣布，虽然阿比特龙通过 FDA 认证还需要多年时间，但公司计划开放记名供药计划（EPA），为需要的患者提供药品。但是，这一切对于李来说都太晚了。

4 年以后，在 FDA 总部举办了一场典礼，颁发弗朗西丝·凯尔西年度奖，同时庆祝凯尔西开展反对沙利度胺运动 50 周年。FDA 药品评价与研究中心主任珍妮特·伍德科克发言称："没有凯尔西的努力，就不会有现在的药物监管。"

凯尔西也出席了典礼，当时已经 96 岁高龄，她在 90 岁时才从 FDA 退休。凯尔西坐在轮椅上聆听伍德科克的发言，面对爆满的来宾，口中喃喃地说了几句感谢的话。

第 9 章

理论联系实际

当年，我去 NCI 的时候并不情愿，原本只准备在那里待上两年时间，并不希望过深涉入这个令人绝望的领域。但是在 NCI 我找到了毕生所爱的事业，把差不多 30 年的时光都留给了它，同时我也像弗莱雷克一样开始了传道工作。

我的工作方法和弗莱雷克稍有不同。我的研究和我的患者是我不断前进的动力。为了让患者能够真正获益，要把癌症研究领域中逐渐发展起来的各学科有机组织起来，这是一项很有挑战性的工作。

当我们开始规划抗癌之战的时候，在 NCI 以外全美国仅有 3 所专门从事癌症治疗的医疗中心。《国家癌症法案》的目标之一就是通过建立新的癌症中心，使肿瘤患者能够更好地接受新的治疗方法。法案呼吁尽快建立至少 15 所癌症中心，最终目标是每个州都有一所综合性癌症中心。

在设想中，这些新建的癌症中心应该都是一个迷你版的 NCI，每个中心为一块特定的地理区域服务，负责该地区的癌症患者。人们期望这些中心应该能够参与癌症相关领域的各项研究，从病因、预防到诊断、治疗和康复。同时，这些中心应该能够将来自于实验室的研究结果尽快应用于临床，从而为患者提供帮助；这些中心还应该是新的诊断与治疗手段的发源地。总之，人们希望这些中心能够成为转化研究（指从实验室到临床的研究模式）的温床，在这里医生和科学家能够聚集在一起，为了解决癌症的相关问题自由地思考与交流。

我离开 NCI 以后将会进入一个癌症治疗的真实领域，可以说是到了理论联系实际的时候了。我知道，在全部癌症患者之中，NCI 的癌症中心只负责 20%，剩余的 80% 都是在社区之中接受私人医生的治疗。同时，我掌握了当时有关癌症的所有知识：癌症是由负责控制生长的基因出现故障而导致的遗传学疾病，我们已经知道在癌症发生的过程中都有那些基因参与以及它们是如何发挥作用的。我还知道有关癌症的研究我们已经进行到什么程度以及我们能够为患者做些什么。

但是这些知识有多少能够传递给患者？

在此后 20 年的时间里，我一直在临床一线关注着抗癌之战的进展，起初是世界上最大的私人癌症中心——纪念斯隆 – 凯瑟琳癌症中心（MSKCC）的内科主任，随后我又来到耶鲁癌症中心，它是根据《国家癌症法案》建立起来的重要癌症中心之一。

纪念斯隆 – 凯瑟琳癌症中心的前身是纽约市癌症医院，创建于 1884年。15 年以后，它的名字变更为癌症及相关疾病纪念医院。1945 年，该医院的董事阿尔弗雷德·斯隆（他也是美国通用汽车公司主席）和查尔斯·凯瑟琳（时任通用汽车公司副主席和研究主任）将 400 万美元作为礼物送给这所医院，用于建立医院的研究部门。这个部门被称为斯隆 – 凯瑟琳研究所。20 年以后，医院和实验室合并，此后被称为纪念斯隆 – 凯瑟琳研究所。1971 年，《国家癌症法案》颁布实施，纪念斯隆 – 凯瑟琳研究所作为全美致力于癌症治疗的 3 所医院之一，被认定为所有新建研究中心力争达到的目标模型。事实上，《国家癌症法案》通过以后，NCI 在没有进一步审查的情况下就把纪念斯隆 – 凯瑟琳研究所指定为全国性的癌症中心之一，并由此导致了它的又一次更名，成为纪念斯隆 – 凯瑟琳癌症中心。

纪念斯隆 – 凯瑟琳癌症中心为各种类型的癌症治疗提供一站式服务。原则上，纽约地区的任何人在需要治疗癌症的时候都能够在这所医院得到相应的服务。事实上，它的病源并不仅限于当地。当我在1988年到这里的时候，它所接待的患者要远远多于美国其他的癌症中心。

纪念斯隆－凯瑟琳癌症中心是一所私人机构，由一个理事会负责运行，这个理事会的成员所拥有的全部财富超过100亿美元。当我到那里的时候，本诺·施密特刚刚把理事会主席的职位移交给詹姆斯·D.罗宾逊三世，他是美国运通公司的主席和首席执行官，每个人都称呼他为"吉米小三"，而他讨厌这个绰号。

理事会中的其他成员包括劳伦斯·洛克菲勒以及因为他聚集在一起的、与洛克菲勒家族关系紧密的一群权贵，其中包括百时美施贵宝公司的首席执行官理查德·盖尔布、康柏电脑公司主席本·罗森、美国运通公司副主席卢·格斯特纳以及约翰·里德（他是花旗公司的主席和首席执行官）。

有传闻说劳伦斯·洛克菲勒的身价超过50亿美元。他有一个习惯，每当年末的时候都会签一张支票，用于弥补纪念斯隆－凯瑟琳癌症中心的年度赤字，每次都差不多有1000万美元左右。

是纪念斯隆－凯瑟琳癌症中心的总裁保罗·马克斯雇用了我担任内科主任。当我到这里以后不久，马克斯私下里对我说："文斯，你必须明白，这个地方属于劳伦斯，无论他想要什么，我们都得满足。"当时劳伦斯渴望在67大街建造一栋新的实验楼，通过过街走廊与纪念斯隆－凯瑟琳癌症中心相连，为此他投资了3500万美元，实验楼最终以他父亲的名字命名。

纪念斯隆－凯瑟琳癌症中心看上去财大气粗。理事会每年通过慈善事业为它筹集大约8500万美元的经费，远远超过当时全美国其他任何一所癌症中心。纪念斯隆－凯瑟琳癌症中心还有一笔大约8亿美元的捐赠基金，在这个方面全美国绝大部分大学也无法和它媲美。

由于纪念斯隆－凯瑟琳癌症中心的历史和规模，加上理事会的影响力，在全世界最富有的人之中，很多人为了治疗癌症都会飞到纽约。大约6%的住院患者来自海外，他们用现金支付账单。

总而言之，纪念斯隆－凯瑟琳癌症中心所拥有的资金足以支持它成为一流的癌症中心，而理事会也相信纪念斯隆－凯瑟琳癌症中心是顶尖的。在每一次理事会会议上，罗宾逊总会重复他常说的一句话，他要求美国运通公司提供最高质量的服务，他期望纪念斯隆－凯瑟琳癌症中心也是如此。不过事实上，纪念斯隆－凯瑟琳癌症中心拥有成为世界上最好的癌症中心的潜力，但是在当时它还不具备这个资格。

纪念斯隆－凯瑟琳癌症中心属于独立的癌症中心，意味着它并不隶属于任何一所大学，此后的很多中心都附属于大学。与这些附属中心相比，独立的癌症中心有一些优势。首先，它们没有教学的责任。另外，针对任何一种类型的肿瘤，独立的癌症中心都有足够的专业医生。就拿纪念斯隆－凯瑟琳癌症中心来说，如果有人患有肺癌，每个与肺癌相关的专业领域都至少有 5 位医生能够提供治疗，其中包括专门致力于肺癌研究的 5 名肿瘤专家、5 名外科医生以及 5 名放疗专家。这是一个非常大的医师群体。同时，由于纪念斯隆－凯瑟琳癌症中心的病源非常广泛，在这里能够看到几乎每一种类型的肿瘤（无论是常见的还是稀少的），由此积累的经验无与伦比。

但是，这种类型的癌症中心也有缺点。针对某种类型的疾病，它们会被束缚于一种特定的治疗方式，它们还常常被某种专业的医生所控制。全美国 3 所独立的癌症中心——纪念斯隆－凯瑟琳癌症中心、位于得克萨斯州休斯顿市的 MD 安德森癌症中心和位于纽约州布法罗市的罗斯维尔公园癌症中心在 1971 年左右都受制于外科医生。

纪念斯隆－凯瑟琳癌症中心还有一些薄弱之处，其中之一就是无法与相关领域的研究进展同步，很多医生倾向于保守，对新的治疗方法持有一种反射性的拒绝态度。另外还有一种情况长期困扰着纪念斯隆－凯瑟琳癌症中心，它的医生并没有把基础研究看作促进癌症治疗的方法，在对基础研究进行评价的时候，常常只是从自身利益的角度考虑。

在我到纪念斯隆－凯瑟琳癌症中心之后不久，理事会要求我进行一次彻底的机构评估，并据此提交一份 5 年期的改进计划。

在此后的几个月时间里，我评估了纪念斯隆－凯瑟琳癌症中心之中的每一个部门，以及每个部门之中的每一个人。尽管这份工作原本应该是保密的，但是全体员工都知道我正在干什么，因此在纪念斯隆－凯瑟琳癌症中心之中弥漫着焦虑的气氛。每当我在社交场合看见外科主任的时候，他都会走过来对我说："文斯，我正在解决问题，而不是制造问题。"

纪念斯隆－凯瑟琳癌症中心在某些方面具有自己的优势。举例来说，它拥有默里·布伦南。布伦南是全美国最棒的肿瘤外科医生之一，他来自于史蒂夫·罗森伯格担任主任的 NCI 外科分部。在 NCI，他的主要研究方向是肉瘤。如果说有人会嗜手术如命的话，布伦南就是其中之一，他会抓住每一次手术的机会，即使是阑尾切除这种小手术，如果他正好在医院也不会放过。

布伦南曾经有过一种执念，他认为作为主任应该什么都懂，能够做任何事情。而当他的手术技术已经非常娴熟以后，他才彻底摆脱这种念头。事实上，我曾经专门参与他的手术，只是为了欣赏他的操作。

在纪念斯隆－凯瑟琳癌症中心有大量的胃肠道肿瘤患者，这让布伦南非常兴奋，他充分利用了这个机会成为全美国胃肠道肿瘤外科领域之中最熟练的医生之一。在纪念斯隆－凯瑟琳癌症中心的时候，他从史蒂夫那里学到了如何进行研究，这也使他变成了外科医生中的另类，即能够做研究的外科医生。史蒂夫也是这种类型的另类人员之一，伯尼·费舍尔也是如此。在纪念斯隆－凯瑟琳癌症中心，布伦南有自己的实验室，但是总裁保罗·马克斯对此并不重视，他把这个实验室称为供布伦南玩耍的沙池，认为它不算是一个富有成效的实验室，只不过是供布伦南消遣的工具。

除此之外，纪念斯隆－凯瑟琳癌症中心的其他部门没有处于良好的状态。除了外科医生和放疗专家，纪念斯隆－凯瑟琳癌症中心还有大量的肿瘤专家，他们都隶属于一个庞大而混乱扩张的肿瘤内科，大部分进展期癌症患者在这里接受药物治疗，但是它明显落后于时代，亟待重组。在这里，保守的医生为自己划分出一块块领地，人们最大的兴趣是保护自己的采邑，部门内部几乎没有配合，更不用说是与其他的部门合作了。

举例来说，肿瘤内科的乳腺癌研究项目就几乎没有，这是一个因循守旧的典型例子。1988 年，对于原发肿瘤较小的乳腺癌患者，乳房肿瘤切除术已经成为明确的选择之一。但是每一位来纪念斯隆－凯瑟琳癌症中心就诊的乳腺癌患者无论肿瘤大小，依然只能接受根治性乳房切除术。这种现象反映了这所医院的保守——顽固地抵制乳房肿瘤切除术和辅助治疗，这也许就是美国一流癌症中心的缩影。

10多年以前，当支持乳房肿瘤切除术的研究结果浮现在大众面前的时候，我曾经从纪念斯隆－凯瑟琳癌症中心出发，穿过街道，抵达洛克菲勒大学礼堂，听取伯尼·费舍尔的演讲。读者们应该能够回忆起，正是费舍尔领导了那项证实乳房肿瘤切除术效果的研究。

当费舍尔站在讲台上，利用投射到自己背后屏幕上的幻灯片展示自己数据的时候，纪念斯隆－凯瑟琳癌症中心乳腺外科主任杰里·厄本激动地站了起来，在差不多500名医生听众面前开始尖叫："你背叛了自己的职业！"他喊道，"你说的都是胡说八道，除非有进一步的证据，否则每一位乳腺癌患者都应该接受根治性乳房切除术！"这是一个悖论，如果每个患者都接受根治性乳房切除术，就没有办法与那些创伤较小的手术方式进行比较，也就无法知道它们是否有效。

厄本有很大的影响力，当那些权贵罹患乳腺癌的时候，他是求助的热门人选。他的患者包括贝蒂·福特以及海蓓·洛克菲勒。

就在费舍尔进行演讲的时候，厄本刚刚发表了关于乳腺癌扩大根治术的数据结果。正如我在前面章节中曾经提到过的那样，乳腺癌扩大根治术要求在一次手术操作过程中切除乳腺、腋窝淋巴结、胸壁肌肉以及内乳淋巴结，是一种残忍的手术方式，将会彻底损毁患者的外形。对于乳腺癌的治疗理念，费舍尔和厄本完全是背道而驰。

事实上厄本的文章非常草率，他在研究的时候并没有设定对照组，只是在一味地做手术，而此后为了发表论文，再回过头来收集病例数据。另外，他所选择的患者都处于乳腺癌的早期阶段，对于这些患者，出现较好的结果也在预料之中。伯尼·费舍尔的研究结果显示，即使是早期乳腺癌，肿瘤也有可能扩散进入血液循环系统，这也正是乳腺癌根治术并不会比乳房肿瘤切除术效果更好的原因。但是厄本并不相信这些证据，他依然坚持继续发展乳腺癌扩大根治术，从这一点来说，他真算不上明智。

伯尼·费舍尔的发现基于良好的科学基础，但是无法避免同行的愤怒，其他的乳腺外科医生并不想据此改变自己那些陈旧的工作方式。听众之中令人尊敬的外科医生一个接一个站了起开，大声喊叫着与厄本相呼应，刻薄的话不堪入耳。

费舍尔只是静静地站在那里，等着咒骂停息。随后他平静地请求播放最后一张幻灯片，幻灯片上显示出两条随时间变化的曲线：一条呈缓慢下降的上拱曲线，被标注为"PR"；另一条是急剧上升的凹形曲线，被标注为"CR"。听众们都迷茫了，我也是如此。作为肿瘤学家，我猜测"CR"可能代表完全缓解，而"PR"可能代表部分缓解，但是我不清楚这些指标和外科手术有什么关系。所有人都摸不着头脑，整个会场安静了下来。差不多一分钟以后，费舍尔投出了他的原子弹。"这张幻灯片代表的是那些批评我的人所存在的问题，"他用激光笔指着上升曲线，"'CR'代表大脑僵化，这条曲线表明大脑僵化程度的增加。"观众席响起一片喘息的声音，随后有人开始愤怒地抱怨。"与'PR'成反比，"费舍尔把激光笔指向下降的曲线，"PR 也就是阴茎的硬度。"

观众的愤怒瞬时达到顶点，会场中的声音骤然大了起来，每个医师都在与邻座讨论着什么。最终人们达成共识，都认为费舍尔太过分了。

费舍尔在最后陈述之中指出了问题的关键所在。他认为，批评他的人员之所以不断地推荐乳腺癌根治术主要是基于经济原因。他坦率地说，与微创的乳房肿瘤切除术相比，医生能够从乳房切除术之中获取更大的经济回报。就在这个时候，杰里·厄本和他的同事盖伊·罗宾斯一起离开了会场，大约一半的听众也随之而去。

如果有人认为可靠的数据以及精心设计的结束语能够被看作一种胜利的话，费舍尔的演讲无疑是成功的，但是在 10 年以后，纪念斯隆－凯瑟琳癌症中心的乳腺癌患者仍旧无法从费舍尔的研究中获益。厄本和罗宾斯依然统治着这里，尽管当时乳腺癌的标准治疗方式已经更新为乳房肿瘤切除术，纪念斯隆－凯瑟琳癌症中心却悄悄地选择改良乳腺癌根治术作为自己的标准术式，而在此之前没有进行任何研究，检测"改良"术式的效果是否优于乳腺癌根治术。这种"改良"术式切除的组织确实少于乳腺癌根治术，但是和乳房肿瘤切除术还是有着非常大的差异。与此同时，他们还拒绝实施涉及手术联合放疗或化疗的治疗规范，不会签署任何有关新辅助化疗的协议，而没有接受新辅助化疗的患者，实际上就无法进行乳腺癌的相关研究。厄本和罗宾斯实际上就是在纪念斯隆－凯瑟琳癌症中心这个巨大的癌症中心之内的私人医生。

每年有大约 1500 例乳腺癌患者在纪念斯隆－凯瑟琳癌症中心接受手术治疗，但是这里却没有哪怕一项辅助治疗方案作为手术的补充。患者们需要自己去了解还存在这种治疗方案可以选择，而一旦患者需要或者自身希望接受辅助化疗，她们就会被分派到其他地方，通常会被转回患者的家庭医生那里。这就是曾经被认为治疗乳腺癌最棒的地方。

纪念斯隆－凯瑟琳癌症中心的淋巴瘤项目也处在边缘化的状态。1988年，纪念斯隆－凯瑟琳癌症中心的淋巴瘤研究绝大部分都可以归于两类：一类是证明其他人正在进行的研究项目不好；而另一类是修饰改造其他人正在进行的研究项目，以便能够把它称作是自己的。所有的相关研究都缺乏创造性思维，也没有充分利用纪念斯隆－凯瑟琳癌症中心巨大的患者数量。即便如此，即便纪念斯隆－凯瑟琳癌症中心在这个领域没有创造出任何有重大价值的东西，它的研究人员还都抱着"只要不是在纪念斯隆－凯瑟琳癌症中心发明的就都是不好的"的思想。纪念斯隆－凯瑟琳癌症中心的白血病项目同样是过时的，在这里依然使用那些陈旧的治疗方案，有关成人白血病的研究都转向了它的主要竞争对手，即位于休斯顿市的 MD 安德森癌症中心，在那里杰伊·弗莱雷克负责成人白血病的治疗工作。

同样落后的还包括头颈部肿瘤分部。该部门主任技术娴熟，但是拒绝使用更多的放疗和化疗手段，尽管这两种治疗手段都有可能改善头颈部肿瘤患者的预后。

睾丸癌的情况也是一样。由印第安纳大学癌症中心的拉里·埃因霍恩研发出来的标准治疗方案使很大一部分睾丸癌患者能够被治愈。但是，纪念斯隆－凯瑟琳癌症中心并没有采用它，而是选择了一种自己创造的治疗方案，应用起来非常复杂，但是疗效却无法和标准方案媲美。我们知道，纪念斯隆－凯瑟琳癌症中心的很多患者是自掏腰包，现金付费，但是他们却不了解这些，不知道自己实际上并没有接受到最先进的治疗。

纪念斯隆－凯瑟琳癌症中心采用的是教授终身聘任制。这种制度非常不利于年轻医生的发展，没有人愿意为他们腾出空位，而事实上有些教授确实应该离开。有护士告诉我，一位非常著名且有政治背景的医生常常在晚上喝醉了以后查房，这是公开的秘密，但是因为他的背景，没人愿意出面干涉。

另一位著名的外科医生同样喜欢酗酒。人人都知道他经常饮酒到凌晨，每次都酩酊大醉。每天头一批患者在早晨 7 点的时候就被推进手术室，他的同事都非常担心，他在开始手术的时候是否足够清醒。

另一位杰出的外科医生罹患了渐进性麻痹，当时已经无法站立，每次手术的时候只能坐在凳子上操作。没人否认这种疾病总有一天会影响到他的胳膊和手，这只不过是时间长短的问题，最有可能的是在出现手术事故以后我们才发现这种情况已经发生了。

感激不尽的患者们为纪念斯隆－凯瑟琳癌症中心提供了巨额财富，很大一部分看上去也被移交给了实验室。那一栋以洛克菲勒父亲名字命名的实验楼就来自于慷慨的捐赠。但是，纪念斯隆－凯瑟琳癌症中心的基础研究并没有给人留下深刻的印象，纪念斯隆－凯瑟琳癌症中心也不鼓励临床医生进行基础研究。每一位医生如果试图把实验室的研究结果与临床治疗结合起来，他的努力都会被看作工作之余的娱乐项目。尽管研究所和医院在纽约市的同一个街区，但是科学家和医生之间几乎没有交流。

纪念斯隆－凯瑟琳癌症中心的患者护理设施也非常陈旧，已经不堪重负，而且空间狭窄，地上铺的黄色地毯已经破损不堪，满是咖啡和血液的印迹。患者们不得不排起长队等待治疗。纪念斯隆－凯瑟琳癌症中心的放射治疗部门同样破败不堪，硬件设施年久失修，设备也早就过时了。

当富有的客户（指那些曾经向纪念斯隆－凯瑟琳癌症中心做过捐赠的

人们）走进医院位于约克大道的前门时，会有副主任专门前去迎接，带领他们绕过患者排起的长队以及不堪入目的等候室直接办理手续，并且亲自为患者抽血化验。

在纪念斯隆–凯瑟琳癌症中心的临床治疗部门，每一层的两端都有两间单人病房，是为有钱有势的客户预留的。在它们已经全部住满的情况下，还可以从双人间中移除一张病床，把它转变成单人间。当然，如果这样做，能够提供给其他患者的病床数目就会减少。

所有这一切对于普通患者来说都是令人沮丧的。我把自己的调查结果提交给理事会，我的老板保罗·马克斯对此并不满意，他认为里面有太多的关于癌症中心存在问题的技术性细节，而他更希望整个理事会与这些技术性问题保持一定的距离。事实上，他只是想在会议上向理事会简单介绍一下我的情况，但是理事会成员都期望我能够把我所发现的赤裸裸的真相告诉他们。理事会听取了我的汇报并同意进行改革。

我们开始在头颈部肿瘤外科和乳腺癌外科召开介绍目前发展状况的学术会议，在医院里我们还就特殊疾病组织学术演讲。在随后的 6 个月时间里，我要求所有部门的全体员工积极参加大查房和主要的学术会议。

在头颈部肿瘤外科，我安排了一系列病例研讨会，用于介绍联合应用创伤较小的手术方式以及化疗能够取得比损毁性手术更好的效果，但是医生们充耳不闻。

在乳腺癌外科，我们连续 6 个月邀请外面的专家以及领域内公认的佼佼者来出席学术会议，要求他们之中的每个人就自己眼中的技术发展最高水平进行演讲。我们的目的是从这些演讲中吸取精华，总结汇编出代表我们自己最高水平的乳腺癌治疗和研究计划。

为此，我邀请伯尼·费舍尔再次来纪念斯隆–凯瑟琳癌症中心发表演讲。

但是他不感兴趣。"文斯，如果再去你们那里，我真的非常担心自己的安全。"费舍尔对我说。我告诉他，如果他同意来，无论是演讲还是出席会议，我都会待在他的身边，保证安全。事实上并没有出现敌对事件，不过话又说回来，只要是费舍尔受邀出席的会议，无论是厄本还是罗宾斯都没有露过面。

我为乳腺癌外科请来的另一位演讲者是来自于附近西奈山医院的拉里·诺顿，他曾经是我在 NCI 最棒的实习生之一，而现在已经成为全美国乳腺癌领域顶级的肿瘤学家。诺顿对抗癌药物错综复杂的剂量和给药方法有深刻的理解，知道如何才能够获得最佳的效果。不过在西奈山医院，诺顿受到了质疑，其他的医生发现他非常关注治疗细节，并且坚持使用大剂量化疗。这样做虽然更有效，但是太麻烦了，因此他们告诉患者诺顿的治疗会使人更加不适，试图借此从诺顿那里分流患者。但是，他们忽视了正是大剂量药物才使患者能够活下去。

我们聘请了兹维·福克斯，他来自于以色列，是世界上最棒的放疗专家之一。兹维来了以后完成了我的前任已经启动的改造工作，他迅速升级了破旧的放射治疗部门，购买了价值 4000 万美元的新设备。在他的带领下，这个部门走上了成为世界顶级放疗中心的道路。

我找人替代了那位护士们曾经提醒我当心的问题医生，在他离开以后，我们才真正意识到他对患者的治疗是多么不符合常规。对于那位罹患渐进性麻痹的医生，我要求他的团队成员在每次手术之前都要进行检查，评估他的神经病学状态，这位医生对此也完全赞同。我还在密切关注着那位酗酒的医生，不管在医院之外的习惯如何，他在治疗患者的时候一直保持着良好状态，是一位伟大的外科医生。

为了管理白血病项目，我引进了一位新人。同时，我还安排引进了拉里·诺顿，负责管理乳腺癌治疗分部。

莱纳德·兰黛是化妆品工业巨头雅诗兰黛创始人的儿子，他的妻子伊芙琳·兰黛为我们的临床护理打开了钱包。起初，伊芙琳因为被确诊患有乳腺癌向我咨询，当时她正在附近的研究所接受一名很受欢迎的乳腺医生的治疗。我告诉她，我认为她需要拉里·诺顿的化疗新方法，因此伊芙琳把自己的医疗关系转到了纪念斯隆－凯瑟琳癌症中心。

当时拉里刚刚到纪念斯隆－凯瑟琳癌症中心，我决定让拉里接手治疗。

当时已经是星期五下午，伊芙琳计划下周一一早去找拉里。

我知道，对于医院的每一个新 VIP 客户，我的老板都非常关心，因此把这个消息告诉了他，马克斯开始紧张了，因为当时还没有为拉里找到一间好的办公室，他被安置在一间破旧的房间里，屋里还有一个升降机槽。"绝不能让伊芙琳看到这些。"马克斯对我说。我耸了耸肩，我从 NCI 过来，那里所有东西都来自于政府的绿色采购，条件更不怎么样。"伊芙琳只会对我们将要提供给她的治疗方案感兴趣，"我提醒马克斯，"她也知道拉里刚来纪念斯隆－凯瑟琳癌症中心，因此不用担心。"

很显然，马克斯并没有把我的建议放在心里，他在星期五的晚上叫来了纪念斯隆－凯瑟琳癌症中心的建筑师，在周一之前用新家具把拉里的办公室重新布置了一遍。在马克斯不遗余力的努力下，拉里的办公室焕然一新，变得无比华丽。

尽管马克斯努力做了掩饰，伊芙琳还是看见了我们破旧不堪的门诊设施，她被深深地震惊了。随后，她发起一项运动并率先解囊，为纪念斯隆－凯瑟琳癌症中心募集到 2500 万美元的资金，新建了一所乳腺门诊中心。

在这个事件的鼓舞下，我说服马克斯和理事会把纪念斯隆－凯瑟琳癌症中心出售一种生物药品专利所获得的 5000 万美元中的大部分都投入到门诊项目之中。从此，纪念斯隆－凯瑟琳癌症中心的门诊设施变得方便快捷、维护良好，纪念斯隆－凯瑟琳癌症中心也逐渐开始能够提供顶级的门诊服务。

不过在这个时候，我和马克斯之间开始经常出现冲突。马克斯是一位卓越的管理员，也是优秀的实验人员，但是对于临床工作却没有什么判断力。在我看来，癌症中心获得的捐赠已经非常多，但是马克斯对于继续增加捐赠的关注程度远远超过了建立新的临床项目，还认为我想取代他的位置。

马克斯的办公室位于医院的顶楼——20 层，每周我们都会在那里碰面，讨论如何分配资源和经费。我发现我们之间的争论越来越多，有好几次我一边跺着脚下的地毯一边冲着马克斯喊道："我们到底管理的是医院还是银行？"在这个时候，我通常还会用手指着楼下，数以百计的患者正在那里接受治疗。

5 年以后的一天，马克斯对我说，如果我不改变自己的工作方式，他会要求我辞职。作为 NCI 的前任所长，我已经习惯了被人控制，不过如果我只有妥协才能继续干下去，那么我宁可退出，最终我选择了辞职。

马克斯召集全体科室主任开会，宣布了我即将离开的消息。会议上我没有露面，我的一位同事出席了会议。稍后的时候，他告诉我，马克斯在会议上对大家说："文斯存在的问题就是他一直想要治愈癌症。"

向我转述这句话的同事告诉我，与会的主任们都对马克斯的言辞感到惊讶，但是我却认为这句话实际上是一个非常好的赞誉。

同事们希望我在离开之前最后再组织一次大查房，我把地点安排在了礼堂。正是在这里，多年以前我由于 MOPP 化疗方案而饱受谴责。面对蜂拥而至的听众，马克斯站在礼堂的最后一排，我就肿瘤领域的发展方向问题阐述了自己的看法，并且分析了纪念斯隆 - 凯瑟琳癌症中心将会受到的影响。当我结束发言的时候，掌声逐渐响起，听众们都站了起来，喝彩声经久不息，最后我只好走出礼堂。来纪念斯隆 - 凯瑟琳癌症中心是一个正确的选择，我对自己所做的决定也不后悔，尽管我为此失去了工作。

当我从马克斯旁边经过的时候，冲他微笑了一下，点了点头。马克斯看上去并不是非常开心，但是我确实很高兴。

在此期间，我接到了格里·伯罗的电话。多年以前，他曾经试图邀请我去加利福尼亚大学，但是我不希望搬到西海岸。现在他告诉我他已经成了耶鲁大学医学院的院长，希望我去担任耶鲁癌症中心的主任，我接受了这份工作。

去耶鲁在某种程度上使我的职业生涯绕了一个大圈，几十年前我曾经在这里接受过培训。当我在耶鲁担任住院医师的时候，伯罗是这里的总住院医师，我很了解他，也喜欢这个人。另外，这所癌症中心是以高校为基础的，在这里工作能够使我经历与癌症治疗相关的完整体系。

癌症的消亡

我在前面已经提到过,《国家癌症法案》呼吁利用原始资金建立 15 所癌症中心,最终达到每个州都有一所癌症中心的目标,不过如何尽快地将癌症中心建立起来是一个挑战。当《国家癌症法案》通过的时候,我已经开始负责 NCI 的化疗分部,资历已经足够出席国家癌症咨询委员会(NCAB)会议。在会议上,NCAB 的成员们一起讨论该如何建立新的癌症中心的问题。根据协议,NCAB 会议应该由 NCI 的所长主持,但是卡尔·贝克把这项工作推给了本诺·施密特。当时他是一个新成立的癌症专家小组的主席,这个小组由 3 名成员组成,直接对总统负责。

当时需要决定的问题是做出选择,是模仿那些已经存在的癌症中心(例如纪念斯隆－凯瑟琳研究所)新建独立的癌症中心,还是利用已有的建筑和床位在大学附属的医疗中心之中直接划分出癌症中心。后者可以明显加快进程,同时这些医疗中心也已经拥有了大量的研究资金。

当时 NCI 的预算是非常多的,但是尽管如此,在 5 年的时间里也只有 2 亿美元的资金被批准用来建立研究设施,即使全部用于建立 15 所独立的癌症中心也有些捉襟见肘。如果真的这样做,将不会剩下一分钱来建造实验室。从这些问题来看,建立附属于大学的癌症中心是一个合理的选择。

尽管如此,施密特还是倾向于建立独立的癌症中心,NCAB 的另一个成员玛丽·拉斯克也是如此。玛丽认为医学的学术界只对基础研究感兴趣,对于临床研究以及任何与基础研究结果临床应用有关的问题都不屑一顾,因此对它极端不信任,担心这些大学在获得资金以后会将它们全部投入到基础研究领域,从而使患者孤立无援。

不过 NCAB 中的其他成员绝大部分都隶属于某个大学的医学中心,这对他们的观点产生了影响。如何建立癌症中心的问题令人难以抉择,1972年关于它的讨论持续了一整年,最后采取了投票表决的方式,决定选择建立附属于大学的癌症中心,其大体模型是:直接利用大学的现有空间和资源,在附属医院治疗患者,在医学院的实验室进行研究,人员分别从附属医院和医学院的实验室借调,用来治疗患者以及从事研究工作。

本诺·施密特和玛丽·拉斯克在有关同一个问题的讨论中都成了失败

的一方，在我的印象中这种情况只发生过几次。作为退路，玛丽试图为中心的资格审查制定指导方针，但是再次被那些隶属于大学的 NCAB 成员驳回。

事实上，各所大学对于抗癌之战并不是特别欢迎，它们也不喜欢癌症中心的概念。玛丽对于学术界的不信任是正确的，这些大学关注的焦点无一例外都是发生在实验室里的基础研究，研究的目的也是为了获知那些难以捉摸的真理，而根本没有考虑过能不能用于患者。

学术界认为，强制开展临床项目将会减少基础研究的资金。而大学虽然对 NCI 提供的经费垂涎三尺，但是它们之中的大部分都对癌症不感兴趣，特别是根据要求，这些经费只能用于癌症患者。

1974 年我成为 NCI 癌症治疗部的主任，从此以后与各个癌症中心打过很多的交道，我一直试图让它们更多地参与开发新的治疗方案。而当我成为 NCI 所长的时候，我能够感觉到它们对于自身的发展依然踌躇不决。

事实上，耶鲁大学从纪念斯隆 - 凯瑟琳癌症中心雇用我的目的之一就是试图保住它的癌症中心。当时它正面临着风险，因为再三无法达标，有可能再次失去被 NCI 指定为综合性癌症中心的资格。它曾经因为需要更新而获得拨款，但是整改未见成效。

耶鲁大学的基础研究非常强大，它还是化疗的发源地，尽管如此，耶鲁大学对于临床前沿并不重视。近年来，在乳腺癌、结直肠癌、白血病以及淋巴瘤等肿瘤治疗领域出现的任何重大进展都和耶鲁的医生没有什么关系，那个时候耶鲁癌症中心甚至没有一栋专门用于癌症患者治疗的建筑。不过我认为，如果能够足够重视癌症中心的临床治疗，这里还是很有希望的。同时伯罗向我保证我全权负责癌症中心，他还会再新建一栋大楼。

我曾经担任 NCI 所长达 8 年之久，还在纪念斯隆 - 凯瑟琳癌症中心工作了一段时间。有了这些经历，我认为在耶鲁的工作再坏也坏不到什么地步了，不过事实证明，这个工作真不怎么样。

NIH 为了处理 NCI 的癌症中心项目专门成立了一个特殊的拨款系统。这些拨款被称为癌症中心支持经费（CCSGs），简称核心经费。每份申请经费的申请书都会超过 1000 页，是令人恐怖的一大厚本。癌症中心需要把申请书的相关资料汇编在一起，然后交由学校审查，这项工作由癌症中心主任承担，通常要花费一年的时间。这也是很多大学安排人员担任癌症中心主任的主要原因。那些主任们原本应该集中精力在促进癌症管理和研究上，但是不得不投入到汇总经费申请的工作上面。每一笔经费都不是很多，同时也不能用于临床部门及其所进行的研究，有一半的核心经费用于支持实验室资源共享。

绝大部分的癌症中心支持经费的资助周期为 5 年。并不是每个机构都能够直接递交经费申请，在此之前它需要获得 NCI 的许可进入申请者的行列。

对于一所大学的附属癌症中心能否申请癌症中心支持经费，主要的考察因素之一是它已经获得的经费数量。一旦 NCI 允许申请，癌症中心需要提交申请书以供审查。此时 NCI 会挑选大约 20 名医生和科学家组成一个评审小组，其中的大部分都在其他的 NCI 癌症中心工作，甚至就是中心主任。换句话说，他们和申请单位都存在竞争关系。这个评审小组会参观提出申请的癌症中心，审查经费计划纲要并给予打分。

这种做法被称为实地考察。在考察的过程中，评审员会根据场地空间和经费支持评估对癌症中心的制度性承诺是否得到了实现。评审员会特别关注癌症中心主任是否拥有必需的权力以及既往的研究项目是否成功达到预定目标。评判的依据包括在学术期刊上发表的文章、组织的项目会议、共享资源的有效利用以及中心成员之间的合作程度。

完成一份经费申请书通常需要花费一年的时间，当年的申请截至时间是 1993 年 7 月 1 日，正好与我成为耶鲁癌症中心主任是同一天。前任主任由于未能留任，没有为经费申请做任何准备。我只能和伯罗一起去 NCI 请求将经费申请延期 3 个月，NCI 同意了我们的请求。

我利用 7 月一整个月的时间来熟悉业务。在 8 月份，我开始准备申请书，并为此向中心的项目主管们寻求帮助，但是对于学术界来说，8 月是休假的时间，大部分项目主管都不在。我只能在 9 月进行了突击，最终在截至日期——1993 年 10 月 1 日提交了申请书。

尽管我早已经知道，耶鲁大学对癌症中心没什么兴趣，我还是对这里的情况感到震惊。耶鲁大学获得 NCI 认定的癌症中心资格已经 20 年了，但是这里没有任何改变，NCI 所要求的重点研究项目完全就是一个笑话，耶鲁大学的临床试验也几乎不存在，残留的几个项目也早就被束之高阁。

1980 年，耶鲁大学从 NCI 获得了 120 万美元的建设资金，这笔钱都被用来建立新的实验室，而耶鲁大学癌症中心的临床设施破败不堪，不仅空间狭窄，相关的单位还分散在不同的地方。患者在肿瘤科诊室接受化疗，而肿瘤科诊室和放射治疗部之间有两个街区的距离，两个部门之间根本无法实现快速而简易的会诊。

普外科诊室就在肿瘤科诊室楼上，两者之间仅隔着几层楼，但是普外科诊室却不能取活检。一旦有患者需要进行乳腺活检，她在肿瘤科诊室建立输液通路以后，需要换上病号服，被人用轮椅推过差不多 3 个街区，到另一栋建筑接受活检。在这里周围没有其他的外科医生，负责诊断的专家也不在附近。

在耶鲁大学，所有的癌症设施都还被放置在最初安排的部门内，并没有为它们重新设定一个集中的位置。在这里，你甚至无法发现蛛丝马迹提示这里还存在着一个癌症中心。因此，癌症患者在此饱受不便之苦也就无法避免了。

耶鲁癌症中心所面临的问题是所有附属于大学的癌症中心共有的，那就是医学院和医院分别有不同的任务。医学院把教学和研究作为自己的任务，探索新的知识，培养未来的医生。但是医院主要关注的是如何维持盈利，对于医院来说，能够吸引病人、带来收益的项目才是好项目。

医学院和附属医院的任务几乎没有相互重叠的地方。在多数情况下，医院都是单独的机构。最重要的是，医学院对于《国家癌症法案》所提倡的那种针对性的研究项目深恶痛绝。所有附属癌症中心所奉行的准则是进行所谓的"研究者发起的研究"。我们可以设想，这些研究的设想来自于研究者的头脑之中，不受任何外界因素的影响，换句话说就是研究项目资助计划（R01）资助的那些项目。

与此同时，人们都希望附属癌症中心能够培养和支持那些不仅能够从事临床工作，还可以进行研究并把研究结果应用于临床的医生，也就是现在非常流行的"转化型研究"——促进重要的基础研究发现向临床转化。

但是大学所采用的终身聘任制却不支持这项工作。对于绝大部分大学附属医院的医生来说，成为终身教授是奋斗的目标，而如果无法获得 R01 资助，将无法得到终身职位。那是因为这些隶属于重点院校的医学院依赖这些 R01 资助项目为他们的医生和科研人员支付薪水以及满足他们的日常开销。在实验室工作的科研人员都需要获得 R01 资助，而那些在患者身上进行临床研究的人员通常无法获得足够的资助，甚至得不到一分钱。没有经费的支持，他们很难获得晋升。

在终身聘任制体系之中，大部分人想成为教授需要花费 10 年的时间，在这个期间需要发表论文，而且是大量的论文。而此后如果你未能获得终身资格，就需要离开，另谋出路。此时全世界都会知道你没能达标。10 篇论文不可能满足晋升的要求，20 篇也希望渺茫，通常情况下达到终身教授的标准要在久负盛名的杂志上发表至少 50 篇论文。只有那些在实验室工作的科研人员才有可能完成这项任务，即使没有重大发现，他们也能够在数周之内炮制出实验结果，而事实上绝大部分论文就是如此产生的。

而一位临床工作人员如果足够幸运地产生了一个好的想法，他也能够找到支持经费，准备开始一项临床试验，那么他就会变成温水里煮的青蛙。筹划临床试验大约会花费 1 年的时间，需要 3 年才能募集到足够的患者，随后还要再随访 5 年，9 年的时间就过去了。即使是一个非常有创意的点子，在截至时间之前也只能撰写出一两篇论文，已然没有了第二次机会。

对于那些最棒的临床调查员，那些在自身领域能够导致工作模式发生改变的人员，这种结果会促使他们最终选择离开附属的癌症中心，除非他们能够通过终身聘任制体系之外的途径获得晋升。这也就是我们常常能够看到在附属癌症中心里有才华的临床医生快速周转的原因。很多患者也会感到奇怪，为什么刚刚接手负责治疗他们的医生又不见了？

就像我曾经提到过的那样，如果在类似纪念斯隆－凯瑟琳癌症中心的独立癌症中心就诊，针对每种类型的肿瘤，会有多位专家负责治疗，但是会冒一个风险，那就是他们非常容易固守某一种特定的治疗方式。而在大学附属的癌症中心，就像耶鲁癌症中心，由于医生们都不会长时间停留，因此每个专业的医生数量通常会少得多，而且专业知识不足。由于人员流动，像所有根据《国家癌症法案》创建的癌症中心一样，这些附属癌症中心的强势专业每年都会有所变化。

我发现有些癌症中心的预算也存在虚假成分。诸如耶鲁大学附属的癌症中心每年会从 NCI 获得 7500 万美元的经费，其中只有 200 万美元是以癌症中心支持经费的形式发放并由中心主任管理的。其他经费之中的绝大部分是以 R01 的形式发放的，医学院不同部门的研究人员通过自主申请获得。在这部分经费之中，无论是参与人员还是所占用的场地都不在中心主任的掌控之下。

由于大学附属癌症中心中有一部分职员是借来的，预算是拼凑的，医疗设施散落在不同的地方，再加上中心主任没什么权力，很大一部分建设经费被用在其他的地方也就不足为奇了。

耶鲁癌症中心成为 NCI 指定的癌症中心已经有 20 年，为此 NCI 提供给它的癌症中心支持经费就已经超过了 4000 万美元，还不包括以 R01 的形式发放的经费，而耶鲁癌症中心至今也没有能够真正有条不紊地行动起来。

当认清耶鲁癌症中心的形势以后，我对中心的副主任、一位杰出的细胞生物学家抱怨了几句。这位副主任向我吹嘘，在过去的 5 年里，他没有为自己的研究项目召开过一次会议，尽管这个项目原本应该综合耶鲁癌症中心所有的研究力量。

我向另外一位科学家表达了对耶鲁癌症中心获得追加经费可能性的担忧，这位著名的免疫学家、中心免疫研究项目的负责人对此不屑一顾。他说："得了吧，文斯，NCI 不会拒绝它的前任所长提出的经费申请的。"而我却不是那么确定。

在离开 NCI 之前，我曾经向国家癌症咨询委员会（NCAB）提出要求，希望它能够制定严格的指南，癌症中心只有符合指南要求才能维持 NCI 指定癌症中心的地位。尽管花了 6 年时间，国家癌症咨询委员会最终还是完成了指南的制定，其中就 NCI 指定癌症中心提出了需要满足的 7 条要求。最重要的一条是根据提供给癌症中心的资源，判定癌症中心的制度性承诺的执行情况。癌症中心还需要显示主任在空间、人员以及研究经费等管理方面的权威性，当前应该拥有足够的研究经费。指南还要求综合性癌症中心需要拥有切实可行的临床试验项目，要能够提供研究项目正在有序运行的证据，同时项目的研究范围要有足够的广度，要涉及癌症预防。

具有讽刺意味的是，耶鲁癌症中心将是根据指南进行审查的第一批癌症中心，我知道无论如何耶鲁癌症中心也无法达标。

几个月以后，现场参观团抵达耶鲁癌症中心，那段时间对我来说并不容易。我们开始和他们玩语言上的游戏，把走廊里的谈话夸大成正式的项目会议，医学院的院长保证我确实全权负责癌症中心，而医院的院长承诺会继续坚定地支持癌症中心，尽管他从来没有履行过这个诺言。甚至耶鲁大学的新任校长瑞克·莱文也向现场参观团许诺，将会在下一次癌症中心支持经费审查的时候，也就是 5 年之内，新建一栋癌症中心大楼。

参观结束以后，现场参观团和癌症中心主任之间会组织一场行政会议。在会议上，我含糊地说出，尽管是我提议制定的指南，但是满足其中的要求还是有些困难。参观团的成员之一曾经在我手下接受过培训，现在也是一所癌症中心的主任，他小声嘀咕了一句："真是罪有应得。"

现场参观团告诉我，他们对耶鲁制度性承诺的执行情况非常失望，耶鲁癌症中心肿瘤学的发展滞后状况也不能令人满意。他们还惊骇于这里临床研究的缺乏。不过因为我开始担任癌症中心主任，他们还是能够安心，认为在我的领导下耶鲁癌症中心会有所改变。

就我们当前的状况而言，确实不应该继续获得经费支持，但是我们最后还是获得了。那位著名的免疫学家说的没错，拒绝 NCI 前任所长提出的经费申请还是有些困难的，耶鲁大学雇用我是多么明智。

　　能够让 NCI 前任所长如此尴尬的情况并不常见，而给那些不值得支持的癌症中心继续提供经费却并不罕见。波士顿的丹那 - 法伯癌症研究所以及位于西雅图的弗雷德·哈钦森癌症研究中心尽管现在已经是非常出色的癌症中心，但早期接受审查的时候却并没有获得足够的评分，随后参议员直接介入，毫不含糊地告诉 NCI，必须给这两所癌症中心提供经费支持。事实上，即使没有政府的介入，NCI 在审查癌症中心资格的时候也会留有余地，在特殊情况下，为了让某个癌症中心能够一起行动起来，会放宽癌症中心支持经费的发放条件。在历史上，耶鲁癌症中心、哥伦比亚大学赫伯特 - 欧文综合癌症研究中心、迈阿密大学西尔维斯特综合癌症中心都曾经是在政治力量的支持下才获得癌症中心支持经费的，从而避免了失去 NCI 指定癌症中心地位的尴尬。现在这些中心已经变得不同凡响。

　　我两次通过隐瞒真相帮助耶鲁获得了癌症中心支持经费。我还曾经试图真正获得那所大学校长许诺建造的癌症中心，这个过程让人抓狂。

　　医院和医学院在癌症中心的问题上没能达成一致。医院对于在癌症中心进行研究不感兴趣，而医学院不希望癌症中心成为一个彻底的临床单位，要求为实验室留出空间。医院一度提出了自己的计划，它打算贡献出 2500 万美元建造一栋建筑，专门用于癌症治疗。而医学院的院长在发现建筑内并没有配备实验室的时候拂袖而去。他们还为癌症中心的命名争论不休。耶鲁大学偏爱耶鲁癌症中心这个名字，我们都认为本应如此。而医院的院长希望它根据医院的名字被命名为耶鲁纽黑文癌症中心。医学院的教职工对此表示反对，因为他们认为如果这样命名会给人一种感觉，这个癌症中心只有临床工作，没有研究项目的存在。

　　这种争论反映了一种普遍而愚蠢的生意头脑。医院认为医学院的学者们都是眼高于顶，不关注生意，因此医院希望自己的品牌处于支配地位。而医学院希望医院认清形势，它隶属于耶鲁大学，耶鲁的名字高于一切。医学院也不希望给人留下印象——自己是为医院服务的，尽管它希望医院能够利用收入支持研究工作。医院拒绝这样做，事实上在医院的章程中明确禁止支持研究工作。当我还是住院医师的时候，这种现象在耶鲁非常流行，而我回来以后发现它毫无改变，这让我有些惊讶。

在那段时间，耶鲁大学医学院和医院花费 15 万美元雇用了一所咨询公司分析癌症中心的状况，咨询公司为此迅速聘请了我以前在 NCI 的一位职员。一年以后，她提交了一份措辞严厉的分析报告书，其中的建议和我的不谋而合，在这些建议之中包括把癌症中心作为医学院和医院之间的联合项目，以及为癌症中心新建一栋独立的建筑。我的前职员在一间非常狭小的房间内对分析报告进行了汇报，只有几个人出席，医院的院长甚至都没有露面。

我告诉大家这些情况并不是特意为了让大家对耶鲁进行批评，尽管正像玛丽·拉斯克担心的那样，无论是从它在抗癌之战中应该承担的义务还是从患者的方面来看，耶鲁都确实表现不佳，但是这并不是它自己的问题。那些隶属于医学院的癌症中心，包括附属于纽约大学、哥伦比亚大学、阿尔伯特·爱因斯坦医学院、杰弗逊医学院、芝加哥大学、加利福尼亚大学、圣地亚哥大学、加州大学洛杉矶分校、迈阿密大学、科罗拉多大学、乔治城大学、杜克大学、阿拉巴马大学、弗吉尼亚大学、维克弗斯特大学、埃默里大学、夏威夷大学以及西北大学的癌症中心（在命名上五花八门），几乎也都存在与耶鲁癌症中心相似的情况。

归根结底，尽管我们梦想着所有的癌症中心能够为所有的患者提供最先进的治疗，但是事实上没有一所癌症中心能够适合于每一位患者。我在这里所说的并不是什么新消息，这一直是一个公开的秘密。所有附属癌症中心的主任都知道，NCI 的癌症中心是被硬塞进大学之中的，大学并没有给它们提供适宜的条件。这种情况需要改进，所有人也都希望看到这种改进。但是，每个主任都只能私下谈论这件事，而不能公开宣扬，否则癌症中心将会失去支持经费，同时中心主任也会丢掉工作。有些主任甚至因为担心被打上“不支持学院”的标签而不敢对自己的机构发表太多的抱怨。

每年会有超过 200 例患者由于癌症治疗方面的问题请我会诊。我通常会把他们介绍到那些著名的癌症中心，尽管存在这样或那样的缺陷，它们依然是各种新型治疗手段研发的基地。不过即便是患者就住在附近，我一般也不会把他们推荐给我所在的癌症中心，我推荐患者所依据的并不是就近原则，而是他们罹患的癌症类型。

在建设癌症中心之初，人们设想它们能够为所有癌症患者提供一站式服务，但是这些癌症中心并没有完成这个任务。在通常情况下，人们可以信赖绝大部分癌症中心，它们可以像其他大医院一样，能够提供最先进的治疗方法。在这一点上，美国是独一无二的。不过每一所癌症中心所进行的高质量癌症项目还是存在差异，这些引领癌症治疗创新发展方向的项目关系到某些患者的生死存亡，一直处于不断的变化之中。在20世纪70和80年代，NCI、斯坦福大学癌症中心以及丹那－法伯癌症研究所是淋巴瘤患者的首选，由这些单位所开发的淋巴瘤治疗方法大部分至今仍在被应用。目前斯坦福大学癌症中心以及丹那－法伯癌症研究所依然处在全美国治疗淋巴瘤的最前沿，而NCI已经被远远地甩在后边。不过对于转移性黑色素瘤，NCI却成了首选，同时它还对免疫治疗进行了创新。

在20世纪80年代后期，当我到纪念斯隆－凯瑟琳癌症中心的时候，它的淋巴瘤项目并没有达到顶级水准，不过此后它迎头赶上，现在已经成为了淋巴瘤治疗的主导中心之一。另外，它在乳腺癌、小儿肿瘤、泌尿系统肿瘤以及神经系统肿瘤方面已经达到世界一流的水平。类似的专业还有很多，在这里只列举了其中的一小部分。耶鲁癌症中心除了皮肤T细胞淋巴瘤，在其他类型的肿瘤上都没有突出的优势，它的泌尿系统项目几十年来一直悬而未决，尽管它拥有非常优秀的泌尿外科医师，但是直到现在依然缺乏能够为外科医师提供支持的肿瘤科和放疗科专家。

梅奥诊所善于为常见肿瘤提供最先进的治疗方法，但是如果患者需要接受更有创造性或者独出心裁的疗法，我就不会把他推荐给梅奥诊所。纽约大学珀尔马特癌症中心只是在脑癌手术方面非常出色，直到最近该中心脑癌手术的水平也优于它的近邻纪念斯隆－凯瑟琳癌症中心。

成人白血病的首选治疗医院是位于得克萨斯州休斯顿市的MD安德森癌症中心。

到目前为止，骨髓瘤的最佳治疗项目在丹那－法伯癌症研究所，这是一种起源于骨髓的恶性肿瘤。丹那－法伯癌症研究所还曾经是乳腺癌治疗的首选，但是在拉里·诺顿离开匹兹堡大学癌症中心到纪念斯隆－凯瑟琳癌症中心工作以后，丹那－法伯癌症研究所失去了它在乳腺癌治疗方面的领导地位。

就是这样，针对每一种类型的癌症，每个癌症中心的能力都有所不同，并且这种情况随时都在发生着改变。

每所癌症中心都特别不希望患者知道自己的缺陷。事实上，我在前面所写的内容在我的同事中肯定不受欢迎。为了让你们能够认识到这个问题的敏感性，我将为你们讲述一件我亲身经历的事情。在很久以前，当时霍奇金淋巴瘤的治疗方法刚刚被确立，只有一小部分癌症中心能够提供这种疗法。我和另外 6 位美国知名的霍奇金淋巴瘤专家一起组成了座谈小组，向科学专栏的作家介绍一所机构如何才能正确地治疗霍奇金淋巴瘤患者。一位记者举手并向座谈小组主席索尔·罗森伯格博士提问："罗森伯格博士，全国有多少医院有能力提供你们所描述的治疗？"

罗森伯格是一位杰出的淋巴瘤专家，来自于斯坦福大学。他抬头看着天花板，犹豫了一会儿，一边思考一边搓了搓下巴，回答说："差不多 12 所吧。"我们都能够猜测出这句话说完以后下一个问题会是什么。不出所料，所有听众的手都举了起来，还有人喊出了这个他们都希望知道结果的问题："是哪几所医院？"

罗森伯格措手不及。回答这个问题也就意味着同时会透露出其他的医院并不能正确地治疗霍奇金淋巴瘤。我们的确应该预料到会被提问这个问题，我们也应该提前想好如何巧妙回答，但是我们对此毫无准备。

罗森伯格站在话筒前，面对着 60 位已经等得有些不耐烦的科学专栏记者。闪烁其词的答案糊弄不了其中的任何一位。

最终罗森伯格干脆拒绝回答这个问题，不过这件事并没有因此而结束。当座谈小组的成员都离开以后，每个人都被出席座谈会的记者所包围。这些记者来自不同的城市，他们都想知道自己城市附近的癌症中心是否在这12 所医院的范围之内。

乔安·罗杰斯来自于巴尔的摩的《美国新闻》，她的身材娇小玲珑，但是不屈不挠，对我紧追不舍："好了，文斯，你就告诉我，约翰·霍普金斯医院是不是这 12 所医院之一？"

我无力地停住脚步，在那里站了一会儿。我非常清楚，如果我说实话将会面对什么样的状况，但是我还是决定回答她，这是因为患者们有权知道真相。另外，我还知道尽管乔安只有 1.5 米高，但是非常固执，除非我给她答案，否则她不会放我离开。"不是。"我虚弱地对乔安说。

第二天，《美国新闻》上出现了署名为乔安的文章，标题是"约翰·霍普金斯医院的失败"。随后的几天里，我的电话铃声就没有中断过。约翰·霍普金斯医院的放疗专家和肿瘤科专家轮流对我进行严厉责骂，他们都曾经是我的好友。我不得不向他们解释，最先进的治疗方法在一开始就需要各个专业的专家团结协作，与既往那些每个专业单打独斗的方式存在差异。

事实上，我并没有说谎。当时在全美国只有大约 12 所医院能够为霍奇金淋巴瘤患者提供最先进的治疗方法，也只有在其中之一接受治疗，才有最大的可能被治愈，而约翰·霍普金斯医院并不在这个范围之内。这个现实是残酷的，如果隐瞒真相，对于那些转诊病人也是一种伤害。

由此我们可以发现一个赤裸裸的真相，那就是 NCI 这种附属于大学的癌症中心模式已经彻底损坏了*，如果有人罹患了有可能致命的一种癌症，他并不能确定最近的癌症中心是否拥有治疗这种癌症所必需的专业知识。

毫无疑问，癌症中心的状况关系到全国对癌症的控制。不过所有的癌症中心都存在差异，没有一个癌症中心能够为所有人做所有事。癌症中心的状况取决于它所雇用的人员。只有那些真正代表患者的利益，拥有足够的资源，雇员处于一个允许他们充分发挥自己才能的环境之下，能够作为

---

  * 戈登·朱布罗德和汤姆·弗雷两人曾经在引领 NCI 发展方面做出了杰出贡献，为 NCI 创造出了有利于持续发展和进步的环境。他们在离开 NCI 以后都在隶属于大学的癌症中心工作。朱布罗德发现迈阿密大学癌症中心的管理混乱不堪，他一直试图进行改善，但是直至他退休也没有成功。弗雷去了哈佛。我曾经向他抱怨，耶鲁这里的情势有多么糟糕，弗雷对我说："文斯，刚来哈佛的 5 年是我一生中最糟糕的 5 年。"

一个团队相互协作的癌症中心，才有可能成为患者就医的首选。

不过想知道哪所中心以及哪位医生才是最佳选择，需要了解内幕，而绝大部分患者并不掌握这些情况。这正是我常常会推荐我的朋友以及朋友的朋友去不同的癌症中心就诊的原因，这也是医生数据查询（PDQ）系统非常有用的原因。同时，要选择那些并不在居住地附近的癌症中心，还需要能够变通的医疗保险。并不是所有人的保险都是如此灵活，而目前美国正在推行的《平价医疗法案》（ACA）会使情况进一步恶化。《平价医疗法案》模仿的是英国的相关制度。在英国，一项新的治疗方案能否获得医疗保险的支付，取决于国家卫生医疗质量标准署（NICE）对它所进行的经济效益评估。尽管国家卫生医疗质量标准署的英文缩写"NICE"代表着"美好"，而我认为它实际上名不副实。NICE 会把那些能够挽救生命的新型抗癌疗法常规地认定为经济效益不佳，从而使其无法被纳入报销目录。即使被纳入保险报销目录，新型抗癌疗法通常也位于名单的底部，是最后的选择。由于癌症治疗领域的变化非常迅速，未来的治疗手段很大一部分是现今发明的，而如果新的疗法不能被保险覆盖，患者们将很难再有机会使用它们。

事实上，在医疗保险范围之外，有前途的治疗方法多得令人难以想象。如果充分发挥它们的治疗潜力，我相信每年我们能够多治愈 100 万癌症患者。

不过想做到这一点，需要团队协作，而团队协作又需要为临床肿瘤学提供足够的设施和其他资源，其中还需要有经验的医生参与、负责判断。

这些问题是可以解决的。纪念斯隆－凯瑟琳癌症中心就是一个例子，而耶鲁癌症中心是另外一个。

当我离开纪念斯隆－凯瑟琳癌症中心的时候，我把自己为它所制定的战略规划复制了一份，留在了办公桌上。我非常惊讶，当我离开以后，纪念斯隆－凯瑟琳癌症中心开始落实我的计划。在此后的几年时间里，我从依然留在纪念斯隆－凯瑟琳癌症中心的朋友那里了解到，它正在逐项完成我的计划。每当我接到这样的电话以后，都会从列表中把已经落实的项目划去。最终，纪念斯隆－凯瑟琳癌症中心完成了我计划中的每一项内容，它开始能够充分发挥自己的潜力。

现在，轮到了耶鲁癌症中心。

2006 年，在耶鲁获得 NCI 认定 32 年以后，耶鲁癌症中心大楼开始破土动工。此后耶鲁癌症中心才真正拥有了自己的中心，但是令人感到讽刺的是，这栋癌症中心的专属建筑根据它的巨额捐赠人的姓名被命名为斯米洛癌症医院，在建筑的任何地方都没有提及耶鲁癌症中心。不过，在耶鲁相当长的历史中，它首次为了患者的利益，开始治理自己的研究项目。

在过去的 10 年时间里，耶鲁癌症中心像其他的大部分癌症中心一样也变得成熟了。但是在这些癌症中心之中，很多从成立之初就没有发挥什么作用，这种情况一直持续了大约 15 年的时间。在抗癌之战中，对这些癌症中心的管理过于宽松是问题的根源，我们可以宽宏大量地把它看作是成长过程中的烦恼，但是作为一名临床医生或者患者的亲友，我们必须明白曾经有很多患者因此而失去生命。

尽管我告诉了大家很多负面消息，但是在这个世界上，美国的癌症治疗依然是最棒的。现在并不是所有的癌症患者都需要在癌症中心接受治疗，事实上也是如此，很大一部分患者已经被移交给了社区医院，癌症中心主要负责依靠那些所谓的前沿疗法治疗那些危重病例，也就是生存率低于 15% 或者在晚期才被确诊的患者。这些最高水平的治疗方法每天都在发生着改变，它们在癌症中心发展并成熟起来。如果患者罹患了某种肿瘤，病情已经危及生命，前往癌症中心往往能够有所帮助。

现在，如果有人询问我是否癌症中心总是为患者尽了最大努力，这个问题就像乔安·罗杰斯当年的提问一样，会把我再次推向风口浪尖，而我作为一名临床医生，必须这样回答他们，我们本来可以做得更好。

第10章

癌症之死

从 1971 年抗癌之战的序幕被拉开的时候算起，我们在癌症研究领域的累计投入已经超过了 1000 亿美元，很可能有人会问，我们有什么成果可以展示呢？

如果阅读过下面的文章和书并对其中的描述深信不疑的话，大家就会得出结论：这些投资并没有产生什么成果。这些文章和书包括：莎伦·贝格利于 2008 年 9 月 5 日发表在《新闻周刊》上的《抗癌之战的反思》，2009 年 4 月 23 日发表在《纽约时报》上的头版文章《长达 40 年的战争：难以捉摸的进步》（作者是吉娜·科拉塔），以及 2013 年克里夫·顿叶出版的书籍《暂时的真相：为什么我们正在输掉抗癌之战以及如何才能获胜》（这本书是他在 2004 年为《财富杂志》所撰写的一篇文章的衍生物）。

这些出版物反映出，当今在新闻媒体中逐渐形成了一种认识，那就是我们正在输掉抗癌之战。

实际上，这些以及其他类似出版物的结论都是错误的。从抗癌之战开始的那一刻起，我们始终在获取知识，现在我们对癌症的认识和当初比较，已经不可同日而语。所有的证据都明确地显示我们正在赢得抗癌之战。

首先可以提供的证据是癌症死亡率的变化。根据统计，癌症死亡率的上升趋势已经被彻底扭转。当时推测 1990 年癌症的总体死亡率仍将持续升高，但是事实上从那个时候开始，癌症的总体死亡率出现了下降，至今已经下降了 25%。对于那些常见的肿瘤，死亡率同样出现了下降，其中乳腺癌的死亡率下降了 25%，结肠癌下降了 45%，前列腺癌下降了 68%，白血病和淋巴瘤死亡率下降的幅度更大。

这种变化不仅影响了美国人民的生活，同时还极大地促进了美国经济的发展。芝加哥大学的经济学家凯文·墨菲和罗伯特·托佩尔曾经主持过一项独立分析，研究劳动力健康状况的改善所产生的经济回报。结果显示，在健康问题中投资利润率最高的是心血管疾病，美国心血管疾病死亡率的下降为美国带来了大约 300000 亿美元的经济回报。与此同时，研究结果显示，癌症死亡率每下降 20%，经济回报就会达到 100000 亿美元。因此，癌症总死亡率下降 25% 的价值，已经超过了我们在癌症研究领域投资总额的 1000 倍。单纯从经济基础来说，抗癌之战也可以被看作一笔伟大的投资。

现在不仅癌症被治愈的情况经常发生，那些不能被治愈的癌症对于大部分患者来说也不再是一个恐怖的杀手，而是变成了一种慢性的、容易管理的疾病。令人惊异的是，癌症死亡率下降在很大程度上是因为那些传统技术的改进以及更广泛的应用。那些残毁性的手术（例如乳腺癌根治术）让位于更加精细且不会影响治疗效果的手术方式。放疗设备也变得更加精准，在进行放疗的时候，治疗范围被精确限定在肿瘤组织，而不会损伤周围的正常组织。恶心和呕吐是化疗的烦恼之源，为此人们开发出预防恶心和呕吐的药物，从而使患者能够耐受药物治疗。所有这些都能够使传统技术更好地发挥作用，不仅这些技术在单独使用的时候是这样，联合使用时更是如此，从而使得患者的生存率得到了提高，患者在接受治疗的时候也会感到更加舒适。与此同时，基础研究告诉我们很多有关肿瘤的知识，当它们都被转化为临床应用的时候，抗癌之战中最好的时刻就会到来。因此，那些媒体原本应该为即将到来的胜利喝彩，而不是因为某些损失而抱怨不已。

我们之所以会取得这些进展，在一定程度上是因为在我们思考癌症问题的时候思维模式发生了转变。

在过去的 50 年时间里，在癌症治疗上曾经出现过 3 次模式转变。第一次是我们认识到联合化疗能够治疗进展期肿瘤。在这一次模式转变过程中，我们所进行的开创性工作直接导致了白血病和淋巴瘤死亡率的下降，还导致了辅助化疗的出现，人们开始利用化疗药物配合手术或放射进行治疗，由此导致常见恶性肿瘤（例如乳腺癌和结肠癌）的死亡率下降。

第二次模式转变发生在靶向治疗的概念验证过程之中。某些癌症存在特异性的分子缺陷，靶向治疗就是针对这些分子缺陷设计药物并进行治疗。研究结果显示，利用靶向治疗能够将既往致命性的白血病转化为慢性疾病，而患者将会获得与正常人一样的生命周期。现在，这种治疗方式已经开始用于治疗诸如肺癌和黑色素瘤等常见肿瘤。

第三次模式转变是我们开始理解对于大部分癌症患者来说免疫疗法（也就是动员患者自身的免疫防御机制对抗肿瘤）是有效的。目前，这种方法已经对进展期黑色素瘤患者的治疗产生了重大影响，这种类型的肿瘤原本对于大部分药物都高度耐药。同时，免疫疗法还被用于治疗进展期白血病和淋巴瘤。

所有这些思维模式转变不仅仅有助于治愈癌症，延长生命，还会改变患者的患病体验。对于大部分患者来说，那些野蛮残忍的治疗手段（例如截肢术）已经成为了历史。从文化上，与癌症相关的所有事情都发生了改变。

患者在确诊以后不需要再藏匿起来，他们也不会再被看作"贱民"。癌症成为了一种公开的疾病，甚至于人们为此选择特定的衣着颜色。每年 10 月，全美国就会出现粉色的咖啡盖子、粉色的丝带、粉色的棒球棒，足球运动员会穿着粉色的足球鞋。在这里，粉色代表着乳腺癌防治意识。现在每位罹患癌症的患者都被看作战士，勇于和疾病抗战，他们也拥有了获胜的机会，不再是注定的牺牲者。

至于在这段时间里我们所获得的知识，它们是如此激动人心。我将在此分为两个部分向读者们介绍我们的进展。在第一部分中，我将会描述关于癌症，我们学到了什么，我们现在对这个恶魔的了解已经远远超过了抗癌之战刚刚开始的时候。在第二部分中，我将会讨论由抗癌之战中衍生出来的治疗方法，以及它们是如何把这种致命杀手转变成了一种慢性病。

2011 年 3 月，我拿起一本《细胞》开始翻阅，它是世界顶级科学杂志之一。其中一篇文章的标题《新一代的癌症标志》使我停了下来，我发现其中的一位作者是鲍勃·温伯格。任何与温伯格名字有关的事情都会引起我的注意，他是怀特黑德生物医学研究所的创始会员之一，还是麻省理工学院的生物学教授。温伯格所进行的一些原创工作显示，某些特定基因能够导致啮齿类动物出现癌症，这些基因被称为致癌基因。这种理论为我们理解癌症的基本分子原理奠定了基础。

温伯格不仅仅是一位杰出的科学家，还恰巧是优秀的作家。我发现他的著作之一《癌症生物学》写得真是太棒了，非常引人入胜，以至于我在自己的健身车的阅读站内保留了一份复本，这样每天我在锻炼的时候就能够读上一小段。

温伯格的这篇关于癌症标志的论文不是一篇普通的论文。在 11 年前，温伯格和他的共同作者、生理学博士道格拉斯·哈纳汉就曾经发表过一篇标题为《癌症标志》的文章，其中介绍了所有癌症共同拥有的 6 种特性。

在《新一代的癌症标志》一文中，作者对较早的那一篇文章所包含的数据进行了升级和扩展。这篇文章为我们描绘了广阔的前景，如果所有类型的癌症都共享这些特性，那么在治疗的时候，我们就可以大大缩小攻击目标。与此同时，针对这 6 种特性的治疗方法能够对各种类型的癌症都发挥作用。

这两篇文章被其他的研究论文广泛引用，引用次数都超过了 15000 次。绝大部分作者在整个职业生涯中所撰写的全部论文的被引用次数加在一起也达不到这个数值。截至目前，在《细胞》的历史上，《癌症标志》是被引用次数最多的文章，这也就意味着难以计数的科学家在撰写自己的论文时都会参考这篇文章，因此，它对于当今人们对癌症的看法有至关重要的影响力。

《新一代的癌症标志》发表于 2011 年。在这篇文章中，温伯格和哈纳汉收集了近 10 年来出现的相关信息，其中涵盖了动物研究、生化实验以及其他各种测量值，据此重新完善了他们起初对癌症标志的描述，并且增加了两项标志。当我拿起这本杂志的时候，我就意识到这篇论文将会是非常引人注目的，它确实如此。

根据温伯格和哈纳汉的论文，所有癌细胞都拥有的标志包括：持久不变的增殖信号，对生长抑制基因的逃避，抵抗细胞死亡，避免免疫破坏，诱导血管生成的能力，细胞能量异常，可以复制的细胞永生以及浸润和转移能力的激活。

现在让我给大家逐项解释一下。

一个癌细胞起初也像完全成熟的正常细胞一样，与其他类似的细胞肩并肩，紧紧地挤在一起。细胞和细胞之间能够通过它们之间的接触点相互交流，就像按下对讲器的开关一样。细胞间的交流内容与细胞隶属的器官有关，通常会包含以下内容：安静地坐好，干自己的活儿，制造蛋白，排出废物，同时要尽自己所能，不去考虑分裂的事情。

但是，这些即将变成癌的细胞在不知不觉中已经发生了某些变化。细胞内那些原本负责抑制细胞不必要甚至危险生长的基因由于突变或者遗传性缺陷，在某种程度上出现了改变，从而使它们对于细胞异常生长失去反应。此时，这些细胞还不属于癌细胞，但是它们已经蓄势待发。

这些基因异常可能是由遗传得来的，就像是某些家族性癌症综合征，我们常常通过仔细了解家族史就能够发现非常明显的遗传趋势。有些物质能够损伤基因，当基因被这些物质连续攻击的时候，也会出现异常。香烟烟雾中的化学物质能够导致肺癌就是一个典型的例子。而由此导致基因结构的改变被称为突变，在结肠癌中常常会存在基因突变。还有一种情况，致癌病毒在捕获控制生长的基因以后能够促进细胞进行复制。乳头瘤病毒能够导致宫颈癌就是这个原因。

如果仅仅是抑制细胞异常增生的基因存在异常，而负责细胞生长的基因依然举止规范的话，还没什么关系。导致细胞转变成为癌细胞还需要另外一个事件，可能是另外的一个基因突变，或者是额外的基因复制，抑或是基因内部的控制元件出现异常，总之细胞接收到持续的生长信号并开始分裂。细胞一边生长分裂，一边回头观察，它满心希望那些负责处理叛乱的抑制基因能够出面制止，但是在这些抑制基因已经受损的情况下，制止行动没有出现。

截至目前，我们已经了解了癌症标志之中的两个：持续而胡乱的生长，以及正常细胞内控制异常增生的系统失活。此时的细胞已经变成了癌细胞，它就像是一辆冲下山的汽车，在没有刹车的情况下全速前进。

不过这些处于萌芽状态的癌细胞想要生存下去却并不容易，这也正是人类没有在儿童阶段就全部死于癌症的原因。人体内有很多的细胞已经做好转变成癌细胞的准备，但是最终没有发展到这一步，它们在转变的过程中将会面对多重直接挑战，细胞自杀机制就是其中之一。

人类胚胎在发育的不同阶段会模拟远祖的进化过程。举例来说，胚胎会暂时出现鳃以及蹼状的手指和脚趾，而在出生的时候这些现象都会消失，这是因为孕育万物的大自然设置了细胞自杀系统，在恰当的时候会让那些不想死亡的细胞自行了断。当人体发育成熟的时候，这个系统依然存在，通常被用来找出那些遭受了严重损伤的细胞，驱使它们自杀。因此，从癌细胞的角度来说，细胞自杀机制是首先必须解决的障碍也就不足为奇了。当这个机制失活的时候，那些遭受损伤的细胞将不会被强制自杀。

癌细胞需要解决的另一个障碍是机体的免疫系统。机体内时常会出现异物或者危险物质，而这个系统存在的目的就是能够把它们识别出来并进行破坏。免疫系统能够捕获行为异常的细胞，并派出杀手部队——淋巴细胞，将这些异常细胞杀死。

对于成人来说，如果免疫系统的目标选择错误，所出现的免疫反应将会是非常危险的，因此正常的细胞都拥有一个系统，用来关闭危险的免疫反应。一旦这个系统失效，人类会出现自身免疫性疾病，例如狼疮和类风湿性关节炎。而处于萌芽状态的癌细胞能够收编这个系统，使免疫系统认为它们是正常细胞，从而对其置之不理。

现在我们已经理解了癌细胞的 4 个标志：生长、刹车系统的破坏、丢失自杀机制以及欺骗免疫系统。这几个标志不一定完全按照这个顺序出现，我所描述的发展过程也需要很长时间，要超过几个月甚至几年的时间，但是在正常细胞向癌细胞转化的过程中，它们都是必需的因素，缺一不可。

与巴顿将军的第三军一样，癌细胞的运动速度非常快，如果没有稳定的后勤保障，它们很快就会耗尽燃料，因此癌细胞需要血液供应。对于成熟细胞来说，原本只有在愈合伤口的时候才会获得形成血管的能力，而癌细胞从正常细胞那里吸纳了这种能力。

有了血液供应，癌细胞就能够获得所需的营养物质，不过它们还需要为 DNA 合成准备材料。为了达到这个目的，癌细胞穷尽了所有的手段，最终获得了一项原本只有在胚胎发育过程中才会发挥作用的能力，激活了所谓的"有氧糖酵解"能量代谢途径。

人体通过两种代谢途径获得能量：氧化磷酸化和糖酵解。在通常情况下，氧化磷酸化是优先选择，它发生在血液中的红细胞能够提供充足氧气的时候，这就是它被称为"氧化"的原因。通过氧化磷酸化，营养物质能够被完全代谢成为葡萄糖，而葡萄糖被彻底分解为水和二氧化碳，这两种产物很容易就能被肾和肺排出体外。正常细胞之所以优先选择这种代谢途径，是因为它产生能量的效率最高，而如果没有能量，机体就会死亡。

在另一方面，正常组织只有在氧气供应不足的情况下（例如正在进行长跑时的肌肉组织），才会选择糖酵解代谢途径。这种代谢方式会导致葡萄糖的燃烧不完全，效率低下，会浪费能量。因为这种代谢方式发生在缺氧的情况下，所以又被称为无氧糖酵解。在存在氧气供应的情况下，出现糖酵解的情况非常罕见。但是癌细胞更倾向于这种代谢方式，尽管在能量产生的方面效率低下，但是因为葡萄糖不完全分解，葡萄糖分子残留的部分可以被用来合成 DNA 或者快速分裂细胞所必需的其他大分子物质。

就像胚胎一样，癌细胞保持着在两种代谢途径之间选择的能力，一部分细胞采用一种代谢途径，而另外一部分细胞利用另外一种代谢方式，选择的依据是细胞当时的需求。这种能力使癌细胞比正常细胞拥有更大的优势。在食物短缺的时候，一部分癌细胞会把糖酵解的产物提供给周围的细胞，而后者则采用氧化磷酸化的代谢途径为其他细胞提供能量。

即使癌细胞已经拥有了上述这些特性，如果它和自己的后代想要生存下去，还要面对一个终极问题，即它们需要获得永生的能力。

细胞每分裂一次，染色体末端通常会缩短一些，染色体末端的这部分结构被称为端粒。当这个保护性结构完全消失的时候，DNA 会变得有黏性，染色体的末端会随机黏着在其他的染色体之上。当这样的细胞试图分裂的时候，染色体会被推向错误的方向，导致染色体不平衡，从而扰乱细胞分裂。在通常情况下，出现这种情况的细胞会死亡。这是机体用来阻止危险的无限生长的另一个机制，我们只需耗尽端粒就可以了。而胚胎细胞拥有一种酶，被称为端粒酶，能够不断补充染色体的末端结构，使它们永远不会粘连。在胎儿彻底形成之前，端粒酶会被全部耗尽，细胞的这种增长也就停止了。因为不再需要这种快速增长的模式，正常的成熟细胞内无法检测到端粒酶的存在，但是癌细胞会使端粒酶再次活化。

至此，癌细胞已经将控制生长的开关锁定在"开"的位置，生长已经不受抑制，已经可以无视细胞死亡的机制，已经逃避了免疫系统的搜捕，已经拥有了自己的血液供应，已经拥有了自己获取营养的途径。另外，它已经获得了永生。

但是这还不够。癌细胞必须有扩散的能力。除了少数例外情况，癌症患者都是死于转移，癌细胞会沉积在位于机体其他部位的重要脏器之中，形成继发性肿瘤。乳腺癌患者从来不会因为乳腺的原发肿瘤而去世，只有当肿瘤出现转移（用另外一种说法是扩散至骨骼、肝部或者大脑）的时候，才会导致患者死亡，真正的死因是由于转移瘤导致的颅内高压或肝功能衰竭。而结肠癌患者也很少死于结肠的原发肿瘤，其死因主要是肝部的大部分被癌细胞占据，从而出现功能衰竭。

处于萌芽状态的癌细胞会再次激活迁移的能力，这种能力是胚胎发育过程中的另一个关键性特征。胚胎利用与癌细胞类似的机制使新生细胞迁移到其他部位，从而形成不同的器官。

形容癌细胞获得迁移能力的科学术语为"上皮细胞 – 间充质转化"，简称为 EMT。发现 EMT 在癌症发生过程中的重要作用是鲍勃·温伯格的另一项重大贡献。最常见的肿瘤来自于不同器官的上皮组织。正常的上皮组织是无法移动的。在另一方面，间充质细胞能够移动并穿过隔膜。当 EMT 发生的时候，一个不能移动的上皮细胞会转化成为能够移动、具有侵袭能力的间充质细胞。癌细胞很可能通过 EMT 去追寻并抵达更适合自己生存的区域，这些区域拥有大量血管，其丰富的程度远远超过癌细胞利用自身机制形成的血管。癌细胞具有移动的能力导致了外科手术或放疗只能治愈其中很小一部分癌症患者，一旦癌细胞已经转移，单纯切除原发肿瘤无法达到根治的效果，这也是为什么对于绝大部分癌症，必须进行某种形式的系统治疗。

现在我们不必了解癌症的上百种具体类型，也不必再去考虑每一种癌症自身的生长模式，取而代之的是我们已经掌握了所有癌症的 8 个典型标志。不过在每种类型的癌症中，这 8 个标志的重要性有所差异。例如白血病和淋巴瘤，它们的起源细胞原本就能够在血液中移动，因此对于这两种类型的癌症来说，EMT 就没有那么重要了。不过除了极少数的例外情况，一种类型的肿瘤如果最终会导致宿主死亡，它就需要拥有上述的全部标志。

也许有读者已经注意到，我在本章前面的描述中曾经数次提到了"胚胎"一词。目前已经非常明确，癌细胞的发生囊括了发育生物学的重要过程，用通俗的话语来说，癌细胞把自己当成了一个受精卵，走上了成为胚胎的道路，它利用了早期胚胎所特有的强有力的生长机制来进行自身的生长和发展，而这种机制在成熟细胞中原本应该是被关闭的。在受精卵的发育过程中，存在着微妙的细胞机制，能够避免胚胎发育成为怪物，而我们可以把癌症看作这种机制调控失败的产物。我知道，这种情况听上去是不可思议的，但是真相确实如此。有些肿瘤被切除以后，内部可以发现头发、牙齿和其他的组织，这些肿瘤被称为畸胎瘤（teratomas）。这个名字来源于希腊词汇"*teras*"，意思是怪物。

　　现在，我会介绍其他一些在癌症发展过程中温伯格注意到的现象。经过近年来的研究，炎症和癌症的关系变得非常明显，癌细胞甚至是癌症前期细胞能够从炎症组织中的正常细胞那里获得生长信号，因此炎症会增加出现癌症的风险。长期炎症促使肿瘤形成成为癌症的另一个获得性特征。人们数十年来发现了多项证据，提示在癌症的发展过程中炎症发挥着重要作用。这些证据包括炎症性肠病患者有较高的概率罹患结肠癌，胆囊结石和胆囊炎（指胆囊的炎症）通常伴随着胆囊癌风险的增高，在结核瘢痕的地方有时会发生肺癌，伯基特淋巴瘤在非洲几乎只出现在恶性疟疾流行的地区，而恶性疟疾会引起炎症反应。

　　所有这些癌细胞的标志都是获得性特征，是它们生存和成长所必需的。没有这些标志，癌细胞就不会危及生命。阻止标志形成，正常细胞就不会变成癌细胞，在癌细胞已经形成局部肿块，但是还没有获得全部标志的时候，通过局部治疗（例如手术或放疗）就能够治愈。对于已经出现转移的癌症，中断这些标志的作用，就可以阻止癌症发展的轨迹。

　　所有这些现在我们都可以做到。

　　目前我们有效的系统性治疗都是针对这些标志中的某一个。例如化疗以及绝大部分靶向治疗都是攻击我们所讨论的第一个标志——持续的增殖信号，而免疫治疗的目的是恢复机体免疫系统的监控功能。温伯格关于癌症标志的论文为我们描述了另一项思考模式转变的前景。正如为了治愈淋巴瘤、白血病、乳腺癌以及结直肠癌需要联合化疗一样，现在我们知道利用癌症标志进行治疗的时候，最有可能成功的方法就是同时将两个或两个以上的标志作为攻击目标。

　　想做到这一点，需要我们进行一系列复杂的临床试验。这种新型试验需要精心设计，把癌细胞、癌症标志以及相关药物绘制成类似电路的接线图，利用接线图作为研究的总体蓝图，此后通过随机联合不同药物来同时攻击多个癌症标志。这种试验的结果分析将会是统计学上的噩梦。这种研究的实施和管理也与传统实验迥异，尽管非常有前途，但是在政府现行的规章制度下，想要顺利实施几乎是不可能的。在通常情况下，当我们在检验一种新型疗法的时候，为了彻底区分开疗效的差异，会提前制定研究协议，并且在研究的开展过程中也会严格遵照协议，不会轻易进行改变，但是在同时针对多个癌症标志进行的研究中，为了充分利用我们所掌握的信息，需要在检测效果的同时动态调整方案。根据目前的条例，这种类型的研究很难获得批准。

1971年，当《国家癌症法案》刚刚被提出的时候，我们对于癌症标志一无所知。我们只知道癌细胞都是行为异常的细胞，但是我们并不了解正常细胞是如何演变成癌的，或者说癌细胞是如何彻底制服正常细胞的。

追溯到我们制定MOPP化疗方案的那一刻，当时我们已经知道癌细胞是从哪里出发的以及它们是如何蔓延的，我们把这些称为癌症的自然史。同时，我们还知道在没有被干预的情况下癌细胞是如何表现的。但是那个时候我们是否已经知道内在的根源？我们实际上并不了解。

不过，作为抗癌之战的成果之一，现在的癌细胞对于我们来说已经不再是一无所知的黑匣子，它就像是一部已经被翻开的图谱，我们可以阅读内部的信息。我们现已知道在细胞恶变的每个阶段到底是什么原因驱使它出现了改变，我们也拥有了工具，能够在各个阶段对它进行攻击。此时此刻，治疗癌症已经不再是一个不期望有可用答案的问题。

根据我们对生物学的认识，像我一样的乐观主义者并不会去设想将来会出现一个不会发生癌症的世界。在我们的机体中，每天会有数以百万计的细胞发生分裂，有太多的机会出现错误，其中的部分错误总会激活某一个癌症标志，从而导致癌症的发生。

我们可以在一定程度上预防癌症的发生。方法之一是避免吸烟的行为，这些行为会增加在细胞分裂的过程中出现错误的机会。有些药物看上去也能够在某些情况下避免错误的发生。非激素类抗炎药物（例如萘普生和布洛芬）以及小剂量的阿司匹林能够预防结肠息肉的发生，而结肠息肉目前被认为是结肠癌的前驱病变。同样，我们还拥有能够预防乳腺癌、前列腺癌以及头颈部癌发生的药物。但是，细胞总归是细胞，细胞分裂时总会出现错误，并且会一直出现错误，从而导致癌症。因此，我们无法彻底避免癌症的发生。但是，我愿意相信我们最终总会治愈绝大部分癌症，即使其中有一部分无法轻易治愈，我们将来也会把它们转变成为慢性的、可以控制的疾病。

我们把一种疾病称为慢性病到底是什么意思？普通感冒和流感属于急性疾病，它们只会持续几天，最多几周的时间。而慢性病会持续数月、数年甚至一辈子。糖尿病、高血压以及关节炎都属于慢性病，一旦罹患便无法根除，将会伴随患者终生。不过这几种疾病都能够被很好地控制，人类可以与它们共存。

从最近几年癌症的表现来看，它完全有可能成为一种慢性病，但是它和标准的慢性病还是存在一些差异的。慢性病通常多少会缩短患者的一些寿命或者致残，但是不会迅速致命。与其他的慢性病相比，癌症更有可能被根除，不过同时也更容易导致患者死亡。

因此，每当我提出希望把癌症转化成为一种慢性病的时候，我的意思是使那些无法被治愈的患者更加类似于糖尿病或关节炎患者，拥有正常或者接近正常的生命周期，同时身体的状况得到良好的控制。我们的目的不是长生不老，只不过是正常的生活，不再由于担心近在咫尺的死亡而饱受折磨。当我们在能够治愈癌症以后，再考虑永生的问题。

那么什么是"治愈"？无论你们相信与否，治愈的定义是存在争议的。事实上，针对不同类型的癌症，治愈的含义也有所不同。

对于每一种癌症的不同阶段，都可以划分出一个关键时期，顺利通过关键时期以后，癌症在未来复发的概率就会明显降低。对于乳腺癌患者来说，如果在手术的时候已经存在淋巴结转移，而患者在术后也接受了抗癌药物治疗，那么在初始治疗 18 个月以后就能够很好地判断出她们长期预后的情况。如果此时肿瘤没有再次出现，未来复发的概率就非常低了，而如果 5 年以后肿瘤依然没有出现，则未来几乎不会复发。对于进展期霍奇金淋巴瘤来说，如果患者在化疗以后进入了完全缓解状态，在没有接受进一步治疗的情况下，随访 4 年而肿瘤没有复发，那么他在未来再次罹患霍奇金淋巴瘤的可能性微乎其微（在我的职业生涯中，类似的情况只见过两例）。在全部的淋巴瘤中，弥漫大 B 细胞淋巴瘤最具攻击性，不过这种淋巴瘤的关键时期更短，只有两年时间。这是因为一旦这种肿瘤细胞没有被彻底消灭，很快就会重新长出来，并且迅速导致患者死亡。对于某些很难被治愈的癌症（例如胰腺癌），4 年也是一个临界点，如果术后 4 年肿瘤没有复发，那么患者就已经被治愈，而如果没能清除全部的癌细胞，到那个时间为止，总会出现征象使我们明白手术并不彻底。而有些肿瘤的预后很难预测，例如深部的黑色素瘤，即使术后多年依然有可能复发。

依我看来，在患者经过了关键时期以后，其癌症复发的概率就降低到 10% 以下。此时我们就可以告诉他们，他们十有八九已经被治愈了。

我把一些肿瘤学家称作"持怀疑态度的肿瘤学家"，简称 DOs（Doubting Oncologists）。他们看到我的这种说法时肯定会大吃一惊，这是因为绝大部分肿瘤学家对于使用"治愈"这个词已经达到了差不多恐惧的地步，而 DOs 在我和其他肿瘤学家之间摇摆，他们不想犯错，也不想被人看作过分悲观。我曾经和年轻医生谈起过癌症，而当我提到"治愈"这个词的时候，可以听到集体倒吸凉气的声音。有人会勇敢地问我："您是如何确定他们已经被治愈的呢？"这是一个好问题，我无法确保治愈，这就是我选择"十有八九"一词的原因，不过，一旦数据告诉我患者今后一直处于无肿瘤复发状态的概率达到 9：1 的时候，我会告诉他们这种可能性，我会尽可能地强调癌症治愈的可能性。不把有可能已经被治愈的情况告知患者，能够避免患者此后复发所带来的尴尬和风险，对医生来说，可能感觉更好一些，但是对于患者来说却不是这样。

绝大部分患者都不会希望带着癌症一起生活，他们更希望彻底摆脱它。根据我的观念，一旦患者顺利经过了复发的高风险时期，他们并不是进入慢性病状态，而是痊愈了。那些 DOs 会再次大惊失色，他们会说："什么？你疯了吗？曾经罹患癌症，终身都是癌症患者，难道不是吗？"在这里，我们需要保持公正的态度，当我们治愈了一位肺炎患者以后，他就不再是肺炎患者，只是曾经患过肺炎，我们为什么会用不同的方式看待肺炎和癌症？治愈癌症和将其转变成为慢性病，其中的含义是不同的。在确诊以后，当患者彻底摆脱癌症的时候，就是被治愈了，而前面我们所说的把癌症转变成为慢性病，针对的是无法被治愈的癌症，使这些患者在伴随癌症的情况下度过接近正常的生命周期。

对于已经出现转移的癌症患者，只有先进入完全缓解状态，才有可能彻底痊愈。把完全缓解状态作为治疗目标是如此重要，以至于我一度曾经想把"完全缓解"作为本书的书名。但是不幸的是，很多年轻的医生没有意识到这个问题，他们在治疗的时候退而求其次，不去追求完全缓解，而是错误地去创造一种慢性状态。这种慢性状态只能稍稍延长患者几个月的寿命，并不是真正意义上的那种与癌症长期共存的慢性病状态。

这些医生的手段之一就是采用长期的低剂量化疗。文献中充斥着相关论文，其中全部都指出这种化疗方式发生副作用的概率较低，患者的耐受性更好。很明显，除了免疫治疗可以考虑采用这种给药方式，对于其他化疗药物来说，无毒的低剂量无法对抗癌症，接受这种方式化疗的患者几乎不可能达到完全缓解。低剂量化疗存在现实上的毒性，那就是患者提前死亡。一旦有医生推荐它，患者应该转身就走，从最近的出口离开。

不过，我也不是说所有的患者都必须接受非常大剂量的化疗。就像是那些接受 VAMP 和 MOPP 方案化疗的患者，只有在研究结果已经证实某种类型的肿瘤对单独使用每种药物都敏感的情况下，足量或较高剂量联合使用这些药物才会对肿瘤起效。如果我们已经知道某种肿瘤对特定药物是不敏感的，增加药物剂量只能导致更多的副作用，但是对于敏感的肿瘤，是否增加剂量就有可能意味着治愈和治疗失败的天壤之别。

弗兰克·沙波尔在位于亚拉巴马州伯明翰市的南方研究所工作，他和霍华德·斯基珀一起进行了一系列的研究，能够非常清晰地告诉我们足量化疗在治愈转移性肿瘤中的价值。沙波尔给一群小鼠接种了鼠类肉瘤，然后一直观察肉瘤的生长，直到在小鼠的肺部出现了大量可以测量的肿瘤团块。此时他利用联合化疗为小鼠进行治疗，当选择足量的时候，所有的小鼠都达到了完全缓解的状态，也就是说所有可以测量的肿瘤团块都消失不见了。此后沙波尔停止治疗，继续观察。在几个月内，大约一半的小鼠出现了复发并最终死亡，剩余的小鼠痊愈了。

此时，沙波尔得出来一个结论：足量联合化疗的完全缓解率达到100%，而治愈率为50%。随后他开始削减药物剂量，沙波尔发现，当他把药物剂量都减少20%的时候，依然能够达到100%的完全缓解率，但是治愈率只有25%。

这是一项非常有价值的研究，利用小鼠，我们在几周或几个月的时间里就能够发现削减有效药物的剂量是多么愚蠢。但是对于人类来说，我们可能需要几年的时间才能够认识到低剂量化疗尽管也能够达到非常高的完全缓解率，但是会导致较差的长期结果。绝大部分肿瘤科医生都没有注意到这一点，如果把试验中的小鼠看作罹患转移性肿瘤的人类患者，当他们都达到完全缓解状态的时候，削减药物剂量看上去毫无伤害，但是，在任何地方都无法发现肿瘤并不意味着它们已经彻底消失了。

在癌症治疗中，我们一直梦寐以求找到一种方法，可以在数以百万计的正常细胞中发现一个癌细胞，或者找到一种只有当存在癌细胞的时候才会出现的肿瘤标志物。此时，如果我们无法发现癌细胞或者肿瘤标志物没有出现，就很可能意味着已经彻底摆脱了癌症。能够精确地判定是否还有癌细胞存在，将会在一夜之间使癌症治疗发生彻底变革。如果能够确定已经彻底摆脱了癌症，我们将会怎么做？毫无疑问，我们会停止治疗。在术后阶段刚刚切除肿瘤就能够做到这一点，我们就可以挑选出哪些患者需要辅助化疗，而那些彻底摆脱了癌症的患者就可以免受不必要的治疗。如果我们在患者达到完全缓解状态的时候可以做到这一点，就可以停止继续治疗，而对于那些肿瘤标志物依然存在的患者，也就知道需要继续化疗多长时间。

但是，对于大部分实体瘤来说，我们现在都没有好的方法可以用于微量残留病变的检测，唯一能做的只是当患者达到完全缓解状态以后停止治疗，随访观察在度过关键时期之前有多少患者出现了复发，但是前提是患者要进入完全缓解状态。

事实上，目前只有一种肿瘤所拥有的标志物足够精确，可以用来指导治疗。这种肿瘤就是绒毛膜癌，一种来自于胎盘的罕见肿瘤，能够产生促性腺激素。研究结果显示，当少至 1000 个绒毛膜癌细胞存在的时候，就可以检测到相应的促性腺激素。因此，一旦这种激素的水平降到零，我们就可以相信患者已经痊愈，可以停止治疗了。尽管在这个领域有相当多的研究试图在其他常见肿瘤中找到类似的标志物，但是时至今日这依然只是一个梦想。

多发性骨髓瘤是发生在骨髓的肿瘤之一，也是最新发现能够按照我们规划的路径发展的肿瘤，经过治疗可达到完全缓解状态，并且能够长期维持甚至可能被治愈。多发性骨髓瘤起源于浆细胞，这种细胞隶属于免疫系统，负责制造抗体，而抗体是机体防御细菌感染的主要屏障。由于浆细胞生活在骨髓中，因此在某种程度上，多发性骨髓瘤也可以被看作骨癌之一。不过与其他起源于骨髓的肿瘤不同，恶性的浆细胞通常不会进入血液循环系统。

在我治疗多发性骨髓瘤的经历中，有一位患者的情况令我记忆深刻。这位患者名叫梅尔·戈德斯坦，当他被确诊的时候，我正担任耶鲁癌症中心的主任。戈德斯坦是纽黑文市 8 频道的本地天气预报员。在那段时间，每天早晨 6 点，我会一边骑健身脚踏车，一边观看由他主持的天气预报。每一次他都会开怀大笑，嘴角差不多能够咧到耳边。他非常喜欢预报天气，即便是坏天气也是如此，这一点每位观众都能够感觉到，看他的节目让人觉得非常舒服。

我在 1996 年首次和他碰面。当时他突然出现了背部疼痛，起初被认为是椎间盘突出造成的，不过最终被证实是一种更为凶险的疾病，恶性浆细胞在他的椎骨内积聚，从而使骨骼变软，最终被压塌。这是多发性骨髓瘤令人烦恼且非常痛苦的后果之一。

在那个时候，多发性骨髓瘤无一例外都会致命，中位生存时间只有大约 42 个月。而戈德斯坦在被确诊的时候只有差不多 50 岁，不到 4 年的中位生存时间确实不是一个好结局。

尽管这个诊断使戈德斯坦崩溃，但是他还是希望能够继续工作。戈德斯坦很早就在电视上公布了自己的疾病，并且坚持出现在公众的面前，他所表现出来的乐观精神在其他人身上很少能够看到。

在戈德斯坦被确诊的时候，当时的标准治疗方案是利用两种药物进行联合化疗，其中之一是氮芥的同系物马法兰（古老毒气的衍生物，又称美法仑），第二种则是强的松（一种激素），没有其他的药物被批准用于治疗多发性骨髓瘤。戈德斯坦首先接受了这种方案的治疗，不过与此同时，我听闻有两类药物在早期测试中看上去可能对骨髓瘤有效。其中一种是沙利度胺，这种声名狼藉的药物曾经在 20 世纪 60 年代促使 FDA 收紧药物上市申请的审批，近年来由于抗肿瘤潜力再次复活。相关研究结果显示，它有可能用于治疗骨髓瘤。戈德斯坦希望尝试一下这种药物，随后他成为最早一批接受沙利度胺治疗的患者之一，沙利度胺也确实发挥了作用。

当时全美国最佳的骨髓瘤治疗项目是由我的朋友肯·安德森开发并负责运行的。肯是哈佛大学丹娜－法伯癌症研究所的教授，他对沙利度胺进行了研究，开发出更有效的衍生物，其中有几种正在进行测试。同时，肯还能够获得另外一种新药——硼替佐米。这种药物由千禧制药公司制造，正在进行早期的效果测试。在 FDA 批准这些药物上市以前，我们无法获取它们，但是肯有这个权力。我告诉了他戈德斯坦的情况，同时我还告诉他耶鲁癌症中心在骨髓瘤治疗方面无法赶上肯团队的水平。"你是否允许我们沾一沾你的光？"我对肯说。肯的回答是，他非常乐意和我们一起工作。

每个人都会希望肿瘤专家能够首先考虑自己患者的健康问题，但是不幸的是，真实情况却并不总是这样。这也是我常常会把患者介绍到最适合他们的医院，而不考虑它在什么位置的原因。我发现绝大部分患者会竭尽全力去利用任何有可能使他们活下去的机会。为了满足制药厂和 FDA 的要求，戈德斯坦必须在哈佛接受肯的治疗。耶鲁癌症中心的每一个人都反对将戈德斯坦转到哈佛。"现在就说那些药物有效还为时过早。"所有人都这么跟我说，他们之中的绝大部分都担心把戈德斯坦这样众所周知的当地知名人物转到其他癌症中心，尤其是哈佛会给耶鲁带来负面影响，特别是他还会公开谈论自己的情况以及是在哪里接受治疗的。不管怎样，我还是安排了转院，戈德斯坦也同意不会公布他是在哪里接受治疗的。

梅尔·戈德斯坦的病例是一个例子，可以用来证明当罹患危及生命的疾病的时候，在那些能够提供最佳方案的医院接受治疗是多么重要。对于骨髓瘤来说，能够提供最佳治疗方案的医院是哈佛，而不是耶鲁。戈德斯坦不知道这些内情，但是他有我提供支持。如果一位患者不知道哪里能够提供最佳治疗方案，他就需要有其他人员为其提供帮助。这些人员要关注相关信息，同时还需要具备一个条件，那就是愿意忽略那些医学中的传统界限。

戈德斯坦一直在秘密关注着制药行业，抱着一线期待，能够有新药不断地涌现出来。他希望当他需要的时候 FDA 能够允许他获得这些新药而不必等到它们获准上市，他还希望卫生保健系统的不断变革不会导致相关委员会做出决定，把那些能够挽救生命的新型抗癌疗法认定为经济效益不佳，从而使其无法被纳入报销目录。

戈德斯坦的生命又延续了 16 年，每年他都会兴高采烈地主持幸存者午餐年会，同时提醒大家，他的任期早在 42 个月的时候就应该结束了。戈德斯坦当时非常喜欢说的一句话就是："救援即将来临。"

在相当长的时间里，新药一个接一个地出现，帮助戈德斯坦控制疾病。由于椎体病变，戈德斯坦的身高降低了几厘米，只有依靠手杖才能行走，但是这些都不能阻止戈德斯坦快乐地出现在电视上。

现在，由于骨髓瘤的治疗发展非常迅速，很多新型治疗方案还没有获得足够的长期随访数据，因此我们无法确定目前骨髓瘤的中位生存时间到底是多长，但是类似戈德斯坦的情况并不少见。很多骨髓瘤患者的生存时间已经比 42 个月延长了很多，同时他们都保持着良好的状态，生活质量也相当高。戈德斯坦病例的特殊性在于他提前就获得了当今每个患者都能够得到的治疗。

肯·安德森和他的团队在 2010 年发表了一篇论文，文中报道他们联合使用新药以及经过最新完善的骨髓移植技术治疗骨髓瘤患者，其中的很大一部分进入了完全缓解状态，并且能够长期保持。这部分患者可能已经被治愈，时间会证明一切。如果真是这样，患者们就将彻底摆脱骨髓瘤，而不再是处于慢性病状态。当看到这些进展的时候，我想起了戈德斯坦，我们延长了他的生命，而且我们差一点就能够给予他更多，使他彻底摆脱骨髓瘤。

1813 年 8 月 10 日凌晨，英国军舰从迈尔斯河的切萨皮克湾溯流而上，计划炮击圣迈克镇及其港口要塞。圣迈克镇的人们提前得到了警报，安排民众熄灭了镇子里的全部灯光，在附近的树林里挂上灯笼，由此开创了史无前例的灯火管制。

英国舰队利用了整晚时间炮击树林，只有一发偏离目标的炮弹击中了圣迈克镇要塞附近的一栋房屋，此后这间房子被称为"炮弹屋"。由这个故事衍生出来的箴言是，"在黑暗中射击要注意，你有可能无法击中目标"。

在 20 世纪的大部分时间里，化疗就是在黑暗中射击。我们知道目标就是癌细胞的 DNA，但是其周围浓雾弥漫，使我们无法看清楚，更没有办法把癌症基因作为攻击的目标。因此，我们只能向着 DNA 的附近开火，偶尔在幸运的时候我们能够击中目标。比如霍奇金淋巴瘤和急性淋巴细胞白血病，利用传统的联合化疗治愈它们，简直就是我们的炮弹屋，幸运得有些不可思议。

而现在我们已经进入了所谓的靶向治疗时代，这又是一次思考模式的转变。与那些传统药物利用非特异性方式损伤 DNA 不同，靶向化疗药物针对的是特定的分子异常。在许多情况下，这些分子异常对于某种类型的肿瘤是独一无二的特性，同时它们在肿瘤生长的过程中也会发挥独特的作用。靶向治疗的目标基因通常位于与细胞生长或死亡有关的信号传导通路上，多半涉及肿瘤标志之一——持续的增殖信号，因此当我们对这些目标发动攻击的时候，就像关闭灯泡电源一样，能够使肿瘤生长停顿下来。

或者我们可以把操控细胞死亡的基因打开，就相当于给癌细胞一把剑，让它们剖腹自尽，从而攻击另一个癌症标志。

目前，癌症患者治疗之中有一项重要的内容，就是对他们的肿瘤组织进行基因分析，确定基因的分子结构，找出可供治疗的基因突变，并基于这些突变选择治疗方案。这个过程就是所谓的个体化治疗的精髓。现在，我们已经不再是在黑暗中射击了。

有一个非常恰当的例子可以用来解释靶向治疗，那就是慢性粒细胞白血病（CML）。针对 CML 的靶向治疗是由我的朋友布莱恩·德鲁克开发的，他是俄勒冈州健康与科学大学奈特癌症研究所的所长。在 20 世纪 70 年代早期，CML 属于不治之症，患者的中位生存时间是 32 个月。一个典型的 CML 病程包括一个慢性阶段，随后是肿瘤加速增长的过程，最终以白血病急变期结束。最后的这个阶段和急性白血病无法区分。CML 的平均发病年龄为 55 岁，加上只有 32 个月的中位生存期，因此 CML 患者无法获得正常的生命周期。

我在 1970 年开始涉足 CML 的治疗，当时我和乔治·卡内洛斯一起开发了一种改良方案，利用传统的联合化疗治疗处于白血病急变期的患者，将生存期延长到 48 个月。此后我们开始尝试使用大剂量化疗破坏患病的骨髓，然后进行同种异体骨髓移植给予替换。同种异体骨髓移植是指骨髓来自于匹配的亲属供者，最常见的是兄弟姐妹。在能够接受这种治疗方法的患者当中，我们实际上的治愈率达到 25%。不过由于 CML 患者能够找到骨髓相配的兄弟姐妹的机会只有 1/4，同时只有年龄小于 50 岁的患者才能够耐受骨髓消融治疗，也就是利用化疗彻底破坏骨髓中的肿瘤组织，而大部分 CML 患者的年龄都超过 50 岁，因此总的治愈率还是非常低的。此后在 2001 年，新药格列卫出现了，这是一种靶向治疗药物。在 20 世纪 60 年代，研究人员发现 CML 起源于一种特殊的基因缺陷，在 CML 患者体内存在一种名为 BCR-ABL 的融合基因，它会使 CML 细胞一直处于全速前进的状态，而格列卫能够关闭 CML 细胞的发动机。

现在，我们已经无法得知 CML 患者的平均生命周期是多长时间了，因为只要每天服用一粒药，就可以像正常人一样生活，健康状态良好，还拥有和正常人一样的生命周期。但是如果我们足够细心的话，就可以发现在 CML 患者体内分子异常依然存在，如果停止治疗，绝大部分患者的肿瘤都会复发。因此，现在的 CML 完全符合我们关于慢性病的定义。与此同时，与其他的转移性肿瘤不同，CML 患者体内的恶性白细胞能够履行正常白细胞的功能，这些细胞是否存在缺陷无关紧要。总而言之，在格列卫出现以后，我们在任何方面都无法发现 CML 这种肿瘤对患者生活的影响，这种情况对于患者来说实在太重要了。从这个例子中我们可以看到，如果能够找到一个或一组合适的开关，那么我们就可以将癌症转化成为慢性病的状态。

读到此处，有些读者可能会怀疑这个故事应该没有结束，事实上确实如此。癌细胞非常聪明，在接受格列卫治疗一段时间以后，某些患者体内的 CML 细胞将会学会如何逃避格列卫的作用。它们会在格列卫攻击目标的周围形成新的突变，从而阻止格列卫与关键位点的结合，药物的阻断作用消失了，此时肿瘤将不再对格列卫有所反应。CML 患者是非常幸运的，制药行业随即开发出来几种新药，能够靶向攻击这些新型突变。利用这些药物，CML 患者能够继续正常的生活。对于大部分 CML 患者来说，他们始终在关注着制药行业，希望它们能够跟上 CML 细胞突变的步伐。到目前为止，制药行业做到了这一点。

有证据提示，这些靶向药物有可能完成更多的工作。如果采用新的方式使用这些药物，它们有可能彻底摧毁整个异常的细胞群体。当格列卫使患者进入完全缓解状态以后，其中一部分患者的分子异常也同时消失了，此时停药肿瘤也不会复发，这些患者十有八九已经痊愈了。在不久的将来，我们有可能彻底治愈 CML，即便是那些无法被治愈的患者也能够获得接近正常的生命周期，他们仅仅需要定期服用药物。这种状态就是肿瘤学家的天堂。

作为靶向治疗的测试对象，攻击 CML 要比其他肿瘤更容易。CML 只有一项显性分子异常，在全部类型的肿瘤中它是唯一的，其他的癌症都存在数项分子异常，其中胰腺癌拥有 12 项。对于这些分子异常超过一项的肿瘤来说，我们无疑需要采用多种靶向治疗，同时还要采用联合抗癌症标志的治疗。这种综合的治疗方案开发起来将会困难重重，但是靶向治疗的原则已经被证实是有效的。

在攻击癌细胞的时候，还有一种可行的方式可以考虑，那就是诱导衰老，加速细胞成熟，耗尽它们的生命，最终导致死亡。有一种非常罕见的遗传病，被称为维尔纳综合征（早老综合征），罹患这种疾病的患者在青春期以前一切表现正常，但是此后开始迅速老化。这种疾病就像是《道林·格雷画像》的细胞版本，是由细胞老化速度加快造成的，40 岁的患者看上去就像 70 岁一样苍老。

实际上，我们通过研究癌病毒已经鉴别出来一些参与调控这种极端老化过程的基因。癌病毒的生长需要幼稚细胞，它们已经学会了如何通过阻断衰老基因产生相关蛋白，将细胞转化为永生细胞，让这些细胞一直处于年轻的状态，从而使癌病毒和被感染的细胞能够持续生长。在宫颈乳头瘤病毒感染导致宫颈癌发生的过程中，就存在着这种情况。

对于急性早幼粒细胞白血病患者，诱导衰老已经是达到治愈目的的主要途径。这种类型的白血病存在一种被称为 RARA 的异常基因，会促进早幼粒细胞白血病的细胞持续生长。RARA 基因是两个正常基因融合的产物，其中一个基因的表达产物是维生素 A 的受体——维 A 酸（又称维甲酸），参与细胞成熟调控。RARA 基因不仅会阻止细胞成熟，还会持续促进细胞增长，加速细胞积累，使它们频繁分裂，由此产生大量的残次品——永生的癌细胞。不过好在我们已经发现，利用维生素 A 的衍生物能够针对性地抵消错误基因的作用，使急性早幼粒细胞白血病患者体内的异常白细胞再次成熟。正常白细胞在人体的血液循环系统中只能存活大约 6 天时间，因此促使永生的幼稚白血病细胞成熟就差不多相当于宣判了它们的死刑。事实上，我们所使用的第一种维生素 A 的衍生物——全反式维 A 酸（ATRA）存在一种副作用，那就是由于血液循环中突然出现大量成熟的白细胞，堵塞小血管，从而导致呼吸困难、液体潴留等一系列情况出现。

现在我们已经拥有了几种维生素 A 的衍生物，使用它们能够促使绝大部分癌细胞进入衰老阶段，同时联合使用治疗急性白血病的标准药物可以杀死那些无法成熟的细胞。借助这种治疗手段，这种曾经会迅速致命的恶魔目前已经变得可以治愈，治愈率大约为 70%。

斯坦利·科恩博士是范德堡大学的基础科学家，对细胞生长非常感兴趣。他在实验过程中曾经为新出生的小鼠注射唾液腺的提取物。此后，科恩惊奇地发现这些小鼠会过早地出现睁眼和出牙的现象，提示在唾液腺的提取物之中存在某些能够加速细胞生长的成分。

科恩将这种成分称为"牙齿－眼睑因子"，并将其从唾液腺中分离出来。现在他需要一套化验系统，或者说是一种分析方法，用来监控因子的提纯。这种类型的生物学测定对于科恩来说并不陌生。1953 年，在圣路易斯市的华盛顿大学，科恩曾经和另外一名科学家丽塔·列维·蒙塔尔奇尼一起花费了一段时间分离神经生长因子。这是来自于唾液腺的另外一种物质，能够促进神经生长。

科恩最终发现，小鼠眼睑表面覆盖着上皮细胞，他所提纯的物质能够加速这些上皮细胞的生长和分离，还能够导致牙齿萌出。这种由科恩发现、分离、提纯并完成测序的物质最后被他命名为表皮生长因子（EGF），它是一种蛋白质，能够刺激上皮和其他类型的细胞生长，还可以强化某些生长发育过程。

科恩还确定了 EGF 的靶向受体，并且弄清楚了它的作用机制。这是一项突破性进展，能够帮助我们理解细胞外的信号是如何传递进入细胞内的，以及细胞之间的相互交流机制。

随后的发展证明，科恩有关 EGF 的研究是 20 世纪最重要的发现之一。它的价值在于，不仅使我们了解了癌症的发展过程，还对癌症治疗产生了重要影响。这项发现提示 EGF 的刺激是细胞生长的启动因素，使科学家们能够进一步探索后续过程，并且开发出相关药物对每一个独特的阶段进行阻断。研究发现，机体内的几乎每一个细胞都会表达 EGF 受体，而在癌细胞中常常会过表达。这种认识导致在靶向治疗领域出现了大量相关研究。1986 年，诺贝尔奖颁给了科恩和丽塔·列维·蒙塔尔奇尼，以表彰他们在人类历史上首次鉴别出生长因子。

有些企业试图发现能够阻断 EGF 的药物，英克隆制药公司是其中之一。由于我当时正好是该公司的董事会成员，因此对它所进行的工作非常熟悉。相关研究一共鉴别出 4 种 EGF 受体，分别被标注为 EGF-1 至 EGF-4 受体。英克隆开发出一种抗体，被称为爱必妥，能够阻断最常见的 EGF-1 受体。证据显示，爱必妥能够延长结肠癌和肺癌患者的生存时间，而它只有一些微不足道的副作用，其中包括在毛囊周围出现皮疹。说来奇怪，与不出现皮疹的患者相比，出现皮疹的患者更容易对药物有所反应。还有一些研究人员发现，在大约 1/3 的乳腺癌患者中存在 EGF-2 受体过表达的现象。这种受体也被称为 HER2，在正常细胞中通常不会表达，据此人们开发出另外一种药物赫赛汀，能够阻断 EGF-2 受体。现在赫赛汀已经成为乳腺癌治疗的中流砥柱。

2008 年，时任耶鲁癌症中心主任的汤姆·林奇在《新英格兰医学杂志》上发表了一篇论文。文章中提到，在细胞的生长过程中需要一组关键酶——酪氨酸激酶，这种酶可以在蛋白质的酪氨酸残基上添加磷酸基，从而使蛋白质能够被用作能量来源。林奇他们发现，有一小部分肺癌患者存在 EGF 受体突变，这种类型的突变使患者对一类能够抑制酪氨酸激酶的新药（酪氨酸激酶抑制剂）敏感，从而对癌症标志之一——持续增殖信号产生抑制作用。格列卫同样也属于激酶抑制剂。酪氨酸激酶抑制剂像格列卫一样可以口服，其中的几种现在也已经被批准用于治疗肾癌和原发性肝癌。

当此类药物起初在转移性肺癌患者中进行研究的时候，结果是阴性的。但是林奇通过仔细分析数据并结合他人所进行的研究发现，其中的一小部分患者实际上对治疗出现了良好的反应，效果远远优于传统治疗方案。目前在肺癌患者中新发现了几种基因突变，其中包括 EGFR（由林奇发现）以及两种融合基因 EML4-ALK（通常缩写为 ALK）和 ROS1。当传递的信号要求停止生长的时候，所有这些基因突变都会使生长继续。目前，我们已经拥有针对每一种突变的药物。对于 EGFR，我们有特罗凯和阿法替尼两种药物能够阻断 EGFR 信号传导通路，从而产生良好反应甚至是长期缓解。对于 ALK 和 ROS1，我们拥有另外两种药物克唑替尼和色瑞替尼，它们能够阻断这两种融合基因的作用。其他的一些药物对于某些患者来说也能够使其进入完全缓解状态。

人群中这些突变的发生频率并不是固定的，频率变化取决于人口的组成。在女性、亚裔以及不吸烟的患者中突变的发生频率较高，不过在肺癌患者中，全部突变的总发生率几乎不会超过 20%。尽管如此，在近年来的肺癌治疗领域中，鉴别是否存在这些基因突变一直是最重要的进展。

有两件事是非常明确的。我们将会发现更多的类似突变，我们也已经知道如何合成药物阻断这些突变（无论是导致肺癌发生的初级突变，还是那些导致肺癌细胞出现耐药性的突变），因此肺癌的治疗前景非常光明。所有肺癌患者在接受治疗之前都应该进行突变筛查，如果存在其中的一种，他们的治疗就变得相对简单，效果也会比传统化疗方案更好，同时还能够避免传统化疗药物的毒副作用。

正如我在前面章节中提到的那样，转移性黑色素瘤的情况与肺癌类似。大约 60% 的黑色素瘤患者存在 BRAF 基因突变，相应的靶向药物能够在很大程度上缓解疾病，同时延长患者生命。诸如此类的成功促使我们进行深入研究，在癌症患者体内不断鉴别出可供攻击的分子靶点。尽管目前我们在肺癌、乳腺癌以及结肠癌中进行的靶向治疗还没有取得像格列卫治疗 CML 那样的成功，但是联合靶向治疗已然是一条康庄大道。

目前在全部癌症患者中，我们可以治愈的超过 68%，如果只算皮肤癌，这个比例会更高，这种常见肿瘤很容易被治愈。坦白地说，从长远来看，治愈癌症有可能比将其转化为慢性病更容易。这是因为癌细胞有一个特性。读者们应该能够回忆起来，癌细胞与早期胚胎里的细胞类似，它们会疯狂分裂，不停地产生细胞。产生大量的细胞是它们的本能。胚胎细胞在短短的 9 个月时间里就可以形成一个小婴儿，它们必须非常迅速地工作，癌细胞也是如此。

在通常情况下，医生在治疗癌症患者的时候都会面临一种处境：可以采用手术的方式移除肿瘤，或者利用放疗杀灭癌细胞，或者采用某种形式的系统治疗（例如化疗或免疫治疗，这两种方法都能够使药物通过血液循环到达全身各处），而同时癌细胞还在持续分裂。无论采取哪一种治疗方案，只要有癌细胞残留，我们就必须阻止它们继续生长。对于我们无法彻底清除全部癌细胞的患者，为了让他们能够与癌细胞共存，就必须让癌细胞处于休眠状态，也就是采取某些方法使它们仅仅停留在原地，既不生长也不造成任何麻烦。如果生长无法彻底阻止，我们就需要减缓生长速度，让它变得非常缓慢。

这种方法可行吗？这种情况曾经出现过吗？事实上，曾经有病例显示肿瘤好像能够长时间处于休眠状态。这些病例非常吸引人，尽管目前我们还不能在其他患者身上彻底再现这个过程。肾癌就是一种可以长期休眠的肿瘤，也正是由于这种可能性，在治疗转移性肾癌的时候，采用某些异乎寻常的方式也是合理的。

在 NIH 的时候，我和史蒂夫·罗森伯格经常一起管理患者。我们曾经诊治过一个同事，他罹患了肾癌，在切除原发肿瘤以后出现了肺转移，也就是在肺部出现了继发性肿瘤。这种情况对于肾癌来说非常普遍。如果肺部的转移病灶数量不多，而且随访显示肿瘤生长得也非常缓慢，那么可以考虑将转移病灶通过手术切除。

史蒂夫当时正在进行一项研究，利用白细胞介素 –2（一种细胞因子，可以刺激 T 淋巴细胞的生长）联合患者自身的致敏淋巴细胞治疗肾癌。这项研究后来被证实是一项开创性研究，但是当时这项研究刚刚起步，还只是实验性治疗。我们的同事担心自己可能吃不消这种方法，同时他的情况符合手术指征，因此史蒂夫团队通过手术移除了他的转移灶。此后在很长的一段时间里，我们的同事都没有发现存在肿瘤的证据。当肿瘤复发的时候，还是出现在肺部，他的医生再次切除了转移灶。利用这种治疗方式，我们的同事在超过 10 年的时间里一直过着基本正常的生活。在类似的情况之中，大约 1/4 的患者在通过手术切除转移灶以后，肿瘤再也没有复发。很多转移到肺部的肉瘤也可以采用同样的方式治疗。由于这种情况的存在，医生们有时会忘了抓紧时间验证新药的疗效。作为会诊医师，我发现自己常常会提醒医生们还有这样一种容易被忽视的方法能够将某些转移性肿瘤转化成为慢性病。

从肾癌中我们能够学到什么知识并将其有效地用于治疗其他类型的癌症？曾经发生过一件轶事，借此人们注意到，对于某些肿瘤细胞已经扩散至肺部的肾癌患者，切除原发病灶（也就是受累的肾），有可能使患者进入缓解状态。

为什么已经出现广泛转移的癌症患者还会接受昂贵的原发病灶切除术？这种治疗方式曾经被认为是草率的，只有少数过分热心的医生（他们也许是非常机敏的）曾经进行过关注，但是一直没有证据证实这种做法有效。不过在 2001 年，通过两个随机对照实验，我们得到了一些证据。在这两个研究中，将新确诊的已经存在转移的肾癌患者分成了两组：一组患者接受干扰素治疗，这是当时的标准治疗方案；而另一组患者切除患病的肾，同时接受干扰素治疗。两项研究均证实，切除原发病灶的患者的生存时间明显更长。

原发肿瘤做了什么事，从而对转移灶的生长产生了影响？癌细胞跨越很远的距离也能够交流吗？

1889 年，英国外科医生斯蒂芬·佩吉特在《柳叶刀》杂志上发表论文，提出了所谓的“种子和土壤”假说。佩吉特在死于乳腺癌的患者身上发现了一件奇怪的事情，与其他部位相比，乳腺癌更倾向于在肝和骨骼中形成转移灶。他在这篇里程碑式的论文中提到：“远处的脏器并不是完全被动或者无差别地被选作转移对象。”换句话说，受侵脏器有意识或者在一定程度上参与了癌症的转移过程。

佩吉特是正确的。长期以来我们都知道特定肿瘤有自己偏爱的转移模式。但是直到 2005 年，在佩吉特发表自己的敏锐观察结果过去 116 年以后，来自威尔康奈尔医学中心的研究团队才提供实验数据，证实位列入侵名单上的脏器按照顺序确实参与了转移过程。研究结果显示，在原发肿瘤和转移首选位置之间存在交流，原发肿瘤会从骨髓中召唤细胞，使它们抵达转移的首选部位，形成“转移前微环境”。我们可以把它设想成一个巢穴，从而使局部条件适宜那些四处漫游的癌细胞侵入。没有这个准备过程，转移的细胞无法获得生存和生长所必需的标志。

我的同事拉里·诺顿也进行了一些非常精细的工作，结果显示当前列腺癌的原发肿瘤被切除以后，体内的前列腺癌细胞会迁移回到前列腺床。为什么会这样？也许是这些癌细胞更喜欢局部的环境，发现这里更有利于它们获得全部的癌细胞标志。这些研究结果导致人们为了更好地控制前列腺癌，开始在术后利用放疗照射手术部位。

在这项工作以后，某些特殊的化学物质被其他的研究人员识别出来，原发肿瘤为了建立微环境，分泌了这些物质。研究人员的兴趣被激发起来，他们开始探索移除原发病灶对其他类型转移性肿瘤的影响，观察原发肿瘤是否真的像看上去那样，是整个转移过程的发起者。迄今为止，研究结果证实在乳腺癌中原发肿瘤主动发出遥控信号，前列腺癌可能也是如此。

在 20 世纪 70 年代早期，当时我还是 NCI 内科分部的负责人，曾经接诊了一位乳腺癌患者。她的丈夫是 NIH 的一名杰出的科学管理官员，因此我得亲自照顾她。当时她 49 岁，正处在更年期。几年前，她曾经在其他地方接受了乳腺癌根治术，由于术后发现腋窝淋巴结存在肿瘤转移，她又接受了辅助化疗，但是化疗并没有发挥作用。当她来见我的时候，双肺和腹腔内都已经出现了肿瘤。我发现她尝试过当时可用的所有药物，身体状况也已经非常差。

我曾经在社交场合见过这位患者，当时她和自己的丈夫在一起，她的丈夫是一个粗鲁而咄咄逼人的人，嗓音低沉，一头乱蓬蓬的卷曲白发。他对我们在 NCI 的工作不屑一顾，尽管自己的妻子已经病入膏肓，但依然试图把她从我们这里带走。同时，他还是一位典型的秉承怀疑论的科学家，任何事情都要求有数据支持。他还威胁说，如果我所选择的治疗方法没有证据显示有可能会有所帮助，他就会开枪杀了我。当时我非常想问他为什么不早一点带她来 NCI，我们只对治疗那些病程较早的患者才有足够的数据。

这位患者当时被安排在 NIH 临床中心的一个单人间里。那里并不是 NCI 的病房，而是属于另外一个部门，通常不会接收癌症患者。当我第一次走进病房的时候，几乎无法认出她来。与之前在社交场合见面的时候相比，她已经完全变了模样，瘦骨嶙峋，面色苍白，痛苦不堪。这是一个令人沮丧的景象，金属幕墙和黑绿相间的地板砖构成了一个压抑的环境，使她的心情进一步恶化。

由于腹水的原因，患者曾经数次接受腹腔穿刺，并因此导致感染，当时正在接受多种抗生素的治疗。

我们有一个词汇"6管征"专门用来描述与这位患者类似的情况，在她的上方悬挂着6个输液瓶，分别通过不同的管路将不同的药物输注到上下肢的静脉之中。为了降低胃部的张力，她的鼻子内还插着一根胃管。当我还是住院医师的时候，我们常常会说，当一名患者出现6管征的时候，死亡就已经不远了。与此同时，患者还存在着呼吸困难、腹部肿胀、血压不稳定，所有的征象都显示已经到了考虑是否该让她安静离开的时候。不过患者自己还不准备放弃。"德维塔医生，我是不是快要死了？"她问我。我只能安慰她，那些话语她应该已经听过很多次："你的情况不太好，但是我们会尽最大的努力。"

如果乳腺癌已经发展到这位患者当时所处的阶段，几乎没有哪一种经过检测的治疗方式提示有效，不过只要还有任何机会有可能改善结局，我都会相信它们的价值并希望患者能够从中获益。事实上，患者当时处于更年期，这使她的情况变得更加复杂。对于乳腺癌患者来说，激素治疗有时会有效，但是我们不知道对于像她这样的更年期患者，激素治疗的疗效如何。患者之前也从来没有接受过这种治疗方法，我们很难知道是否应该添加它还是该彻底放弃。

因此，我建议对患者的腹部进行放疗，这样做可以同时达到两个目的：减缓肿瘤形成腹水的过程，以及彻底摧毁卵巢。卵巢生成的雌激素参与调控乳腺癌细胞的增殖过程，如果患者的卵巢依然在产生足够的雌激素促使肿瘤生长，利用射线摧毁卵巢能够通过剥夺癌细胞的雌激素供应，从而发挥抗肿瘤的效果。我认为这样做至少不会让患者的情况进一步恶化。

不过患者的丈夫不喜欢这个方案。"听起来你准备把死马当活马医了。"

他表示抗议。我对他说："确实如此，现在我们只剩下这一根救命稻草。"放疗专家同样不喜欢这个方案，她的身上带着很多管路，把她放入放疗设备都非常困难，更不要说接受治疗了。最重要的是，患者的丈夫和放疗专家都认为这个方案不可能会起作用，但是在患者的坚持下，他们妥协了。

放疗很快就减缓了腹水的形成，几周以后感染症状消失了。在一个月的时间内，肺部的肿瘤就不见了。我们仔细检查了患者的腹部，肿瘤同样无影无踪。

患者曾经徘徊在死亡的门前，但是仅仅过了 6 个星期，她就可以回家了，不必再接受任何治疗。在随后的几年时间里，她会定期来我的门诊随访，但是没有再接受任何治疗，这是因为我并不知道为什么在她身上会出现如此显著的效果，我担心给予其他任何治疗都有可能破坏良好的状态。我们不确定到底发生了什么，为什么放疗会导致治疗前后如此明显的差异？我们从每一个类似的病例中都能够学到一些东西，而那些秉承怀疑论的肿瘤学家从来不会治疗此类患者。不过对于我来说，患者并不仅仅是一个病例，他们有自己的生活，有自己的家庭，也有自己的未来，我们应该竭尽所能为他们提供帮助，这是他们应得的权利。

10 年以后，患者的肿瘤卷土重来，还是在以前出现过的部位，但是这一次肿瘤对任何化疗药物都毫无反应，最新的激素治疗同样无效，在非常短的时间内患者就去世了。在我给予她初次治疗以前，肿瘤的侵略性非常强，此次卷土重来，侵略性至少与头一次相同，甚至有过之而无不及。不过在两次发作之间，肿瘤处于休眠状态超过 10 年。

又过了几年，我接到了来自查尔斯·米克·哈斯凯尔的电话，他是我从前的一位实习生，离开 NCI 以后去了洛杉矶。哈斯凯尔向我介绍了另外一位乳腺癌患者的情况。这位患者已经接近 70 岁，在接受乳房切除术后肿瘤复发并转移到肺部和骨骼。由于她已经闭经，年龄符合接受激素治疗的条件，同时这种疗法通常对骨转移有效，因此哈斯凯尔为她进行了激素治疗。不过在电话里，哈斯凯尔告诉我患者对激素治疗毫无反应，因此他现在希望给予患者阿霉素。利用这种药物进行化疗是当时的标准治疗方案之一，但是哈斯凯尔遇到了一个障碍，阿霉素会导致脱发，而患者 W 夫人是一位家住比弗利山庄的社会名流，她不喜欢这个将会导致脱发的主意，拒绝接受阿霉素。

哈斯凯尔恳求我提供帮助。"文斯，"他在电话里对我说，"我只是希望你能来见见患者，向她重申应该接受阿霉素治疗，患者只不过是需要一位权威人士来支持一下我的建议。"鉴于这位患者对于哈斯凯尔的重要性，我答应去会诊。

当我抵达洛杉矶机场的时候，我发现了一些蛛丝马迹，为什么 W 夫人对米克·哈斯凯尔来说非常重要。在门口，一位司机站在一辆 1932 年出产的米色劳斯莱斯银云经典轿车旁边，手里拿着一张写有我姓名的卡片。他正等着把我带到比弗利威尔希尔酒店，在那里 W 夫人和她的女儿各自拥有一套豪华公寓。随后他通知我，稍后将带我去见 W 夫人，此后还会陪我转一转比弗利山庄。我想我应该非常满意，不过这种奢华的接待使我感到有些内疚，因为我来洛杉矶什么都不用做，只需要告诉 W 夫人："是的，我同意哈斯凯尔的意见，您应该接受阿霉素化疗。"

在那天下午的晚些时候，当我去诊室检查患者之前，我请求查阅一下 W 夫人的医疗记录以及 X 射线片子。在 5 分钟之内，我就发现哈斯凯尔遗漏了一些重要的东西。W 夫人并不是对激素治疗毫无反应，而是在治疗的过程中相关症状突然加重，X 射线片子上也显示骨骼出现了新的病变，由此导致哈斯凯尔他们认定患者的病情恶化，从而停止了激素治疗。而实际上，在激素治疗的过程中，当骨骼开始有所反应的时候，原本那些无法被发现的转移病灶显现出来并不是罕见的情况，这是因为转移灶周围受累的骨骼开始自身改造，而转移灶自身区域原本由于范围很小无法被发现，此时因为密度降低，在进行 X 射线检查的时候被照亮，从而变得更为明显。W 夫人的 X 射线片子显示出来的正是这种情况，事实上这种现象提示患者对激素治疗非常敏感。

我把哈斯凯尔叫了过来。"让患者接受阿霉素治疗是一个错误的决定，"我告诉他，并且解释了我当时的想法，"我认为她应该继续接受激素治疗。"

当症状出现恶化的时候，我们可以利用其他药物进行控制，最重要的是这种治疗的副作用很小，至少她再也不用担心脱发了。哈斯凯尔是一位非常优秀的医生，他因为在这种基本的诊断上出现失误而感到羞愧。我提醒他尽管我们已经尽了最大的努力，但这种情况总会发生，我也曾经历过类似的事情。

随后我见到了 W 夫人，向她介绍了我自己。在对她进行检查的时候，我发现她即便是穿着病号服，看上去也非常优雅，特别是头发，肯定经过了精心梳理。因此，我能够理解为什么 W 夫人强烈反对会导致脱发的治疗方案，这并不仅仅是因为这种方法最多只能延长几个月生命的原因。我的建议令 W 夫人非常高兴，同时因为是哈斯凯尔推荐我来会诊，她对哈斯凯尔也非常满意。此后 W 夫人接受了激素疗法，所有的骨骼病变都不见了，肺转移病灶也消失了，她进入了完全缓解状态，并且这种状态得以长期维持。

我会定期去洛杉矶看她，每次都会被安排住在比弗利威尔希尔酒店，房间离她的公寓只隔着几层楼。她还会将劳斯莱斯轿车提供给我使用。"你自己开吧。"她曾经这样对我说。"绝对不行，这辈子都别想。"我回答说。10 多年以后，当 W 夫人 78 岁的时候，肿瘤复发，不过在此之前，她等到了自己的女儿出嫁，看到了两个孙子孙女的出生，并且陪着他们长大。卷土重来的肿瘤侵袭能力更强，几个月之后，W 夫人就去世了。

我同事的妻子以及 W 夫人所罹患的都是恶性度极高的肿瘤，生长非常迅速。在这两个病例中，我们都成功地将肿瘤维持在休眠状态至少 10 年时间。可以说，我们通过胡乱修补激素信号通路，关闭了残余癌细胞的生长机制。我猜测癌细胞拥有一些生长所必需的驱动标志，我们的治疗使其中之一失活，也有可能是我们改变了微环境中某些方面的性质，而它们对于细胞生长也是至关重要的。

读者们也许还记得，癌细胞还有一个标志，那就是能够诱导血管形成，也就是说癌细胞有能力引起血管的形成，从而为肿瘤提供营养，由此也为我们提供了一个阻止肿瘤生长的机会。抑制血管形成，阻断营养供应，将会使肿瘤退缩，甚至进入休眠状态或者死亡。在这个领域，犹大·福克曼教授进行了一些里程碑式的研究。他是一位小儿外科医生，同时还是哈佛大学杰出的实验室研究员。

福克曼在 2008 年去世，他曾经是一个非常讨人喜欢的人，每个人都会喜欢他。福克曼身高适中，身材有些柔弱，非常健谈。他属于那么一类人，你会愿意和他一起出去喝杯啤酒。在 20 世纪 60 年代，在我们知道癌症标志以前，福克曼有了一个想法：肿瘤为了帮助自己生长，为了确保能够得到生长所需的营养物质，一定会构建属于自己的血管。如果这种推测是正确的，那么肿瘤必须生成某些因子刺激血管生成。福克曼将这些因子称为"血管生成因子"。如果我们能够阻断血管形成，则有可能将肿瘤饿死。从此福克曼开始搜寻血管生成因子，这是一条长达 40 年的研究之路。

福克曼选择兔子作为研究对象，因为它们的眼睛非常容易观察。他将肿瘤提取物加入兔子的眼中，观察是否会导致血管的形成。

尽管每个人都喜欢福克曼，也完全相信他，但是起初没有人相信他正在进行的工作有多么重要。当我还是 NCI 临床助理的时候，我们每年都会去新泽西州的大西洋城，参加在那里举办的临床大会。几乎每一年，福克曼都会发表演讲。他的演讲差不多就是一个笑话，参会的医生都会取笑他。当时，福克曼能够从肿瘤提取物之中分离出某些他所谓的血管生成因子，但是无法纯化。每一年，他给我们展示的只是色谱板上的一片模糊的黑色污迹，不过随着时间的流逝，污迹变得越来越清晰，福克曼逐渐接近真正分离出血管生成因子。尽管总有人取笑，福克曼的坚持最终得到了回报。

福克曼最终将血管生成因子分离出来，在相关的论文发表以后，他开始受到崇拜，因为他开创了癌症治疗的一个全新领域。随后福克曼开始寻找能够阻断血管生成因子的物质，这些血管生成阻断剂被称为血管抑素和内皮抑素。同时，福克曼认为，有些患者的情况与我在前面所描述的病例类似，癌细胞也进入了休眠状态，导致这种情况出现的原因有可能是幸存下来的癌细胞与血管之间的距离过远，无法获得分裂所需要的营养物质。

福克曼需要再找一个动物模型来检验他所发现的这些因子是否真正能够治疗癌症，这一次他选择了小鼠。福克曼将人类的肿瘤细胞注射进入小鼠的皮肤，然后给它们注射由他开发的抗血管生成因子。

所有肿瘤都会一成不变地消失，如果对小鼠的皮肤进行活检，能够发现极少数幸存的癌细胞，它们依然活着，为了获得营养在尽可能接近血管，但是无法继续生长。

在福克曼的实验中还有一件令人吃惊的发现，那就是只要坚持治疗，小鼠就可以一直正常生存下去，它们永远不会对抗血管生成因子产生耐药性。抗血管生成因子的这种性质击败了传统的抗癌药物，看上去它们正是我们寻找的导致癌细胞休眠的因素。

福克曼确信他找到了治愈癌症的一种新方法。他告诉自己的研究生和助手，无论是谁，如果能够找到一种类型的肿瘤，对于他的治疗方法没有反应，就会获得双倍的薪水，但没有人获得成功。

由于这些工作成果，福克曼获得了非常多的奖项，其中也包括拉斯克奖。很多人认为，诺贝尔奖也终将落入他的囊中。百时美施贵宝公司对福克曼的研究结果非常感兴趣，投资 4000 万美元获得了继续开发血管抑素的权利。

1998 年 5 月 3 日是一个星期天，《纽约时报》发表了由吉娜·科拉塔撰写的头版消息，其中充斥着热情洋溢的颂扬之词，赞美抗血管生长化合物的价值，由此导致 EntreMed 公司的股票在第二天由 12 美元飙升至 85 美元。这家公司正是福克曼为了开发抗血管生长化合物并进行临床应用而创立的。诺贝尔奖得主、DNA 结构的发现者之一吉姆·沃森也曾经在接受《时代周刊》采访的时候说："福克曼将会在两年内治愈癌症。"

不过热情和兴奋并没有持续太长时间。很快就有报道，其他人无法重现福克曼的研究结果，传闻百时美施贵宝公司利用血管抑素进行重复实验的时候也遇到了麻烦。1999 年 2 月，传言被确认，百时美施贵宝公司宣布终止血管抑素的相关研究项目，彻底与 4000 万美元的投资说了再见。

1999 年 9 月，我出席了在科罗拉多州阿斯本市举行的智库会议。会议由投资家特德·福斯特曼组织召开，这位亿万富翁同时还是一位慈善家。

会议中进行的都是完全开放的辩论，讨论的问题涉及从银行业到医药的各个领域，非常有意思。我和科学家克雷格·文特尔在同一个讨论小组，他是人类基因组测序项目的先驱之一。小组中还有其他一些杰出的科学家，看着他们就像是在阅读一本名人录。坐在我们前面的听众是一大群社会知名人士，其中包括奥普拉·温弗瑞（美国著名女脱口秀主持人）、科林·鲍威尔（美国第一位黑人国务卿）、玛莎·斯图尔特（美国成功的女企业家）以及迪克·切尼（美国布什政府时期的副总统）。我们逐项介绍当前的热点和非热点问题，当讨论到抗肿瘤血管形成的时候，我提到了研究人员在重复进行犹大·福克曼研究工作时所遇到的困难。

吉姆·沃森当时正坐在听众席上，他站了起来开始发言。沃森并不担心福克曼的数据，他相信其他的研究人员很快就会复制出福克曼的研究结果。最后沃森再次重复了他曾经轰动一时的预测："两年已经过去了，我曾经说过，犹大·福克曼将会在两年内治愈癌症。我说错了，但是在未来的两年之内，他会做到这一点。"

听众们都愣住了，我也是。我能够看到听众们在领会沃森发言时脸上的表情，诺贝尔奖还是带给人极大的可信度。在随后的一年里，福克曼在美国临床肿瘤学会的全体大会上汇报他的工作，听众超过了1万人，整个会场挤得水泄不通。福克曼远远地站在舞台上，每一块大屏幕上都显示着他的巨幅肖像。我拿起地板上的麦克风，想提一个我所关注的问题，但是现场一片嘈杂，没人听到我的话。

15年过去了，无论是血管抑素还是内皮抑素都没能进入临床应用，其他一些能够抑制血管形成的化合物却获准上市，其中最重要的是贝伐珠单抗（阿瓦斯丁）。这些药物能够有效延长癌症患者的生命，不过不是几年，而是只能仅仅延长几个月，患者依然无法获得正常的寿命。这种效果与福克曼小鼠实验中的结果相去甚远，确实还不足以把癌症转化成为一种慢性病。

肿瘤学家对抑制血管生成的兴奋之情反映了他们对新的、全然不同的治疗途径的渴望，不过结果却有负众望。为什么会这样？福克曼会不会是不诚实的？曾经有人私下表达了这个意思，但是我不相信。他是我所见过的最正派、最诚实的科学家之一，我感觉他的正直毋庸置疑。

事实证明，福克曼非常希望看到自己的研究工作能够开花结果，他被这种想法蒙蔽，未能察觉到自己实验中的缺陷。在福克曼的研究中，他选择了很多类型的人类肿瘤来检测自己筛选出来的化学物质的效果，其中包括乳腺癌、结肠癌、肉瘤等，肿瘤都出现萎缩并最终消失了。我们可以发现所有这些肿瘤都是被移植到小鼠皮肤之中的。

归根结底，在福克曼的研究中，血管抑素的治疗靶点并不是肿瘤，而是小鼠皮肤内的正常血管，福克曼只是证明了血管抑素能够有效抑制小鼠皮肤内的血管形成，仅此而已。人类的皮肤和小鼠存在极大差异，导致人类死亡的肿瘤也并不是生长在皮肤上，而是存在于肝或者其他器官上，这些器官通过自身的血液供应获得营养支持。如果我为福克曼工作，就可以通过改善实验设计而获得双倍工资。我曾经试图把自己的想法告诉福克曼，但是他充耳不闻，我又尝试联系他的密友，希望他们能够说服福克曼，我反而受到了嘲笑。我不知道为什么人们都无法接受"福克曼是错误的"这种可能性。

总之，福克曼的工作为我们提供了原则性的证据，那就是如果能够切断肿瘤的血液供应，就可以使它们进入休眠状态甚至饿死。不过小鼠并不是人类，尽管在某些情况下可以被当作人体研究的替代品，但是在小鼠体内出现的任何结果都不一定能够在人体内成功复制。我们在推断小鼠实验中所得到的结果也适用于人体之前，需要进行认真评估。

尽管如此，阻断血液供应依然是一种可行的癌症治疗途径。血液供应不足可以解释为什么有些肿瘤会长年处于休眠状态，就像我在前面所描述的病例那样。不过单独使用具有抑制血管生成作用的化合物，目前并没有达成的希望，不能将癌症转变成慢性病。事实上，正如我们希望的那样，这些物质有可能做到这一点，我们只是还不知道如何充分发挥它们的作用。现在已经出现了有力的证据，提示如果与对抗其他癌症标志的治疗手段联合使用，这些物质能够发挥自己的潜能。

目前在癌症治疗领域还有一些激动人心的研究结果，这些研究涉及调控另一个癌症标志——使机体的免疫监视功能恢复正常。史蒂夫·罗森伯格率先积极地开展了研究，探讨机体的免疫系统是否能够对癌症做出反应。绝大部分人的推测结果都是否定的，这是因为免疫系统的作用是攻击侵入机体的异体组织，而癌细胞来源于我们自身，免疫系统无法将其识别出来，这也就造成了癌细胞在机体内畅通无阻、肆意生长。

1968 年，当时罗森伯格还是西罗克斯伯里退伍军人医院的一名年轻医生，他遇到了一名患者，对上述的推测结果提出了挑战，至少对于罗森伯格来说是这样。这位患者因胆囊问题就诊，罗森伯格查阅了他的医疗记录，发现这位患者（罗森伯格把他称为迪安杰洛）在 12 年前就已经全身充满了癌细胞，被送回家中等死。根据记录，此后他没有接受过任何抗肿瘤治疗。这一次，当他因为普通的胆囊问题就诊的时候，每个人都认为他早就应该去世了。

罗森伯格相信是迪安杰洛的免疫系统发挥了作用。但是免疫系统是如何发挥作用的？为什么其他人不会出现类似的情况？这些问题促使罗森伯格从此费尽一生去追求如何建立起来能够识别癌症并对其做出反应的免疫系统，以及如何增强免疫系统对抗肿瘤的能力。1985 年，罗森伯格在《新英格兰医学杂志》上发表了一篇文章，指出如果利用生长因子刺激黑色素瘤或肾癌患者的淋巴细胞，使它们生长，并且增加活力，当将这些淋巴细胞回输到患者体内的时候，对一小部分患者产生了效果。不过，尽管有些患者的效果非常明显，但是绝大部分都毫无反应。即使多年来罗森伯格反复调整方案也是如此。

数十年来，人们在免疫治疗领域中做出的努力并没有达到预期的目标。有些研究人员再次回到早期那种悲观的立场，不相信免疫系统能够对癌症做出反应。吉姆·埃里森的发现改变了这种状况，1996 年他提出了免疫检查点的重要作用。免疫检查点类似路障，细胞通过检查点关闭免疫系统，阻止免疫系统对机体自身发生反应。

在正常情况下，我们的淋巴细胞被用来对抗异物入侵，但是如果它们攻击正常细胞，将会对机体造成伤害。之所以通常不会出现这种情况，是由于大自然在正常的细胞内设置了检查点系统，能够关闭免疫反应，避免损伤正常组织。癌细胞同样具有这种能力，从而避免免疫系统把它们识别为异体细胞。

人们识别出两个检查点，分别将其命名为 CTLA4* 和 PD-1。我们尝试着利用药物使这两个检查点失活，从而使杀手淋巴细胞能够发现癌细胞并把它们识别为应该被消灭的危险细胞。虽然 FDA 还是有些拖延，但现在也已经批准了两种药物上市，至少还有超过 20 种的检查点阻断药物正在研发，更多的药物很快也就可以上市了。迄今为止，我们已经使用检查点阻断药物在常见的癌症杀手——非小细胞肺癌以及黑色素瘤中获得了令人惊讶的效果，罹患这些癌症的患者现在已经在慢性病状态和彻底治愈之间徘徊。这是一个令人关注的热点。我所认识的每一位肺癌专科医生都认为对于转移性肺癌患者来说，目前可用的最佳治疗就是阻断 PD-1 的药物，但是只有那些参与临床研究的人员才能获得。在这些药物之中，FDA 批准了其中的两种可以用于治疗黑色素瘤。基于相关的黑色素瘤研究，我们已经知道了它们的安全性，但是它们都还没有被批准用于治疗肺癌。此时此刻，数以千计的肺癌患者原本能够从中获益，可以维持多年的美好生活，但是被毫无理由地剥夺了这个权利。

在癌的免疫治疗领域，除了上述这些内容以外，史蒂夫·罗森伯格一直没有放弃增强患者自身免疫细胞作用的想法，他倡导了对患者自身杀伤性 T 淋巴细胞的基因改造工程。罗森伯格利用技术将细胞从患者体内提取出来，在实验室中进行武装，当它们被重新输注回患者体内的时候，能够攻击癌细胞上的任何标记或突变位点。罗森伯格对那些穷尽各种治疗方法、已经临近死亡的患者进行了研究，初期结果再次令人惊讶。看到结果的人们都相信我们最终将能够充分发挥免疫治疗的潜力。

---

* 我的朋友李曾经在 NCI 接受过抗 CTLA4 抗体的治疗，当时是早期版本，他出现了副作用，因此治疗被终止了。在接受抗 CTLA4 抗体治疗以后，李对化疗出现了异乎寻常的良好反应，我非常想知道在一定程度上这会不会是抗 CTLA4 治疗的延迟效果。

用于免疫治疗的药物都伴随着一个有趣的现象。某些患者需要较长的时间才会出现效果，而且效果可能会持续很长时间。另外，有些患者的肿瘤不会完全消失，看上去就好像免疫系统使肿瘤的生长停滞了下来，但是并没有将其彻底破坏，能够发现这些患者的生存期明显延长，尽管他们并没有进入完全缓解状态。时至今日，进入完全缓解状态依然是我们治愈癌症的必要条件。

现在，对于几乎每一位转移性癌症患者，我们都可以为其提供有效的治疗方法。有时我们可以通过免疫治疗使那些广泛转移的癌症变得更接近慢性病，尽管可能会有可见的肿块残留。或者我们可以让肿瘤细胞进入休眠状态。如果我们拥有攻击靶点以及能够阻断靶点的相应药物，还可以利用靶向治疗将越来越多的癌症转变成为慢性病。

不过如果我们能够学会如何充分发挥联合靶向治疗以及联合抗癌症标志治疗的效果，能够将其以个体化的形式应用于患者，这两种疗法将会是我们彻底战胜癌症的最大希望。要做到这一点，单纯依靠科学是不够的，我们需要有足够的灵活性才能够智取癌细胞。

玛丽·拉斯克在启动抗癌之战的时候犯了两个战术性错误。其中之一是她向饱受惊吓的公众许诺，将在一个不可能完成的时间范围内治愈癌症，错估了这样做所导致的后果。另外一个是她错误地认为我们已经处于利用药物治愈进展期癌症的临界状态，而实际上当时这个目标还遥不可及。在第二次世界大战期间，当盟国在北非宣称胜利的时候，温斯顿·丘吉尔曾经说过："现在还并没有结束，甚至算不上是结束的序幕，或许仅仅是序幕刚刚结束。"1972 年，我们也至多是处于抗癌之战序幕结束的时候，而现在我相信我们已经真正位于临界状态，已经拉开了彻底终结癌症的序幕。

第 11 章

命运的折磨 II

2009 年，我又接到了一个电话，又有人患上了癌症，不过这一次患者是我本人。

数十年来，只要没有特殊情况，我每天都会跑上两三千米。在我去耶鲁工作以后，我们全家搬到了康涅狄格州，在这里我会沿着一条道路跑到尽头，然后再跑回来，来回总长有 3 千米。2006 年冬，当我像往常一样长跑的时候，在一片薄冰上滑了一下，仅仅是打了一个趔趄，但是撕裂了右膝的一块软骨。

医生在面对自身健康问题的时候常常会变得古怪。其中一部分人会过于小心谨慎，每年定期体检，只选择健康的食物和有规律的锻炼；而另一部分人则总会逃避体检，尽管他们经常会忠告患者，但是自己会彻底忽视这些建议。

我认识一位外科医生，他的经历就有一些讽刺意义。当布莱恩·布雷兹还是住院医师的时候，他曾经担任过埃瓦茨·格雷厄姆的手术助手。格雷厄姆为肺癌患者实施了历史上首例肺切除术。布雷兹随后也成为了一名胸外科医生，以肺癌手术闻名于世。尽管布雷兹的手里曾经握着无数因为癌症而腐烂了一半的肺部，但在两台手术的间隔，他还是常常会利用进行消毒的空隙去抽一支烟，最终他也死于肺癌。

对于自身的健康问题，我的态度一直介于这两种不明智的行为之间。我的饮食习惯相对来说非常健康。当研究结果显示水果、蔬菜以及膳食纤维有助于预防心脏病，甚至也有可能预防癌症的时候，我调整了自己的菜单。我曾经吸过一段时间的烟，但是当卫生局局长在吸烟与健康问题的报告中提供了足够证据，证实烟草和癌症之间有密切的关联之后，我就戒了烟。同时，我还会定期锻炼。

不过，我也有一项医生常见的恶习，就是经常会逃避看医生，对体检极度抵触。我之所以会这样做也和那些不愿意看医生的人员一样，那就是担心会听到坏消息。就我而言，我太清楚了，当这样的消息出现时意味着什么。

当然，逃避医疗在一定程度上等同于克制，就意味着要能够耐受一定程度的疼痛和不舒服。多年以来，我发现自己已经能够忽视或忍耐非常严重的疼痛。但是在 2006 年，膝盖的疼痛和肿胀对于我来说太严重了，实在无法忽视。我别无选择，只能向骨科医生求助，检查结果提示半月板撕裂。随后我接受了药物疗法，但没有效果，我不得不同意手术。

我的恢复过程并不顺利，出现了尿潴留的并发症。尿潴留是指膀胱无法排空尿液，是手术以后非常常见的并发症之一。对于我来说，由于我的前列腺已经增大，情况变得更加严重。我早就意识到有这种情况存在，但是一直不愿意就医，为什么会这样？前列腺增生的症状和体征都和前列腺癌非常相似，在我的内心深处，我一直担心自己的症状是由前列腺癌造成的。而现在随着术后并发症的出现，我已经无法继续逃避这个问题了。在我面前还有一件更加令人恐怖的事情，如果我的症状确实是由前列腺癌导致的，由于我已经忽视这些症状相当长时间，很可能已经处于晚期。

为了缓解尿潴留，我去见了一位医生，他看上去精明而有主见。当时我穿着一件蓝色的轻薄病号服，坐在一张硬邦邦的金属检查床上，担忧的心情溢于言表。他看着我说："你应该做一个 PSA 检测。""不。"我坚定地回答，不过我同意让他为我做一次肛门指诊。

通过触摸前列腺能够得到很多信息。正常的前列腺表面是光滑的，摸起来也是柔软的，而局部出现肿块或者边缘变硬不是好现象，都提示前列腺组织已经变得不正常。在医生进行肛门指诊的时候，我的头脑里也在设想这个过程，就像是我正在给自己进行检查一样，我好像感到自己的指尖滑过了变硬的前列腺边缘，在我的意识里，已经认定肯定不会是好消息了。

"前列腺摸起来还是正常的。"医生告诉我。

我彻底放松了，差点哭出来。"尽管如此，你确实需要做一个 TURP 手术。"医生说。

TURP 是经尿道前列腺电切术的英文缩写，是指经过尿道切除一部分增大的前列腺，从而降低膀胱的压力。我在多年以前就应该接受这个手术，但是在进行 TURP 之前，必须确定是否由于前列腺癌导致前列腺变大，因为担心这个问题，我从来没有考虑过接受 TURP。现在我已经彻底放心，感觉可以进行 TURP 了。

我接受了 TURP，感觉比以前好多了，特别是，解决了癌症这个令人不得安宁的问题。我把这件事情看作一个引人警戒的故事，从此不再忽视那些健康问题。我还找到了一位初级保健医生，他不会因为我的地位而感到紧张，在他的帮助下，我开始检查那些多年来一直忽略的问题。

两年以后，我的前列腺症状再次出现，我把它归咎于前一次 TURP 的手术瘢痕，这种情况非常常见。我每年都会去找泌尿专家进行例行随访，这一次他告诉我需要接受一个小手术，修剪手术瘢痕。在手术之前，我返回到自己的家庭医生那里，进行血液以及其他必需的检查。在给我抽血的时候，家庭医生同时进行了 PSA 检测，他并没有告诉我，当结果出来的时候，是 10.8，已经超出了正常值的范围。

不用说，我被这个消息惊呆了。现在我的外科医生需要完成两个任务，在去除瘢痕组织的同时进行活检。几天之内我就得到了结果，是前列腺癌。自此以后，情况变得越来越糟，我接到了泌尿专家的电话。"文斯，格里森评分是 9。"在他的话语里，这个数字的发音完全是错乱的。他一定是非常困难才说出这个词，因为他知道，他所告诉我的这个事实意味着什么。就像李一样，我所患有的并不是生长缓慢的肿瘤，而是一种很可能导致死亡的前列腺癌，一个危险分子。

读者们也许会猜测，根据我的背景以及在职业生涯中所处的阶段，我应该能够确切地知道如何去做以及向谁求助；你们也许还会猜测，我应该已经对自己的诊断麻木了，不会彻底被打倒。但是，你们都错了。

在差不多一周的时间里，我一直处于恍惚状态。在我的头脑里反复出现的是那些将来有可能发生并导致我死亡的情况，我对它们非常了解，也曾经多次看到它们在其他患者（比如李）的身上发生。医生患病就是一种诅咒，而医生罹患了自己领域的疾病就是双重诅咒。

对于我的患者来说，我一直都是无所畏惧的战士，总是千方百计寻找新的治疗方法。但是对自己这样做是非常困难的，我不希望着眼于文献，因为我对将会看到的内容有清楚的了解。

在此期间，我还担心我患病的消息会泄露出去。我曾经许诺将会出席美国临床肿瘤学会（ASCO）的年会，并且承担一些会议工作。我把它们都取消了。由于我从来没有缺席过 ASCO 会议，此次无法露面，一定会引起注意，我担心到时会谣言满天飞。多年以来，我总是以坚不可摧的形象出现，我不希望表现出脆弱的一面。然而，我知道我罹患前列腺癌的消息最终总会被公众所知，我对此感到有些惧怕。

在差不多一周以后，我发现了一件事，所有曾经发生在李身上的事情也很可能会出现在我的身上，其中包括照搬指南以及过于保守的治疗方案。尽管我在职业生涯中曾经帮助无数的患者跨越了这些潜在的障碍，但是我不认为能够为自己做到这一点，我无法成为自己的支持者，我也不希望作为自己的支持者。那么有谁能够承担这个任务？作为一名肿瘤学家，我在职业生涯中曾经多次考虑过这个问题，每次我都会决定，一旦自己罹患癌症，就让杰伊·弗莱雷克照顾我，他会为我竭尽所能。但是现在杰伊不是合适的人选，前列腺癌并不是他所擅长的领域，另外他也已经不再接待任何患者了。

此外，我还将面对一个更大的麻烦。尽管在世界上我并不是什么名人，但是在自己的领域——肿瘤学之内还是小有名气的。这并不是一个优势，之所以这样说，不仅仅是因为作为一个名人会使我感到自己完全暴露在公众面前，同时还因为知名人士通常只会接受到最糟糕的医疗。人们在为知名人士诊治的时候，常常会大开方便之门，或者投机取巧，从而导致不好的结果发生。看一看发生在琼里·弗斯身上的事情就可以发现，很明显，在她住院的时候，由于她的名人身份，人们忽视了在通常情况下总会坚守的保障措施，她也因此付出了代价。我同样有可能说服医生去干一些愚蠢的事情。

最终，对于我来说，合适的人选已经毫无悬念，我需要 NCI 外科主任史蒂夫·罗森伯格来担任我的主治医生。尽管前列腺癌并不是他的专业领域，但是他是一位优秀的临床医生，具有敏锐而强烈的探索精神，同时我知道他会为自己的患者竭尽全力。在很早以前，当我还在 NCI 的时候，我们就是好朋友。在他的日常工作之中，不仅仅包含精巧的手术操作，他还煞费苦心地为癌症治疗开创了免疫治疗这个全新的领域。目前很大一部分被治愈的进展期黑色素瘤患者都得益于免疫治疗，转基因 T 淋巴细胞也成为治疗进展期肿瘤令人兴奋的新途径。

我和史蒂夫一起工作了很长时间，还利用几年时间合编了一本癌症教材。史蒂夫就是那样一种医师，可以为患者提供支持，为他们尝试任何事情。我曾经看到他风风火火地跑进伦理审查委员会（IRB）会场，白大衣在身后飘荡，眼里充满了激情，申请进行研究方案修正。IRB 通常不愿意批准方案修正案，但是史蒂夫常常能够成功。他就是患者心目中的医生，特别是对于我来说更是如此，我希望他能够负责我的治疗。

我给史蒂夫发了一封电子邮件，很快就有了回应，他询问了我病情的细节，无疑这是一个棘手的问题。当时我已经接受了 CT 和 MRI 检查，都显示了一个非常巨大的前列腺，好消息是这两种检查都没有发现肿瘤已经扩散至腺体以外的证据。不过我的前列腺大得异乎寻常，PSA 和格里森评分很高，还是提示有很大的概率已经出现了转移。在这种情况下，标准治疗是进行照射或激素治疗。但是我们都知道，对于我来说，这两种方法几乎没有治愈的可能。

史蒂夫开始打电话与全美国的外科医生联系。他向医生们介绍了我的情况，但是隐瞒了我的姓名，避免我前任 NCI 所长的身份使人们受到干扰。结果令人非常沮丧。全国最有名的一位前列腺外科医生、这个领域的先驱告诉史蒂夫，由于我的前列腺太大了，如果是他来治疗的话，即使不存在转移，也不会考虑手术，而是建议放疗。

耶鲁癌症中心的外科医生同样因为前列腺的大小问题不愿意做手术，他向我推荐了一位耶鲁专门研究前列腺癌治疗的放疗专家。我去见了这位专家，那次会面成了我这一辈子之中最令人沮丧的几个小时。他是冷酷的，我认为他对待我甚至比对待普通患者更加无情。他告诉我可以为我进行放疗，不过还是由于前列腺的大小问题，结果有可能是可怕的，不但无法控制肿瘤，还会对我的尿道产生严重的副作用。他详尽无遗地描述并一遍又一遍地强调各种副作用，彻底摧毁了我的希望。此后他还想召集其他的人员对我进行检查，我跳起来夺门而出。由于外科医生不愿意做手术，而放疗专家又不倾向于进行照射，剩下的就只有激素治疗了。对于像我这样的患者来说，激素治疗就是一条笔直的大路，直接通向死亡。

史蒂夫在经过一番电话联系后发现，我的最佳选择是去见一见纪念斯隆－凯瑟琳癌症中心的外科医生彼得·斯卡尔迪诺。尽管我最初是在耶鲁确诊，我还是相当肯定我希望遵照史蒂夫的建议去纪念斯隆－凯瑟琳癌症中心接受手术，而不是留在耶鲁。这是因为，尽管耶鲁有一位非常优秀的泌尿外科医生，10 多年前还是我帮他留在了耶鲁，但是他非常不愿意为我做手术。与此同时，耶鲁也没有一个真正的泌尿专业团队为他提供支持。目前大部分癌症的治疗都是采用团队模式，相关的专家从一开始就会参与决策和治疗的整个过程。但是从我与耶鲁放疗专家接触的经验来看，鉴于他对我直言不讳的评估，可能他也是受到了我曾经地位的影响，我并不希望他参与我的治疗，同时耶鲁当时也没有专注于前列腺癌的临床肿瘤学家。而纪念斯隆－凯瑟琳癌症中心在这个领域人才济济，放疗部门主任兹维·福克斯是我多年的老朋友，同时纪念斯隆－凯瑟琳癌症中心还拥有霍华德·谢尔，他是全国前列腺癌领域顶级的临床肿瘤学家之一。他们可以组成一个非常优秀的支持团队。

我和耶鲁的泌尿外科医生进行了开诚布公的交谈。他承认在耶鲁自己有些势单力薄，并且为自己一直未能组建支持团队而感到遗憾，同时他也非常赞同我去纪念斯隆－凯瑟琳癌症中心接受治疗。这样做还有一个优势，那就是更具隐秘性。尽管在耶鲁他已经尽最大可能为我保密，但是我们都知道任何与我有关的事情在几分钟之内就可以传遍整个医院。

最终，史蒂夫和我都认为纪念斯隆－凯瑟琳癌症中心是最适合我接受治疗的地点。这里有全国顶级的前列腺癌治疗团队，同时史蒂夫所联系过的每个医生都强烈推荐了斯卡尔迪诺，他是一位技术高超的外科医生，只做开腹手术，不做腹腔镜或机器人手术。他所在的部门也有人利用达·芬奇机器人进行手术，但是由于我前列腺大小的原因，并不是机器人手术的合适人选。

斯卡尔迪诺同意考虑为我进行治疗，不过在此之前需要对我进行一些额外的检查，我把兹维·福克斯叫来陪我。纪念斯隆－凯瑟琳癌症中心不接受其他医学中心的检查结果，特别是 MRI，因此我需要在纪念斯隆－凯瑟琳癌症中心重新接受 MRI 扫描。在磁共振这个领域，检查设备的品质一直在迅速更新，纪念斯隆－凯瑟琳癌症中心所拥有的 MRI 设备比耶鲁的设备更加精密，磁场更强大，所提供的图像能够显示更多细节，同时还有一个特殊的直肠线圈，能够进一步增加敏感性。如果在某些盆腔淋巴结或邻近的骨骼区域内出现热点信号，就提示肿瘤可能已经扩散到了这些位置，而我的情况正是如此。这个结果不仅使我恐惧万分，还会彻底改变治疗方案。如果有患者像我一样，检查结果显示肿瘤不仅已经转移到淋巴结，而且骨盆的骨骼可能也已经受累的话，绝大部分医生将不会为他进行手术。如果真是这样的话，我们都知道，对于我来说，绝对是毫无机会。

在纪念斯隆－凯瑟琳癌症中心为我进行扫描的是一部实验性 MRI 设备，有可能会出现假阳性结果。因此，我回家后再一次与耶鲁泌尿外科医生联系，他建议我尝试在出现热点信号的区域进行穿刺活检，明确肿瘤是否真的已经转移到这些淋巴结。如果活检结果是阴性的，我们可以继续尝试手术，但是没有活检结果，他不希望承担这种大手术的风险。

我不喜欢这个主意，那将意味着有人拿着一个针在我的盆腔里翻来翻去。同时，他还是不情愿做手术，这让我感觉不舒服。我再次给史蒂夫打电话。"文斯，还是去彼得·斯卡尔迪诺那里吧。"史蒂夫对我说，"耶鲁的医生只有变成勇士才会做这个手术，不要强求他了，强扭的瓜不甜。"我觉得史蒂夫是对的。

不过我的决定会把斯卡尔迪诺置于一个两难的境地。如果扫描结果是正确的，他又为我进行了手术，那么就会有人批评他过于激进，特别是如果我在手术的过程中又出现什么意外情况的话。而如果他没有进行手术，但是扫描结果是错误的，我将会失去活下去的最佳机会。

兹维也同意，对于我来说，放疗是不现实的。最终斯卡尔迪诺决定，将会勇敢面对从手术评审委员会那里得到反对的压力，忽视 MRI 的结果，为我进行手术治疗。换句话说，他将不遗余力地帮助我。如果手术成功，我被治愈的概率将会从零变为 50%，这不是一个很小的差异，同时它也是我唯一一次可能被治愈的机会。

2009 年 5 月 19 日，我走进纪念斯隆－凯瑟琳癌症中心，摘下了自己的手表和戒指，换上了传统的患者手术服。当我毫无意识地被推入恢复室的时候，斯卡尔迪诺团队中的病理学家正忙着检查组织的冰冻切片，观察是否存在肿瘤。

从冰冻切片看上去，淋巴结并没有受累。现在我要等待最终的病理结果，这需要花费一周的时间。

我在医院中待了 6 天，在 5 月 26 日我回到家继续恢复，同时等待着病理结果，这个结果将会告诉我癌症是否已经转移了。

在那段时间里，我因为焦虑而全身无力，为此我快速阅读了大量的神秘小说，我发现这是最有效的一种方法，能够使我摆脱担忧的心情。每当我在半夜里醒来，每当由于未来的不确定性而出现焦虑的时候，我总会拿起一本书，试图通过阅读缓解自己对下一步治疗的犹豫不决之情。手术以后一周，斯卡尔迪诺打来了电话。

"文斯，我有一些非常好的消息要告诉你，所有的淋巴结都是阴性的。"
我的 MRI 扫描显示出来的淋巴结有可能是前次手术以后出现的反应性淋
巴结，当周围存在炎症的时候，淋巴结有时也会出现肿胀。"还有，"斯卡
尔迪诺对我说，"我们再一次回顾了 MRI 图像，认为骨骼里的信号也不是
转移。"看上去，纪念斯隆 – 凯瑟琳癌症中心的 MRI 设备真是过于敏感了，
由此产生了假阳性结果。

我瞬间就放松了下来，刚打算和斯卡尔迪诺说些什么，他就打断了我：
"稍等，我还有好消息，整个前列腺肿瘤的格里森评分是 7，而不是 9。"
很显然，斯卡尔迪诺也因为做了这个手术而兴奋。他指出，当病理学家有
更多的组织计算格里森评分的时候，结果有所改变是很常见的，并且这个
改变使一切都变得不同。现在我获得治愈的机会就更加合理了。

6 周以后，我将回到医院进行术后第一次 PSA 检测。如果我的肿瘤已
经被完全切除，没有前列腺组织产生 PSA，那么在 6 周的时候将无法检测
出 PSA。我很清楚，这将是我的一大障碍。如果依然能够检测到 PSA，就
意味着手术切除得并不彻底，还有肿瘤残留在我的体内，我们必须进行新
一轮的治疗，同时这也就意味着我几乎没有被治愈的机会了。在这 6 周里，
我阅读了更多的神秘小说。

当某一天快要结束的时候，斯卡尔迪诺给我发了一封电子邮件："文
斯，我发信给你就是想让你知道，你的体内已经检测不到 PSA 了。这个
结果棒极了，同时也让我们再一次觉得 MRI 扫描上显示的骨骼病变并不
是转移。现在，肿瘤在未来的 5 年里不会复发的概率大约是 50%。"

大约就在我接受手术的时候，一项大型研究的结果得以发表。根据这
项研究，术后放疗会提高像我这样的患者无病生存的机会。我们也考虑了
术后放疗的问题，但是当医生变成患者的时候，常常会出现各种不好的情
况。我也是如此，出现了术后可能会出现的所有并发症。首先是伤口裂开，
我不得不每天被重新包扎，此后我患上了深静脉血栓，必须接受抗凝治疗。
我还出现了心房扑动，这是一种心脏的节律异常，只有通过电复律才能恢
复正常。为此，我们搁置了术后放疗。

不过至少我有了被治愈的机会。每隔 3 个月，我都会进行一次 PSA 水平的检测，观察它是否会上升，每一次结果都是无法测出。这种状况一直持续到 2011 年 3 月 15 日。在那一天，斯卡尔迪诺的邮件并没有如期而至。我呆住了，一定是出了什么问题。果真如此，第二天斯卡尔迪诺打电话告诉我，最近的一次检测提示 PSA 水平有所升高，他为了确认又重复检测了一次，因此延误了，不过结果依然如此。我需要在一个月以后再次进行 PSA 检测，以了解变化趋势，但是斯卡尔迪诺建议我开始接受术后放疗，照射肿瘤床以及淋巴结所处的区域。

2011 年的整个夏天我差不多都是在纽约度过的，在纪念斯隆－凯瑟琳癌症中心接受每周 5 天的放疗。具有讽刺意味的是，纪念斯隆－凯瑟琳癌症中心的放疗设施都是我担任这里的内科主任时建造的，现在我也有了使用的机会。每个周末我都会回到康涅狄格州的家中，享受空闲时间。以前我曾经嘲笑过放疗的时间表，我经常取笑放疗专家，对他们说每周放疗 5 天并不是基于逻辑，而是为了确保他们能够拥有周末的时光，肿瘤细胞可是每周 7 天都在生长。

放疗以后我的情况一直都很好，我还是会定期接受 PSA 水平检测，每次的结果都维持在无法测出。尽管如此，与那些和我的情况类似的患者一样，在每次检测之前，担忧还是会渗入我的脑海。

我还算是幸运的。我曾经常常将一句话挂在嘴边，一位肿瘤专家让患者一直活下去的主要策略是尽量维持他们的生命，直至新的治疗方法出现。我使白血病患者活到今天是因为让他们赶上了长春新碱和 VAMP 化疗方案的出现，而霍奇金淋巴瘤患者能够活下去的原因是他们有幸赶上了 MOPP 方案化疗。

当我被确诊的时候，主要的治疗除了手术和放疗以外，差不多只剩下激素治疗了。不过实际上，在 2004 年还有一种药物获准上市用于治疗前列腺癌，那就是多西他赛。当我出现生化复发的时候曾经想到了它，不过考虑到它是我们仅剩的武器，我们最终还是决定暂缓使用，除非万不得已。正如前面讨论过的那样，一旦癌症习惯了某种药物，它会找到方法逃避药物的作用。

2010 年，阿比特龙上市，随后出现的是卡巴他赛、人类历史上第一种抗前列腺癌疫苗以及抑制骨转移的药物。另外还有恩杂鲁胺，这种药物的研发是一个非常有趣的故事，能够让我们回想起肿瘤学的早期时代。

为了让读者对此有所了解，让我先回到格列卫的故事。格列卫单药过去常常被用来治疗慢性粒细胞白血病（CML），一种成人白血病。在格列卫出现之前，只有 1/4 的 CML 患者能够在配型成功后通过骨髓移植治疗。读者们也许还记得格列卫是一种靶向治疗药物，这种新一代药物攻击的目标是特异性的基因错误——ABL1 基因的一个区域与另一种基因 BCR 相互融合，从而促进了一种酶的产生，使细胞增殖转变成为 CML。

绝大部分癌症都拥有多种基因错误。像 CML 这样只有一种基因错误的癌症非常罕见，导致 CML 发生的原因相对简单，也就造成了不需要攻击太多的目标就可以治愈。格列卫能够阻断 BCR/ABL 融合基因的作用，它属于一类被称为激酶抑制剂的药物。

格列卫显示出了奇迹般的效果，但是随后早期接受过治疗的患者复发了。起初，研究人员认为当这些患者复发的时候，他们体内的白血病细胞的生长就已经不再依赖 BCR 基因了。不过他们进而发现，在这些复发的患者体内又出现了另外一种突变，从而恢复了原始基因的功能。这个发现导致第二代药物的出现，攻击目标就是这个新出现的突变。

查尔斯·索耶斯是纪念斯隆－凯瑟琳癌症中心的一位内科医生和研究员，属于成长起来的新一代肿瘤专家。这一代的科学家们都很清楚，是分子基础导致了癌症。索耶斯和一群科学家一起钻研 CML 的基因基础，并因此完成了自己的博士学位，他还积极参与了格列卫的研发。

在格列卫获得成功以后，索耶斯开始考虑能否将类似的思维框架用于其他的癌症。不久以后，他就选定前列腺癌为下一个目标。

抗雄激素治疗就是利用药物抑制睾酮的产生，长期以来一直是前列腺癌治疗的主要依靠之一。正如我曾经说过的，睾酮能够触发细胞增殖，前列腺癌细胞对睾酮成瘾。但是此类药物始终没有被大量使用，这是因为前列腺癌细胞似乎能够进入一种被称为激素（睾酮）非依赖前列腺癌的阶段，学会在不依赖睾酮的情况下生长，从而对雄激素剥夺治疗免疫。

当时普遍认为，这些药物不再发挥作用是因为疾病已经不再依赖这条信号通路。但是索耶斯考虑到了其他的可能，会不会是睾酮受体已经变得只需要很少的激素就能够发挥作用？

索耶斯开发了一种动物模型来验证自己的假设。不久以后，他就发现历史再一次重演，与利用格列卫治疗 CML 一样，前列腺癌对激素治疗出现抵抗的原因实际上是雄激素受体的功能增强，即使此时绝大部分睾酮已经因为治疗而被抑制，只要有极少量的睾酮存在，雄激素受体也能够产生反应。

尽管知道了这一点，后续的道路也并不容易。索耶斯首先需要说服实验室进行前列腺癌和激素受体的研究，此后他还需要发表自己的研究结果，这个过程花费了 18 个月的时间。他说，很多人都怀疑他的研究结果的真实性，因为它违反了绝大部分专业人员对激素非依赖前列腺癌的固有认识，而且人们都认为激素治疗已经过时了。

但是索耶斯坚持了下来，最终获得了成功，其中很大一部分可以归功于他在格列卫上的业绩记录。此后他开始寻找下一代药物——睾酮抵抗通路的抑制剂。首先出现的是阿比特龙，这种药物能够将睾酮的水平进一步降低，由于 FDA 严格的限制条件，李与它失之交臂。现在又出现了恩杂鲁胺，它是一个新型药品家族的首位成员，能够不可逆地阻断睾酮受体，从而抑制睾酮对细胞生长的刺激作用。这些新药导致了进展期前列腺癌治疗的彻底变革。另外还有更多药物承诺将会出现。忽然之间，这个已经沉寂了几十年的领域出现了新的可选方案，而且它们的效果要远远优于既往的方案。

当然，这个故事是一个删节过的版本，但是已经足以表明我的观点。从中你们应该能够理解当我们开发 VAMP 和 MOPP 化疗方案的时候周围所环绕的悲观情绪，也应该能够体会到伯尼·费希尔在发表他那篇关于比较乳房肿瘤切除术和乳房切除术之间疗效的论文时所遇到的困难。

　　负责治疗我的医生们勇于利用那些我们已经拥有的工具，实际上是那些存放在库房中的最古老的工具，从而使我在必需的时候能够从那些较新的工具中获益，这是我能活下来的根本原因。我是幸运的，曾经没有几种新工具，而现在已经很多了，未来还有更多的新工具将会出现。我希望它们不会因为我们的体制问题而陷入困境。目前，我们发动抗癌之战已经有了回报。就拿我来说，现在 79 岁了，从确诊前列腺癌的那一刻算起，已经过去了超过 5 年的时间。这也就意味着我所罹患的这种恶性度非常高的前列腺癌很可能已经不再是致命的，即使没有被彻底治愈，最坏也已经被转化成为了一种慢性病。

　　原本有很多患者能够像我一样，但是他们最终没有得到这个机会，李就是其中之一。当时我是多么希望能够让他活得再长一些，那样他就有可能从阿比特龙中获益。而如果阿比特龙能够进一步延长他的生命，他就有可能赶上恩杂鲁胺或者较新版本的 CTLA4 抑制剂。这类药物作为检查点抑制剂早就被人所熟知了，现在已经被批准用于治疗黑色素瘤。李曾经距离这些药物一步之遥，如果他对化疗的反应时间再长一些的话，所有这些都有可能发生。

　　所有的患者都应该享受到上面我为李设想出来的治疗过程，如果真的能够实现，我们能够治愈更多的患者。实际上，我们有这个能力，而且我们终将会赢得抗癌之战，癌症这种疾病的消亡是不可避免的。现在存在的问题并不是癌症是否会消亡，而是什么时候会实现。这取决于我们下一步的行动。是现在就行动还是以后再做，很多人都屈从于后者。

　　最近在一场为 FDA 局长举办的晚宴上，我坐在一位杰出的临床研究人员的旁边。他正在进行的工作是使用那些最近出现的新药治疗进展期黑色素瘤，并且观察疗效。非常令人兴奋，我在多年的职业生涯中第一次了解到这种凶猛的疾病出现了缓解，我们终于有了治愈它的机会。我询问自己的晚餐同伴，那些由 FDA 和 NCI 制定的一大堆规范对他的工作有多大影响，他对我说："文斯，如果它们能够不打扰我，我可以治愈更多的患者。"

我有些震惊，问他："是真的吗？"他回答："确实如此。"

随后他摆了摆手，看上去不打算继续这个话题。他说："不过无论如何，5 年以后我也会做到这一点。"

对于我们这些治疗癌症的人来说，已经习惯于听任这种延迟发生。但是我们应该这样吗？那些正在为生存而拼搏的患者们非常需要那些新兴的治疗方法，他们当然不会希望延迟，更没有时间去浪费。

时至今日，拖住我们根除癌症脚步的已经不再是科学上的障碍，而是我们工作所处的监管环境。

我承认，我不愿意听任这种拖延继续下去。

1971 年当《国家癌症法案》通过的时候，我们并没有像玛丽·拉斯克设想的那样已经处于彻底治愈癌症的临界状态，这是她仅有的几次计算失误之一。但是，当时确实是一个好时机，能够让我们为了征服这种疾病而齐心协力。利用抗癌之战提供的经费，我们最终真正抵达了彻底治愈癌症的临界状态，这个过程被大大提前。在正常的情况下，这是一个无法完成的任务。事情的真相是，抗癌之战是美国历史上最成功的政府项目之一。但是现在我们已经超越了原始法案，我们需要一部新的法案以及全新的组织机构，我们有能力做到这一点，也必须做到。

这部新的法案无论如何需要创建一个新的职位，一位癌症大使。他需要拥有为全部与癌症项目有关的政府机构制定预算的权力，同时还要在白宫附近的行政办公楼拥有自己的办公室。根据目前执行的《国家癌症法案》，抗癌之战的正式名称为国家癌症规划。事实上，当我被任命为 NCI 所长的时候，我同时获得了另一项任命——国家癌症规划主任。《国家癌症法案》的筹划者这样做的原因是，他们已经预料到抗癌之战将会超越 NCI 的控制范围。他们的预测是完全正确的。目前不仅私人企业已经成为了国家癌症规划中非常重要的组成部分，还有数以亿计的癌症研究支持资金分布在国防部、疾病控制中心以及其他的代理机构。不同的实体间毫无协作可言，就像是人体的一只手并不知道另一只手在干什么。设立癌症大使才有可能真正根据癌症研究项目的优先顺序进行设置和管理。

NCI 的癌症中心规划也应该能够按照最初规划的那样运转。当《国家癌症法案》刚刚通过的时候，全美国只有 3 所癌症中心，筹划者对未来进行了展望，他们设想根据地理分布对癌症中心网络进行充分扩展，从而使每一位癌症患者在需要特殊护理的时候都能够就近找到合适的癌症中心。

这些综合性的癌症中心还应该是研究型机构，能够作为非附属的、彻底独立的实体进行全方位的临床研究。

但是目前癌症中心都受到了 NCI 和 FDA 的过度监管，想进行对抗癌症标志的联合治疗？忘了它吧，门都没有。

FDA 和 NCI 应该将进行早期临床研究（Ⅰ和Ⅱ期临床试验）的权力完全下放给癌症中心。开发临床研究的先进方法需要具有对正在进行的研究方案进行灵活调整的能力，每所癌症中心都应该有权力组建一个自己的"叽叽喳喳的白痴协会"。更重要的是，癌症中心所具有的专业知识要远远超过 NCI 和 FDA，即使它们两个加在一起也赶不上癌症中心，而我们现在所做的完全是本末倒置，由此也产生了不良后果，剥夺了那些癌症患者和他们的家人最迫切需要的一线生机。我们正在失去太多的患者，而原本他们还有活下去的机会。

为癌症中心提供资金的方式也需要被重新审查。当前的机制还是在 40 多年以前创立的，自此从来没有改变过，已经过于陈旧。癌症中心的主任们应该真正拥有权力对自己单位的全部 NCI 基金项目进行管理和控制，只有这样他们才能够建立起真正实用的研究项目。

在这本书里，我为大家所描述的内容对于了解抗癌之战内情的人员来说算不上新闻。事实上，大部分都是公开的秘密，只不过没有医生和管理者愿意向公众公开。其中的原因有可能是不愿意让大家知道，或者认为公众很可能不感兴趣，或者认为这些内容过于复杂，非专业人士很难理解，也有可能是担心会对自身的职业产生不利的影响。

但是依我看来，当公众接触到两种完全相反的信息（一方宣扬抗癌之战取得了进展，而另一方却鼓吹抗癌之战已经失败）的时候，隐瞒这些真相会使人摸不着头脑，甚至彻底晕头转向。而实际上，事情的真相要远比

"成功还是失败"更加复杂，但是充满了希望。

1998 年，我曾经和美国癌症学会的首席执行官约翰·塞弗林以及他的副手、我过去的一位实习生哈蒙·艾尔博士一起探讨为了挽救抗癌之战而组建一个新的组织，这个组织将被称为癌症咨询委员会。我们的计划是征询前总统乔治·W.布什（他曾经有一个女儿因为癌症去世）的意见，问问他是否愿意成为这个委员会的主席，召集主要的倡导组织共同呼吁，从而使《国家癌症法案》恢复活力。布什同意了，同时为了让这个组织能够代表美国两党，他还邀请参议员戴安娜·范斯坦担任共同主席。

1999 年，在进行了初始规划会议以后，我们在华盛顿特区召开了一次大会，大约有 100 人出席会议，他们代表着每一个对癌症感兴趣的组织。当时的 NCI 所长里克·劳斯纳尔坐在我的旁边，差不多整个早晨都在我耳边低声嘟囔，认为这个会议完全是浪费时间。

参议员范斯坦要求我和约翰·塞弗林共同担任一个委员会的主席，为新世纪修订《国家癌症法案》。

随后的磋商完全被各个倡导组织所左右，绝大部分讨论都集中在如何保护现有组织的利益上。不过最终委员会还是建议组建一个全新的、扩展的组织结构来协调全国为抗癌之战所投入的努力。在这个过程中，我们受到了凶猛的抵抗，其中的很大一部分来自于 NCI，因为它将在未来的组织中失去首要的地位。

我们将完整的议案提交给当时的总统乔治·W.布什。而在下一周的 2001 年 9 月 11 日，恐怖分子将飞机撞向世贸中心和五角大楼，总统和政府里的其余人都因为另一种类型的战争而心烦意乱。随后由参议员爱德华·肯尼迪领导的参议院委员会对新的癌症法案进行了复查。在这个过程中，倡导组织对自己利益的维护成为了主旋律。我曾经阅读过最后的草案，看上去全部都是陈词滥调。

尽管如此，抗癌之战依旧在取得进展，虽然是以一种非常笨拙的形式，而原本应该轻便得多。我也依然会接到患者的求助邮件或电话，他们可能是在网络或者学术论文中找到了我的名字，还有可能是在某个地方发现我的文章被别人引用。我经常能够提供帮助，但是由于原本不该存在的阻碍而被挫败的情况也时常会发生。

在这些求助之中还混有那些参与过最初 MOPP 研究的患者发来的邮件和信件，他们也会打电话过来。起初的信件只是说明他们依然活着，随后出现了他们结婚的消息，然后是子女出生，多年以后又开始汇报孙子孙女的情况。我保留着所有的来信，尽管他们之中的绝大部分在 10 多岁或青年期走进 NIH 的时候我并没有见过。

每次收到一封新的信件或电子邮件的时候，都有两个念头会出现在我的脑海里。第一个念头是，无论是什么战争都会出现几个英雄，为了目标而不惜一切。少数医生，诸如杰伊·弗莱雷克和伯尼·费希尔就是这样的英雄，他们会为挽救患者的生命排除万难。尽管他们曾经历过磨难，但是最终获得了应得的喝彩。不过，我认为在抗癌之战中患者才是真正的英雄，他们常常会感谢我，但是原本应该是我们感激他们。

而我的第二个念头是，有些事情很难用言语表达。我怎么能够告诉那些与我分享自己生活的患者，尽管我很清晰地记着他们，也非常珍惜他们的信件，但令我记忆最深刻的还是那些已经去世了的患者，他们的形象至今依然在我的脑海里萦绕。

致谢

通过撰写回忆录，我们能够对自己的一生进行回顾，同时还使我们有机会向那些对我们的生活和职业生涯产生了积极影响的人们表示感谢。对于我来说，首先要感谢的人就是我的母亲伊莎贝拉·德维塔。当我只有 7 岁的时候，正是她为我的将来制定了目标——成为一名医生。还有我的父亲，他常常会非常自豪地支持我。尽管我认为自己后来走过的道路与母亲的设想相去甚远（她原本希望让我拎着药箱，作为一名家庭医生上门应诊），不过最后的结果证明医生这个职业非常适合我，我无时无刻不从心底感激他们。

尽管我的母亲为我的未来进行了规划，如果没有几件关键事情的发生，我依然不会走进医学院。在高中的时候，我曾经一度迷失了方向，直到亨利·理查兹，这位纽约州扬克斯市罗斯福中学非常有能力且讨人喜欢的校长，把我叫到一边并与我进行了短时间的交谈，我才重新回归了大学之路。而当我在威廉与玛丽学院读大二的时候，同样的情况再次发生了。坚定的化学教授阿尔弗雷德·阿姆斯特朗挽救了我去医学院的机会。某一天，他在校园里遇见了我，当面痛斥了我一落千丈的成绩。也正是因为他的化学课程难度极大，我才能够轻松应对医学院的实验室课程。

当我在乔治·华盛顿医学院就读的时候，当时刚被任命的生理学系主

278

任 C. 阿德里安·霍格本在我身上发现了一些我自己都没有意识到的能力，给了我一个在缅因州巴哈伯沙漠岛生物实验室进行实验研究的机会。在那里霍格本把我介绍给了戴夫·拉尔，而拉尔又把我带进了 NCI。当我在耶鲁接受内科学培训的时候，伟大的保罗·比森给了我质疑教条的信心，使我更加相信自己的亲眼所见，而不是盲目地坚持别人教给我的知识。

不过对我的职业生涯影响最大的两个人还是汤姆·弗雷和杰伊·弗莱雷克，他们两位是勇于探索的肿瘤学先驱。杰伊是一位富有同情心与进取心的肿瘤医生和研究人员，是我的行为榜样。我的同事乔治·卡内洛斯同时也是我的好朋友之一，他对给别人起绰号有着异乎寻常的喜好，曾经将汤姆和杰伊称为"鲍勃赛孪生兄弟"。之所以我和杰克·莫克斯利能够大胆设想并创造性地应用联合化疗治疗霍奇金淋巴瘤，都是因为汤姆和杰伊的研究已经为我们奠定了基础。时至今日，我依然能够清楚地回忆起早期和杰伊一起工作的时光。

当我成为 NCI 内科分部主任以后，与同事乔治·卡内洛斯、布鲁斯·凯伯纳、菲尔·沙因以及鲍勃·杨一起工作，那是一段令人愉悦且无法忘怀的经历。当时我们曾经自称为"五人组"，我非常感激他们。同时，我还要感谢 NCI 的外科主任、我的朋友和同事史蒂夫·罗森伯格对我的支持，更不用说当我生病的时候他为我提供的建议，当我撰写本书的时候，他也会时常给予我鼓励。

与我的女儿伊丽莎白一起工作是我最有意义的经历之一。她教给了我很多写作的知识。归功于她超凡的写作能力，我才完成了本书中对自己生活的真实描述。

当然，没有我亲爱的妻子玛丽·凯·德维塔的鼓励和支持，本书也不可能完成。当我对其中的故事进行润色的时候，她总会不厌其烦地倾听并发表评论。没有她，我幸福生活中的绝大部分都将不会出现。

在这里我要特别地感谢亲爱的老朋友芭芭拉，是她允许我向大家分享她和李的故事。我还要感谢我的助手安德里亚·佩雷利，他花费了大量时间帮助我整理手稿。还有拥有无与伦比的搜索能力的齐亚·雷文以及保罗·雷伯恩，在本书的筹备过程中，他们从方方面面为我提供了睿智的建议，其价值无法估量。

最后，我还要感谢我们的编辑萨拉·克莱顿、她的助手玛莎·萨斯莫尔以及代理商马克·赖特。本书从设计到出版，一路上有你们相伴，是我最大的荣幸。

文森特·德维塔
康涅狄格州纽黑文市

参考文献

第 1 章

1. Alexandre R. Zlotta et al., "Prevalence of Prostate Cancer on Autopsy: Cross-Sectional Study on Unscreened Caucasian and Asian Men," *Journal of the National Cancer Institute*, published online July 11, 2013.

2. H. Zincke et al., "Long-Term (15 Years) Results After Radical Prostatectomy for Clinically Localized (Stage T2c or Lower) Prostate Cancer," *Journal of Urology* 152, no. 5 (1994): 1850–1857.

3. James G. Herman et al., "Silencing of the VHL Tumor-Suppressor Gene by DNA Methylation in Renal Carcinoma," *Proceedings of the National Academy of Sciences of the United States of America* 91, no. 21 (1994): 9700–9704.

4. Gerhardt Attard et al., "Phase I Clinical Trial of a Selective Inhibitor of CYP17, Abiraterone Acetate, Confirms That Castration-Resistant Prostate Cancer Commonly Remains Hormone Driven," *Journal of Clinical Oncology* 26, no. 28 (2008): 4563–4571.

5. Howard Scher et al., "Adaptive Clinical Trial Designs for Simultaneous Testing of Matched Diagnostics and Therapeutics," *Clinical Cancer Research* 17, no. 21 (2011): 6634–6640.

第 2 章

1. Alfred Gellhorn and Erich Hirschberg, eds., "Investigation of Diverse Systems of Cancer Chemotherapy Screening," *Cancer Research Supplement* 3 (1955).

2. Kenneth Endicott, "Progress Report, Bethesda (MD): Cancer Chemotherapy," *National Service Center* (1957): 10; Kenneth Endicott, "The Chemotherapy Program," *Journal of*

the National Cancer Institute 19 (1957): 275–293; C. Gordon Zubrod et al., "The Chemotherapy Program of the National Cancer Institute: History, Analysis, and Plans," *Cancer Chemotherapy Reports* 50 (1966): 349–540.

3. Sidney Farber et al., "Temporary Remissions in Acute Leukemia in Children Produced by Folic Acid Antagonist, 4-Aminopteroyl-Glutamic Acid (Aminopterin)," *New England Journal of Medicine* 238 (1948): 787–793.

4. O. H. Pearson et al., "ACTH- and Cortisone-Induced Regression of Lymphoid Tumors in Man: A Preliminary Report," *Cancer* 2, no. 6 (1949): 943–945.

5. George H. Hitchings and Gertrude B. Elion, "The Chemistry and Biochemistry of Purine Analogs," *Annals of the New York Academy of Sciences* 60 (1954): 195–199.

6. Howard Skipper et al., "Implications of Biochemical, Cytokinetic, Pharmacologic, and Toxicologic Relationships in the Design of Optimal Therapeutic Schedules," *Cancer Chemotherapy Reports* 54 (1950): 431–450.

第 3 章

1. Emil Freireich et al., "Quadruple Combination Therapy (VAMP) for Acute Lymphocytic Leukemia of Childhood," *Proceedings of the American Association for Cancer Research* 5 (1964): 20.

2. Phillip Frost and Vincent DeVita, "Pigmentation due to a New Antitumor Agent: Effects of Topical Application of BCNU (1,3-Bis [2-Chloroethyl]-1-Nitrosourea)," *Archives of Dermatology* 94, no. 3 (1966): 265–268.

3. Thomas Hodgkin, "On Some Morbid Appearances of the Absorbent Glands and Spleen," *Medico-chirurgical Transactions* 17 (1832): 69–97.

4. D. M. Reed, "On the Pathological Changes in Hodgkin's Disease, with Especial Reference to Its Relation to Tuberculosis," *Johns Hopkins Hospital Reports* 10 (1902): 133–196.

5. Eric C. Easson and Marion H. Russell, "The Cure of Hodgkin's Disease," *British Medical Journal* 1 (1963): 1704–1707.

6. *Trials of War Criminals Before the Nuremberg Military Tribunals Under Control Council Law No. 10* (Washington, D.C.: U.S. Government Printing Office, 1949), 2:181–182.

第 4 章

1. Vincent DeVita and Arthur Serpick, "Combination Chemotherapy in the Treatment of Advanced Hodgkin's Disease," abstract 49, *Proceedings of the American Association for Cancer Research* 8 (1967): 13.

2. Vincent DeVita et al., "Combination Chemotherapy of Advanced Hodgkin's Disease: The NCI Program—a Progress Report," abstract 73, *Proceedings of the American Association for Cancer Research* 10 (1969): 19.

3. Ibid.

4. Vincent DeVita et al., "Combination Chemotherapy in the Treatment of Advanced Hodgkin's Disease," *Annals of Internal Medicine* 73, no. 6 (1970): 881–895.

5. Walt Kelly, *Pogo: We Have Met the Enemy and He Is Us* (New York: Simon & Schuster, 1972).

第 5 章

1. National Cancer Act of 1971, National Cancer Institute.

第 6 章

1. George P. Canellos et al., "Cyclical Combination Chemotherapy in the Treatment of Advanced Breast Carcinoma," *British Medical Journal* 1 (1974): 218–220.

2. Bernard Fisher et al., "L-Phenylalanine Mustard (L-PAM) in the Management of Primary Breast Cancer—a Report of Early Findings," *New England Journal of Medicine* 292 (1975): 117–122.

3. Vincent DeVita et al., "Advanced Diffuse Histiocytic Lymphoma, a Potentially Curable Disease: Results with Combination Chemotherapy," *Lancet* 1, no. 7901 (1975): 248–250.

4. James D. Watson, "To Fight Cancer, Know the Enemy," *New York Times*, August 6, 2009, A29.

5. Nils J. Bruzelius, "U.S. Cancer Program Termed 'Sham,'" *Boston Globe*, March 7, 1975, 1.

6. Editorial, "Dissent Against the War on Cancer," *Baltimore Sun*, April 16, 1975, A16.

7. Harold M. Schmeck Jr., "War on Cancer Stirs a Political Backlash," *The New York Times*, May 27, 1975.

8. Nicholas von Hoffman, "False Front in War on Cancer," *Chicago Tribune*, February 13, 1975, A3.

第 7 章

1. Jonathan Neumann and Ted Gup, "Experimental Drugs: Death in the Search for Cures," *The Washington Post*, October 18, 1981, 1; Jonathan Neumann and Ted Gup, "Risk, Rivalry and Research—and Error," *Washington Post*, October 19, 1981, A1; Jonathan Neumann and Ted Gup, "The World of Shattered Hopes," *The Washington Post*, October 20, 1981, 1.

2. S. Kister et al., "An Analysis of Predictor Variables for Adjuvant Treatment of Breast Cancer," *Cancer Chemotherapy and Pharmacology* 2, no. 3 (1979): 147–158.

3. Peter Greenwald and Edward Sondik, eds., *Cancer Control Objectives for the Nation: 1985–2000*, National Cancer Institute Monographs 2 (Bethesda, Md.: National Cancer Institute, 1986).

第 8 章

1. Morton Mintz, "'Heroine' of FDA Keeps Bad Drug off Market," *Washington Post*, July 15, 1962.

2. Attard et al., "Phase I Clinical Trial of a Selective Inhibitor of CYP17, Abiraterone Acetate, Confirms That Castration-Resistant Prostate Cancer Commonly Remains Hormone Driven."

3. *Cancer Letter*, April 27, 2007. The ODAC meeting took place on March 29, 2007.

4. Gustave Le Bon, *The Crowd: A Study of the Popular Mind* (London: T. Fisher Unwin, 1896; originally published as *La psychologie des foules* [Paris: F. Alcan, 1895]).

5. David M. Dilts and Alan B. Sandler, "Invisible Barriers to Clinical Trials: The Impact of Structural, Infrastructural, and Procedural Barriers to Opening Oncology Clinical Trials," *Journal of Clinical Oncology* 24, no. 28 (2006): 4545–4552.

6. "The U.S. Food and Drug Administration today approved Zytiga (abiraterone acetate) in combination with prednisone (a steroid) to treat patients with late-stage (metastatic) castration-resistant prostate cancer who have received prior docetaxel (chemotherapy)." PRNewswire-USNewswire, news release, April 28, 2011.

第 10 章

1. Sharon Begley, "Rethinking the War on Cancer," *Newsweek*, September 5, 2008.

2. Gina Kolata, "Forty Years' War: Advances Elusive in the Drive to Cure Cancer," *New York Times*, April 23, 2009.

3. Clifton Leaf, *The Truth in Small Doses: Why We're Losing the War on Cancer—and How to Win It* (New York: Simon & Schuster, 2013).

4. Kevin M. Murphy and Robert H. Topel, "The Value of Health and Longevity," *Journal of Political Economy* 114, no. 5 (2006): 871.

5. Douglas Hanahan and Robert A. Weinberg, "Hallmarks of Cancer: The Next Generation," *Cell* 144, no. 5 (2011): 646–674.

6. Robert A. Weinberg, *The Biology of Cancer*, vol. 1 (New York: Garland Science, 2007).

7. Douglas Hanahan and Robert A. Weinberg, "The Hallmarks of Cancer," *Cell* 100, no. 1 (2000): 57–70.

8. Jacob P. Laubach et al., "The Evolution and Impact of Therapy in Multiple Myeloma," supplement, *Medical Oncology* 27, no. S1 (2010): S1–S6.

9. Shyamala Maheswaran et al., "Detection of Mutations in *EGFR* in Circulating Lung-Cancer Cells," *New England Journal of Medicine* 359 (2008): 366–377.

10. David Z. Chang et al., "Phase I Trial of Capecitabine in Combination with Interferon Alpha in Patients with Metastatic Renal Cancer: Toxicity and Pharmacokinetics," *Cancer Chemotherapy and Pharmacology* 48, no. 6 (2001): 493–498.

11. G. H. J. Mickisch et al., "Radical Nephrectomy plus Interferon-Alfa-Based Immunotherapy Compared with Interferon Alfa Alone in Metastatic Renal-Cell Carcinoma: A Randomised Trial," *Lancet* 358, no. 9286 (2001): 966–970.

12. Weill Cornell Newsroom, "Keeping Cancer from Fertile Ground: Weill Cornell Team Identifies Key Players in 'Pre-metastasis'; Groundbreaking Work Could Lead to New Drug Targets and Methods of Assessing Cancer Recurrence Risk," press release, December 7, 2005.

13. Dana R. Leach et al., "Enhancement of Antitumor Immunity by CTLA-4 Blockade," *Science* 271, no. 5256 (1996): 1734–1736.

14. Eric Tran et al., "Cancer Immunotherapy Based on Mutation-Specific CD4+ T Cells in a Patient with Epithelial Cancer," *Science* 344, no. 6184 (2014): 641–645.

15. James N. Kochenderfer et al., "B-Cell Depletion and Remissions of Malignancy along with Cytokine-Associated Toxicity in a Clinical Trial of Anti-CD19 Chimeric-Antigen-Receptor-Transduced T cells," *Blood* 119, no. 12 (2012): 2709–2720.